신체 나이 20대, 50대 몸짱
이현아의 핫 바디 프로젝트

2주에
한 사이즈
줄이기

이현아 지음

비타북스

프롤로그

여성들이여, 운동을 하자!

10년 전만 해도 지금의 내 모습은 상상도 할 수 없었다. 운동을 하지 않았다면, 지금쯤 보통의 주부들처럼 아이들 뒷바라지하고 살림만 하면서 갱년기를 보내고 있었을지 모르겠다. 하지만 지금 나는 전혀 다른 삶을 살고 있다.

스물둘 철없는 나이에 결혼해서 예기치 않은 시련과 역경을 많이 겪었다. 그러다 큰아이가 대학에 들어갈 즈음이 되어서야 정신이 번쩍 들었다.

'이제 나는 남은 인생 동안 무엇을 하며 어떻게 살아야 할까?'

살아갈 날들에 대한 고민이 깊어지던 중 어린 시절의 꿈이 떠올랐다. 나는 무대 위 모델이 되고 싶었다. 어쩌면 무모할 수 있는 도전이었지만,

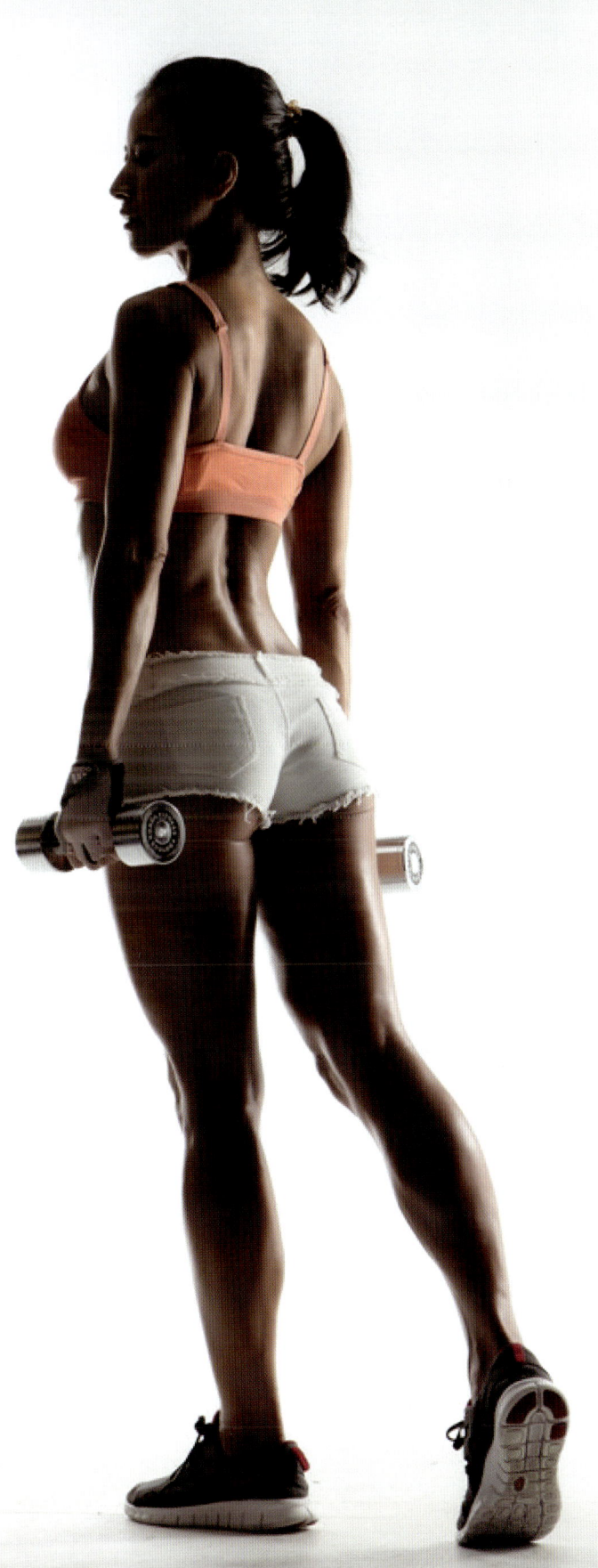

22세
결혼… 두 아이의 엄마로 //////////////

44세
보디빌딩에 도전 //////////////

21개
보디빌딩 트로피 //////////////

51세
생애 첫 런웨이 //////////////

나는 내 가슴속에 꺼지지 않고 남아있던 열정의 불씨에 주저 없이 불을 댕겼다. 그리고 꿈을 위한 첫 단추 정도로 생각하며 시작한 운동은 내 삶을 송두리째 바꾸어버렸다.

'주부빌더', '50대 몸짱녀', '복근아줌마'…. 사람들은 나를 두고 이렇게 부른다. 탄탄하고 볼륨감 있는 내 몸매를 부러워하면서 도대체 그 비결이 뭐냐고 묻는다. 비결? 나는 그 답은 '근육 운동'에 있다고 자신 있게 말할 수 있다. 근육 운동만큼 다이어트와 몸매 관리에 유용한 운동은 없다. 제대로 실시하면 2주에 한 사이즈 줄이기는 충분히 가능하다. 이제 여러분은 이 책을 통해 그 방법과 노하우를 알게 될 것이다.

하지만 혼자서 하기 힘든 것이 근육 운동이다. 개인 트레이너와 함께 하지 않으면 여성들이 피트니스센터에서 쉽게 도전하기가 어렵다. 그래서 나는 집에서도 혼자 할 수 있는 운동 프로그램을 만들었다. 이 운동들은 내가 오랜 시간 직접 실행하며 효과를 얻은 운동법이다. 그러니 여러분이 그대로 따라오기만 한다면 원하는 목표를 얻는 데 부족함이 없을 것이다.

이제부터 나를 개인 트레이너 삼아 운동 목표를 세우고, 끝까지 포기하지 않고 지속했으면 좋겠다. 목표를 이루었을 때의 성취감을 한 번 맛본다면 운동을 그만두기가 쉽지 않을 것이다. 그 짜릿한 성취감을 나와 함께 꼭 한 번 맛보길 바란다.

체지방을 감량하고 예쁜 몸매를 만드는 것도 중요하지만 그보다 더 중요한 것은 여러분이 잊고 있던 삶의 에너지와 자존감을 회복하는 것이다. 나는 이 책이 단순히 몸짱이 되기 위한 다이어트 방법을 알려주는 데서 그치지 않고 여러분의 삶을 변화시키는 계기가 되기를 바란다. 내가 경험한 것처럼, 운동은 여러분의 삶에 놀라운 전환점을 만들어줄 것이다.

그러니 여성들이여, 운동을 하자! 운동이 여러분의 자신감과 자존감을 회복시키고 자신의 몸을 꾸준히 관리할 수 있도록 도와줄 것이다. 학생으로 혹은 직장인으로, 아이 엄마로서 혹은 워킹맘으로서 주어진 일을 감당하느라 지쳐 자신을 돌볼 겨를도 없는 여러분 자신에게, 운동으로 힘을 불어넣어주자.

2015년 3월
이현아

이 책의 사용법

1 '2주에 한 사이즈 줄이기'는 2주간 정해진 식단과 운동을 실시하면 누구나 '한 사이즈 다이어트'에 성공할 수 있도록 고안되었습니다. 체지방 감량뿐 아니라 보디라인을 다듬고 싶은 분들에게도 두루 유용합니다.

2 2장의 2주 집중 프로그램은 유산소 운동과 근력 운동이 혼합되어 효과가 뛰어난 다이어트 운동법입니다. 자기 체중을 이용하기 때문에 특별한 기구 없이 집에서 쉽게 따라 할 수 있습니다.

3 모든 운동은 방법과 주의사항을 완벽히 숙지한 뒤 실시합니다. 동작이 정확해야 효과를 극대화할 수 있습니다. 반복 횟수도 잘 지키도록 합니다.

4 2주간 한 사이즈를 줄이기 위해 식단 조절은 필수입니다. 책에 소개된 '하루 식단'을 성실히 지키도록 합니다. 다이어트가 끝난 후에도 건강한 식습관을 들일 수 있습니다.

당신이 77 또는 66사이즈라면

2주 집중 프로그램의 식단과 운동을 철저히 지킵니다. 2주 후 한 사이즈를 더 줄이고 싶다면, 프로그램을 더 연장합니다. 다이어트 식단까지 병행하는 게 좋지만 음식 스트레스가 커서 지속하기 힘들다면 건강식이(133쪽)로 바꿉니다.

당신이 55사이즈라면

들어갈 데 들어가고 나올 데 나온 'Gold 55' 사이즈를 목표로 합니다. 2주 집중 프로그램을 따르되, 운동은 1주일에 3회 실시합니다. 동시에 가장 고민스러운 부위의 운동을 매일 3~4개씩 실시하면 탄력 넘치는 S라인을 만들 수 있습니다.

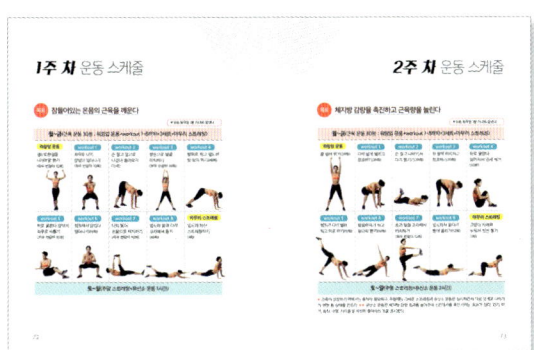

≫

1 2주간 실시해야 하는 운동 스케줄을 한눈에 볼 수 있습니다. 하루 30분, 성실히 운동합니다.

2 프로그램의 효과를 높이기 위해 실행 방법(71쪽)을 잘 지킵니다.

3 운동 전 동작과 주의사항을 미리 익히면 자세가 정확해집니다.

4 주말에는 스트레칭과 좋아하는 유산소 운동을 합니다.

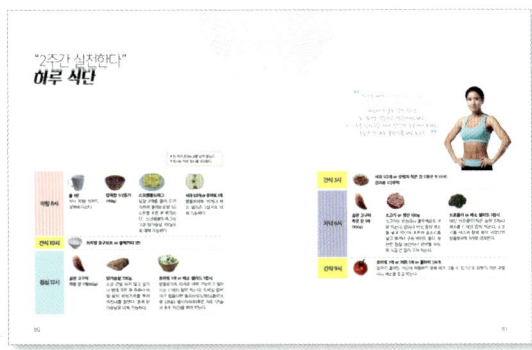

≫

1 2주간 따라야 하는 식단을 한눈에 볼 수 있습니다. 원칙은 지키되, 상황에 따라 적당히 응용해서 먹습니다.

2 꼭 지켜야 하는 5가지 식습관(79쪽)을 잘 지킵니다.

3 1주일에 하루는 일반식을 합니다.

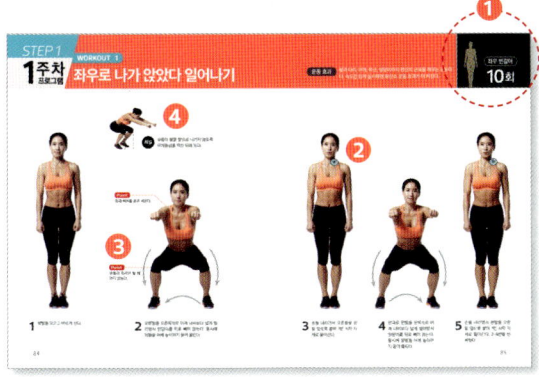

≫

1 한 동작을 몇 번 반복해야 하는지 표시했습니다.

[좌우 번갈아 10회] 오른쪽과 왼쪽을 이어 10회 실시함.

[좌우 각각 10회] 오른쪽 10회, 왼쪽 10회를 각각 순차적으로 실시함.

2 호흡을 정확히 따릅니다. 별도로 표기하지 않은 경우에는 자연스럽게 유지합니다.

3 운동 시 주의사항과 기억해야 할 점을 Point로 짚었습니다.

4 실수하기 쉬운 동작은 NG로 보여주었습니다.

contents

2
77→66→55 한 사이즈 줄이기
2주 집중 프로그램

3 부위별 운동법
최종 목표는 Gold 55사이즈 완벽한 핫 바디!

4 다이어트 습관 들이기
생활 속 근육 운동법

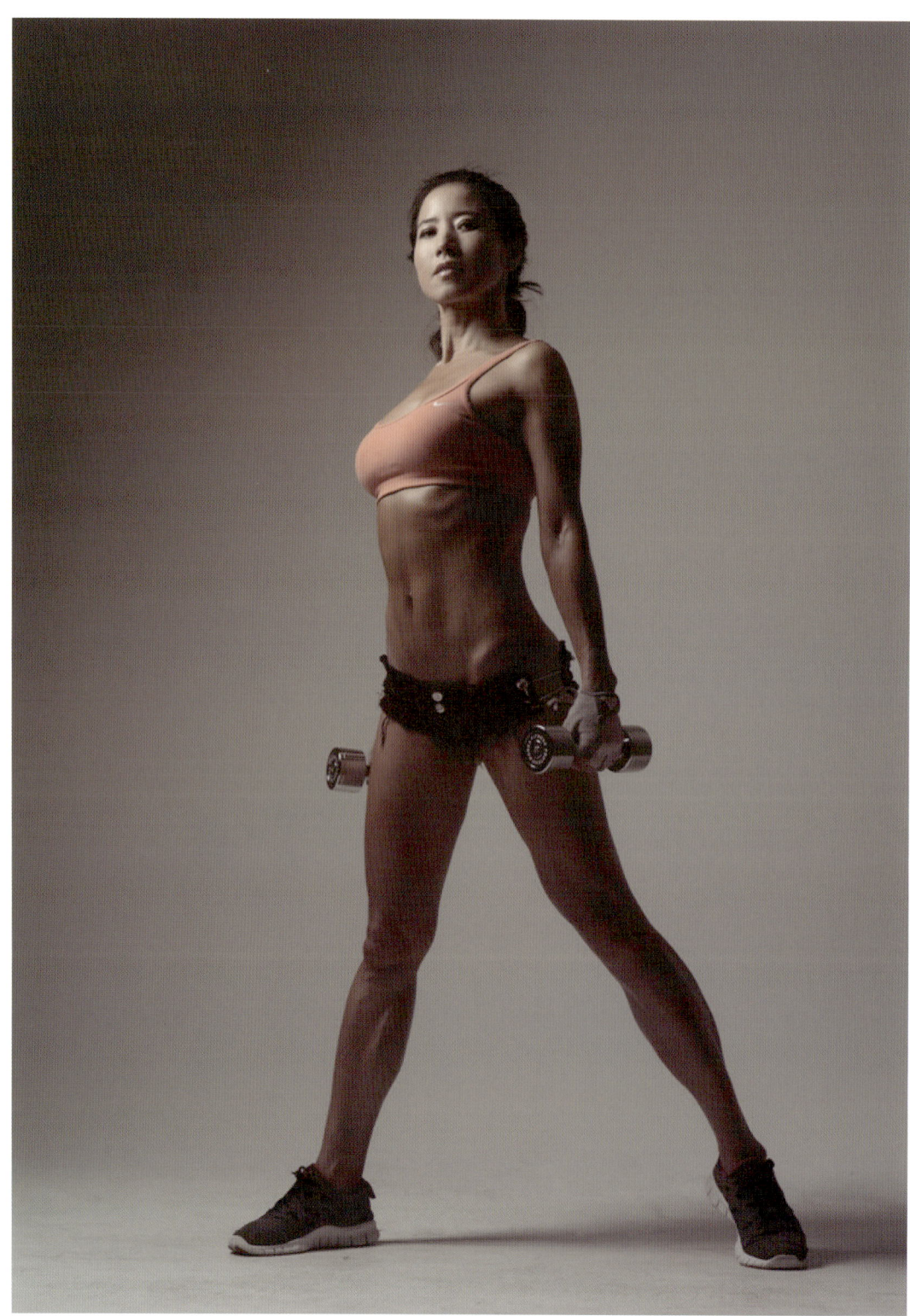

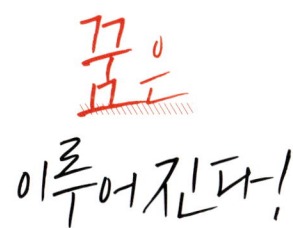

꿈은 이루어진다!

"정말이에요. 쉰세 살이에요."

내 나이를 말하면 사람들은 다들 깜짝 놀란다. 거짓말하지 말라고 한다. 그런데 나 정말 쉰세 살 맞다. 아들도 둘 있다. 큰 아들이 서른한 살이고 작은 아들이 스물세 살이다. 마흔네 살에 운동을 시작해서 쉰세 살이 된 지금까지 계속 이 몸매를 유지하고 있다.

가끔 나보다 젊은 남자가 뒷모습을 보고 따라오는 경우도 있다. 얼마 전에는 훈남 스타일의 30대 남자가 집 앞 골목까지 따라와서 전화번호를 알려달라고 한 적이 있다. 그래서 "결혼도 했고 아이도 있어요"라고 얘기하고는 미소를 머금고 집으로 들어왔다. 실망하며 차를 돌리던 그 남자의 뒷모습을 보니 어쩐지 민망하기도 하고 미안하기도 하고…. 하지만 내심 흐뭇했다. '이현아, 여전히 한창이구나!'

50대인 지금이 더 아름답다

솔직히 내가 봐도 내 몸매가 좋긴 하다. 167cm, 55kg, 55사이즈니 20, 30대에게도 밀리지 않는다. 사실 더 좋다. 한창 몸 좋은 20, 30대 선수들이 즐비한 보디빌딩 대회나 보디피트니스 대회에서도 내가 1등을 하니까. 모델로 패션쇼에 설 때도 50, 60대 실버 라인이 아니라 20대 모델 라인에 선다. 50대에 어떻게 그게 가능하냐고 묻는 사람이 있는데, 가능하다. 그 증거가 바로 나다.

TV에서 연예인들이 짧은 기간에 체중 감량에 성공하면 하는 우스갯말이 있다.

"식스팩과 노안을 함께 얻었어요."

하지만 나는 운동을 시작한 후 오히려 얼굴이며 피부가 더 젊어졌다. 병원에 가서 특별히 리프팅 시술을 받는 것도 아닌데, '얼굴에 뭐 했냐'는 소리를 많이 듣는다.

흔히 운동을 하면 몸은 좋아지지만 얼굴은 늙는다는 소리를 많이 한다. 그러나 '제대로 먹으면서 제대로 운동'을 하면, 절대 그런 일이 생기지 않는다. 체중 감량 후 노안이 되는 것은 무리하게 굶으면서 운동을 했기 때문이다.

운동을 하면 자연스럽게 식습관도 변한다. 내 몸과 건강에 관심이 생기기 때문이다. 그래서 되도록 정크푸드를 피하게 되고 좋은 음식을 찾아 먹으려고 노력하게 된다. 그러니 피부가 깨끗하고 맑아지는 게 당연하다.

특히 근육 운동을 하면 근육의 원료가 되는 단백질을 많이 먹게 되는데, 이런 식습관이 피부에도 도움이 된다. 단백질이 세포 재생을 촉진하기 때문이다. 그래서 피부과 시술을 받지 않아도 피부가 탱탱하고 맑아진다. 나의 동안 몸매와 얼굴은 모두 근육 운동 후에 받은 선물이다.

은퇴한 운동선수처럼 변해버린 몸

사실 난 마흔네 살에 운동을 하기 전에도 크게 뚱뚱했던 적은 없다. 살이 찌지 않는 몸을 타고났기 때문이 아니라, 살이 찌는 것을 너무 싫어하는 성격을 타고났기 때문이다. 그렇다고 요즘 기준처럼 날씬했던 것은 아니다. 고등학교 때만 해도 허리 사이즈 27에 허벅지가 터질 듯이 빵빵했다. 하지만 모델이 꿈이었기 때문에 음식 앞에서는 항상 소심했다. 혹시라도 살이 찌지 않을까 싶어 밥 한 공기도 마음 놓고 먹지 못했다. 그러나 그렇게 체중 관리를 해도 호리호리 청순한 여고생이 될 수 없었다. 키가 크고 살집이 있는 서구적인 체형이라 좋게 말하면 글래머고, 나쁘게 말하면 '지나치게' 건강해 보이는 몸이었다.

고등학교 졸업 후 모델을 꿈꾸면서 몸매 관리에 신경을 썼지만 모델이 되는 것은 쉽지 않았다. 그러다 남편의 갑작스러운 프러포즈를 받고 스물두 살, 이른 나이에 결혼을 했다. 그렇게 평범한 주부로서의 삶이 시작되었다. 모델의 꿈도 그렇게 잊혀갔다.

출산 후 아이를 키우면서 뱃살이 나오는 게 너무 싫어서 부지런히 움

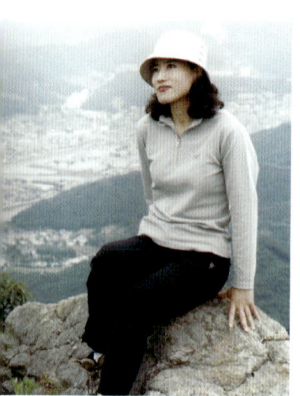

2004년 백두대간 종주할 때의 모습. 마흔둘, 근육 운동을 하기 전이다.

직이고 수영과 볼링도 하며 몸매를 관리했다. 출산 전 몸매로 돌려놓기 위해 부단히 노력했다. 둘째 아이 때는 출산 후 백일이 지나도 빠지지 않는 뱃살을 빼기 위해 뒷산을 오르기 시작했다. 지금도 처음 산에 오르던 날이 생각난다. 다리가 후들거리고 숨이 턱까지 차올랐지만 이를 악물고 오르고 또 올랐다. 그렇게 매일 꾸준히 등산을 하다 보니, 어느새 허리 사이즈가 출산 전으로 돌아와 있었다.

하지만 아무리 관리를 해도 나이가 들수록 몸매는 변해 갔다. 엉덩이는 퍼지고 늘어지고, 팔뚝과 허벅지도 점차 굵어졌다. 3~4kg이 늘었을 뿐인데, 20대 초반과는 전혀 다른 분위기, 한마디로 아줌마 체형으로 바뀌었다. 키가 커서 그런지 덩치가 더 커 보이고 우람한 느낌이었다. 나이 탓을 하고 세월 탓을 해봐도 내 몸이 받아들여지지 않았다. 내 눈에는 내가 은퇴한 운동선수처럼 보였다.

마흔넷에 찾아온 우울증

산다는 것은 녹록지 않았다. 직장을 그만두고 사업을 시작한 남편은 여러 번의 실패를 겪었다. 특히 30대 중반에 다시 한 번 찾아온 실패는 내 인생을 통째로 흔들어놓았다. 그 일로 나는 화병과 불면증을 앓게 되었고, 그때부터 독서와 등산에 몰두하며 내면의 근육을 다지기 시작했다. 시간이 지나면서 남편의 일은 조금씩 나아졌지만 나는 걱정이 앞섰다.

'과연 앞으로도 계속 남편을 믿고 살 수 있을까?'

깊은 고민 끝에 내 앞에 남아있는 60년은 나 자신을 믿고 살기로 결심했다. 그러자 새로운 고민들이 생겨났다.

'내가 하고 싶은 일은 무엇일까?'

'내가 할 수 있는 일은 무엇일까?'

'앞으로 무슨 일을 해야 행복할까?'

미래에 대한 생각이 깊어지던 그 무렵, 큰 아들의 군대 영장이 날아왔다. 빈둥지증후군까지 겹치면서 우울증이 찾아왔다. 그러다 문득 깨달았다.

'그래, 나에게는 모델이라는 꿈이 있었어!'

나는 소녀 시절의 꿈이었던 모델에 다시 도전해보기로 결심했다.

나는 언제나 하겠다고 마음먹으면 바로 실행에 옮긴다. 대신, 결정을 내릴 때까지는 신중하게 생각한다. 운동을 하기로 결심한 다음 날 바로 집 근처 피트니스센터로 찾아가서 트레이너에게 단도직입적으로 물었다.

"제가 모델이 되고 싶은데, 운동을 하면 몸이 예뻐질까요?"

"그럼요. 가능합니다."

다음날부터 매일 피트니스센터를 찾았다. 항상 같은 스케줄이었다. '가족들이 나간 후 집 안 청소하고 오전 9시 30분에 집을 나와 빠른 걸음으로 20분을 걸어 센터에 도착한다. 비가 오나 눈이 오나 항상 걸어간다. 10분 동안 옷을 갈아입고 운동 준비를 하고, 10시 정각에 운동을 시작한다. 1시간 동안 지옥의 PT를 끝내고 혼자 40~50분 유산소 운동을

한 후, 다시 복근 운동을 10~20분 정도 더 한다.'

월, 화, 수, 목, 금, 매일 2시간씩 이렇게 운동을 했다. 동시에 백두대간을 종주하느라 주말마다 등산을 했다. 하루 평균 7~8시간 산행을 했고, 12시간을 꼬박 걸은 날도 있었다. 근육 운동이 신체 단련이었다면 등산은 정신 단련이었다.

이런 나를 두고 어떤 사람들은 내 뒤에서 숙덕이기도 했다.

"나도 남편이 돈 많이 벌어다 주면 저렇게 하루 종일 운동이나 하겠다."

사실 그때까지 나는 아이들만을 위해 알뜰하고 검소하게 살았다. 명품 백 한 번 산 적 없고, 좋은 옷, 좋은 구두 한 번 나를 위해 사지 않았다. 하지만 생각을 바꿨다. 이제부터는 나 자신을 위해서도 투자를 하자고 생각했다. 운동은 모델이라는 꿈에 대한 내 방식의 투자였다.

그래서인지 운동이 힘들지 않았다. 오히려 즐거웠다. 단순히 다이어트나 건강을 위해서 하는 운동이 아니었다. 운동은 내 꿈을 향한 첫걸음이었다. 그래서 더 신나고 즐거웠다. 작은 목표를 세우고, 그 목표들을 하나씩 달성해가면서 성취감을 느낄 수 있었다. 몸이 변해갈수록 점점 더 꿈에 다가가는 것만 같았다.

몸의 변화는 생각보다 강력했다. 굳이 체중계에 올라갈 필요가 없었다. 매일 옷을 입을 때마다 느껴졌다. 어제 오늘의 실루엣이 달랐다. 팔과 다리, 어깨, 허리, 엉덩이…. 내 몸이 정말 이랬나 싶을 정도로 놀랍게 변해갔다. 무슨 옷을 입어도 딱 맞아 떨어졌다. 최고의 명품은 옷이 아니라 몸이라더니, 내 몸이 명품 그 자체였다.

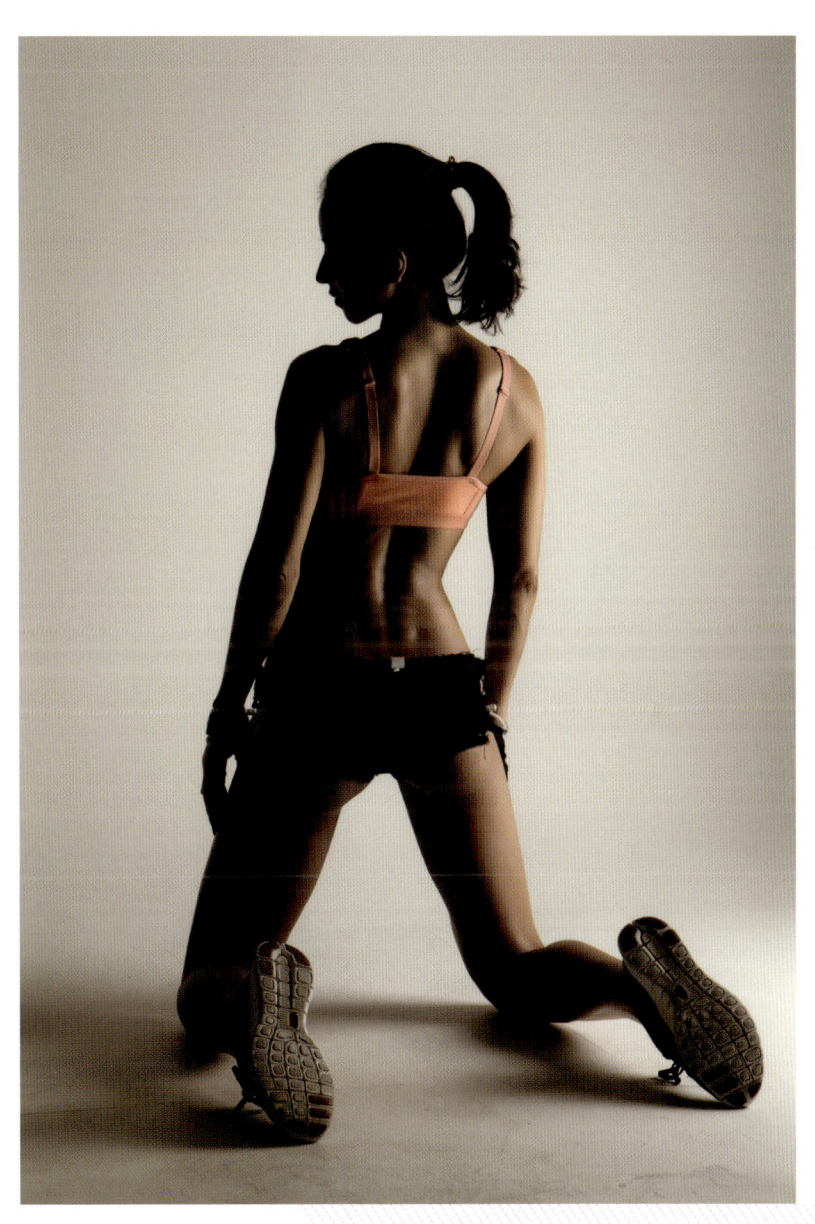

<<< 팔과 다리, 어깨, 허리, 엉덩이….
내 몸이 명품 그 자체였다.

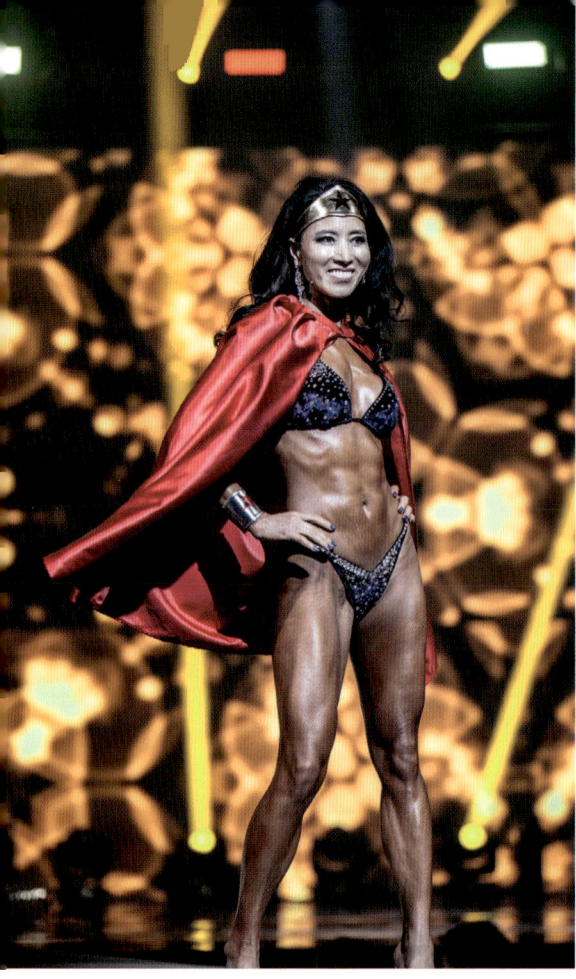

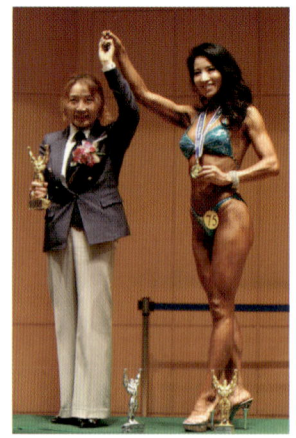

2 2012년 서울시장배 보디피트니스 대회에서는 당당히 1위를 차지했다.

1 '2014 올스타 클래식'에서 나는 근육질의 원더우먼으로 변신해서 베스트 코스튬상을 받았다.

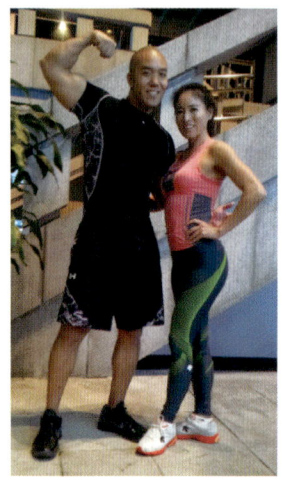

3 2012년 한 행사장에서 손리와 함께. 2009년에 나는 그와 대회를 준비하면서 US PTA(미국 퍼스널트레이너협회) 자격증을 취득했다.

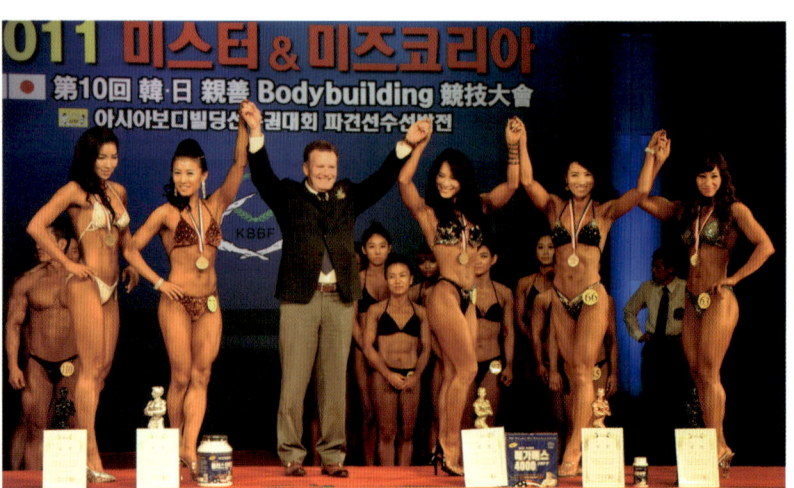

4 내 몸을 보고 열광하는 사람들을 보면 운동을 멈출 수가 없었다. 2011년 미스터&미즈코리아 출전 당시 모습(오른쪽에서 두 번째).

46세, 꿈을 위한 도전을 시작하다

"대회 나가도 되겠는데요."

근육 운동을 시작한 지 1년하고 6개월이 지날 무렵이었나 보다. 센터에 새로 온 미스터코리아 출신의 매니저가 나를 보고 말했다. 여자가 무슨 그런 대회를 나가나 싶어 별 생각 없이 들었는데, 집에 와서 생각해보니 괜찮은 경력이 될 것 같았다. 그래서 당장 컴퓨터 앞에 앉아 국내 선수들을 검색해보았다. 막상 찾아보니 나와 별반 다를 게 없어 보였다. 여기서 조금만 더 하면 충분히 경쟁이 되겠다 싶었다.

대회까지는 앞으로 4개월. 출전을 결심하고 바로 선수 출신 트레이너에게 혹독한 훈련을 받기 시작했다. 근육량은 이미 충분했다. 남은 기간 동안에는 대회를 위해 세밀하게 근육을 다듬어야 했다. 특히 중요한 것은 근육 위를 덮고 있는 체지방을 걷어내는 일! 그러기 위해서는 무염식이 필요했다. 3개월 동안 김치 한 조각도 입에 대지 않았다. 혹독한 다이어트였다. 하지만 한 번도 흔들리지 않았다. 내 인생의 처음이자 마지막 대회라고 생각했기 때문이다. '보디빌딩 대회 1위', 난 그 딱 한 줄의 경력이 필요했다. 그렇기에 꼭 1등을 해야 했다.

군대에 간 아들에게도 약속했다. "네가 전역하는 날, 대회에 나가는데, 그날 선물로 네 목에 금메달을 걸어줄게." 나는 내 말을 지키기 위해 넉 달을 악착같이 버텼다. 그러던 어느 날 나도 깜짝 놀랄 일이 벌어졌다. 내 배가 거북이 등처럼 갈라지고 있었다. 매일 복부가 아플 정도로 복근 운동을 했는데 운동만 할 때는 있는 줄도 몰랐던 식스팩이 체지방이 걷히면서 선명하게 드러난 것이다.

46세, 내 몸은 최고의 컨디션에 이르렀다.

나는 오늘도 운동을 멈출 수 없다

지금도 처음 무대에 올랐던 순간이 기억난다. 내 몸이 이렇게 멋지다니, 너무 신이 났다. 내가 너무 대견스러웠다. 너무 흥분돼서 떨리지도 않았다. 당시 악관절 수술을 위해 치아교정기를 끼고 있었는데, 창피한 줄도 모르고 무대에서 계속 웃었던 생각이 난다. 그런 내 모습을 심사위원들은 자신감으로 받아들였다. 그날 나는, 체급 1위를 했다. 딸뻘 되는 선수들과 경쟁해서 당당하게 1위를 차지한 것이다.

'내가 정말 해냈구나!'

살면서 그렇게 큰 성취감을 느낀 적은 없었다.

계획대로였으면 1등을 한 다음에 보디빌딩을 그만두었어야 했다. 하지만 운동의 매력에 푹 빠져 헤어날 수가 없었다. 잔근육으로 아름답게 빚어진 탄력 넘치는 몸과 그런 몸을 멋있다고 쳐다봐주고 응원해주는 사람들을 보면 너무 행복했다. 보디빌딩을 그만두기는커녕 오히려 더 깊숙이 빠져들었다.

매번 대회를 준비할 때마다 이번이 마지막이라고 생각했다. 매년 올해까지만, 또 올해까지만, 하면서 지금까지 왔다. 내 나이 53세. 후배들은 나에게 아직 은퇴하지 말아달라고 부탁한다. 내가 주부 선수들의 롤 모델이라면서….

언제부터인가 나의 목표는 더 이상 우승이 아니다. 나의 목표는 무대에 서는 것, 그 자체가 되어 버렸다. 그것이 내 존재 가치라고 생각한다. 운동을 하는 후배들이나 다른 사람들에게 꿈을 주기 위해 나는 오늘도 무대에 선다. 그들의 꿈이, 꿈이 아님을 보여주고 싶다. 그 꿈의 가능성을 보여주고 싶다. 그래서 나는 아직 은퇴를 할 수가 없다.

나에게는 꿈이 있었다. 목표가 있었다. 그것만 생각했기 때문에 운동이 힘들지 않았다. 큰 꿈을 가지고, 그 꿈을 실현하기 위해 작은 목표들을 하나씩 이루어갔다. 그 꿈을 생각하면 운동이 즐겁고 재미있었다. 그래서 하루도 빼먹지 않고 운동을 할 수 있었다. 그렇게 운동을 하다 보니, 자연스럽게 생활에 활력이 생겼다.

나에게는 운동이 꿈을 이루기 위한 첫걸음이었듯, 여러분에게도 운동이 어떤 목표를 이루기 위한 수단이 될 수 있다. 좀 너 예쁜 몸을 만들거나 건강을 지키기 위한 수단이 될 수도 있고, 그밖에 더 큰 목표를 위한 수단도 될 수 있다. 이유를 막론하고 운동을 통해 느낄 수 있는 성취감과 만족감, 자신감은 삶에 큰 활력소가 될 것이다. 운동은 단조로운 생활의 무기력함과 무력감 속에서 여러분을 끌어내줄 수 있다.

나는 운동을 하면서 변했고, 나의 미래를 다시 한 번 꿈꾸게 되었다. 힘과 열정이 내 안에 아직 남아있다는 사실도 알게 되었다. 그렇게 운동을 통해 우리 모두 삶의 새로운 에너지를 느껴보자. 나이가 오십이 되든 육십이 되든, 운동은 여러분에게 젊음과 살아있음의 즐거움을 느끼게 해줄 것이다.

77

66

55

Gold 55

1

근육 있는 여자는
섹시하다

난
근육 빵빵한
여자

타고난 몸 vs 만들어진 몸

"혹시 결혼하셨어요?"

운동을 마치고 샤워를 하거나 라커룸에서 운동복을 갈아입을 때 종종 듣는 말이다. 배에 출산으로 생긴 튼살도 있고 나이도 적지 않은데 이런 소리를 듣는다. 도저히 출산을 겪은 몸으로는 보이지 않는다며 다들 놀라워한다.

52세였던 지난해 보디피트니스 대회에 나가 20, 30대들과 겨뤄 1등을 했다. 지금도 보디피트니스 공연이 있으면 무대에 오른다. 물론 대회든 공연이든 당연히 비키니를 입는다. 1주일에 3~4일 근

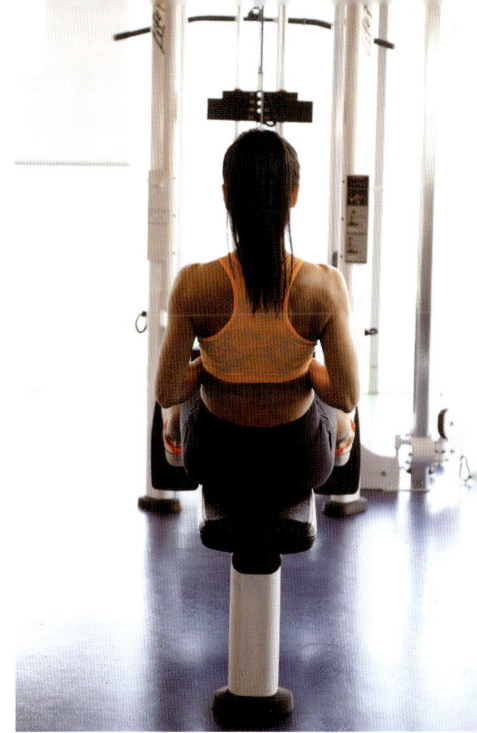

육 운동을 하기 때문에 근육은 1년 365
일 몸에 탑재된 상태다. 이 상태에서 대
회나 공연이 잡히면 근육 위에 살짝 붙
어있는 체지방만 걷어낸다. 그러면 비키
니를 입고 무대 위로 올라갈 준비가 끝
난다.

이런 내가 브라톱에 쇼트 팬츠를 입고
피트니스센터에서 울끈불끈 근육 운동을
하고 있으면 여성 회원들의 시선이 느껴
진다. 가끔 속닥거리는 소리도 들린다.

"우리는 저렇게 해도 안 돼. 타고나야지."

"아휴, 저 힘든 운동을 이렇게 해. 그냥 이 몸으로 실고 밀지."

아이러니하게도 여성 회원들은 나를 보며 '나도 하면 저렇게 될 수
있어'라고 희망을 갖기보단 반대로 '저렇게는 될 수 없을 거야'라고 포
기한다. 물론 내가 운동하는 모습을 보면서 운동하면 더 잘된다고 말
하는 여성 회원들도 있다. 엄청 자극이 된다면서 말이다. 하지만 더
많은 경우, 자신과는 상관없는 일이라고 지레 포기한다.

이상한 일이다. 왜 내가 운동하는 모습을 보면서, 그리고 내 몸을
보면서 그런 생각을 할까? '하면 된다!'는 산증인이 바로 눈앞에 있는
데 말이다.

당신도 할 수 있어요!

'안 된다'고 생각하는 것은 시도를 안 해봤기 때문이다. 모든 일은 첫 술에 배부를 수 없다. 작은 목표라도 세워서 조금씩 노력하다 보면 어느 순간 목표에 도달하게 된다. 작은 성취감들이 점점 더 높은 목표로 향하게 만들기 때문이다. 나 역시 지금까지 그렇게 작은 목표들을 이루면서 더 큰 목표를 달성해왔다.

이제부터 나는 여러분에게 어떻게 목표를 세우고, 어떻게 그 목표를 향해 나아갈지 알려주려고 한다. 아무리 목표를 세우고 의지를 불태워도 방법이 잘못되었다면 노력해도 그 목표에 도달할 수 없다. 지금까지 숱하게 도전했지만 성공하지 못했다면 그것 역시 방법이 잘못되었기 때문이다. 혹시 여러분은 이런 다이어트와 운동을 하고 있지는 않은가?

굶으면서
걷기만 하면
아름다워질까?

굶으면 기초대사량이 떨어진다

"운동은 할 시간도 없고 힘들어서 못할 것 같아요."

"다이어트 보조제 먹으면서 먹는 것만 좀 줄이려고요."

"1주일만 굶으면 3~4kg 정도는 빠지지 않을까요?"

한두 번 굶는 다이어트로 체중 감량에 성공했던 사람들은 이후에도 1~2개월 바짝 식이조절을 하면 살이 쭉 빠질 것이라고 생각한다.

그러나 '그냥 안 먹고 운동도 안 할래'는 정말 최악의 다이어트다. 그런 경우 2~3주 만에 다이어트를 포기하고 다시 체중이 늘어나면, 이번에야말로 진짜 성공하겠다며 또 다시 굶는 다이어트에 도전한다.

다이어트 방법에는 아무 문제가 없고, 오로지 자신의 의지가 부족해서 실패했다고 믿기 때문이다.

하지만 굶는 다이어트가 반복되면 점점 더 살이 빠지지 않는 체질로 변한다. 제아무리 굶어봐야 절대 살은 빠지지 않는다. 살이 빠지지 않는 것은 의지가 부족했기 때문이 아니라, 잘못된 다이어트를 하고 있었기 때문이다.

굶어도 살이 빠지지 않는 이유는 간단하다. 굶으면 인체 시스템은 비상사태라고 판단해서 만일의 사태에 대비해 에너지를 몸에 비축하려고 혈안이 된다. 이 말은 기초대사량을 최대한 낮춰 에너지를 체지방으로 전환시킨다는 뜻이다. 대신, 급한 대로 근육을 분해해서 에너지로 쓴다. 그래서 굶는 다이어트가 반복될수록 근육은 점점 더 사라지고 체지방은 점점 더 쌓여만 간다.

당장 체중을 줄이고 싶은데 '지방이면 어떻고 근육이면 어떠냐'고 생각할 수 있다. 문제는 그 다음이다. 근육은 우리 몸에서 에너지를 가장 많이 소비하는 조직이다. 따라서 에너지를 많이 소비하는 근육이 사라지면 기초대사량도 떨어지고, 결국 굶어도 살이 빠지지 않는 상태에 이르게 된다. '조금만 먹어도 살찌는 체질', 이 말은 근육에 비해 체지방이 많은 몸이라는 뜻이다.

우리가 궁극적으로 해야 할 일은 단순히 체중을 감소하는 게 아니다. 근육을 키워 살이 잘 찌지 않는 몸을 만드는 것이다.

운동도 운동 나름이다

살을 빼기 위해 유산소 운동을 해야 한다는 것은 이제 상식이다. 그래서 다이어트를 결심하면 무조건 걷기나 뛰기부터 한다. 피트니스센터에서 수많은 운동 기구를 제치고 가장 분주한 곳이 트레드밀인 것은 그런 이유가 크다.

맞는 말이다. 유산소 운동을 하면 체지방이 에너지원으로 사용된다. 그래서 체지방 감량에 효과가 있다. 그래서? 그게 다다.

유산소 운동은 운동 중에만 에너지를 소비한다. 즉, 1시간을 걸으면 180~200kcal 정도 소비할 수 있다. 1시간을 걷고 배가 고파 밥 1공기를 먹으면 다시 원상 복귀가 된다. 밥 1공기가 300kcal니까 오히려 100kcal가 남은 셈이다.

좀 더 효율적인 운동법은 없을까? 있다! 운동을 할 때만 에너지를 소비하는 게 아니라, 평상시에도 에너지를 많이 소비하는 몸으로 만드는 운동법이다. 이 말이 무엇인가 하니, 체지방은 유산소 운동으로만 소모된다고 생각하지만 가만히 앉아서도 소모시킬 수 있다. 심지어 누워 자면서도 체지방이 태워진다. 해답은 '근육'에 있다.

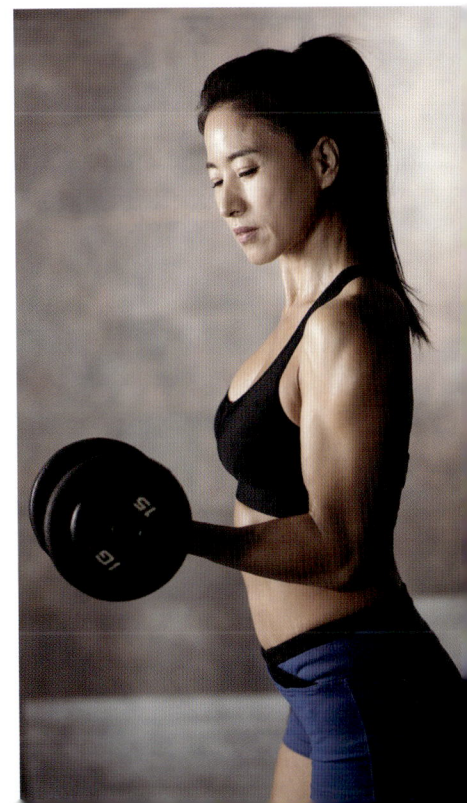

근육은 우리 몸에서 가장 에너지를 많이 사용하는 조직이다. 근육 1kg은 약 80~150kcal의 열량을 소비하지만, 지방 1kg은 6kcal 남짓의 열량만 소비한다. 그러니 근육이 많은 사람과 지방이 많은 사람 중 누가 더 평상시에 에너지를 많이 소비하겠는가?

유산소 운동은 운동이 끝나는 즉시 에너지 소비가 중단된다. 하지만 근육 운동은 다르다. 근육 운동으로 늘어난 근육의 양만큼 매분, 매시간 체지방이 더 많이 소모된다. 가만히 휴식을 취하거나 잠을 자도 근육이 끊임없이 에너지를 소모하기 때문에 조금 과장해 이야기하면 계속 유산소 운동을 하고 있는 것과 같은 효과를 얻을 수 있다.

활동량이 같아도 근육이 많은 사람은 그렇지 못한 사람에 비해 훨씬 더 많은 양의 에너지를 소모한다. 자동차로 비유하면 배기량이 높은 차와 같다. 배기량이 높으면 기름을 많이 소비하듯, 근육의 양이 많으면 우리 몸도 더 많은 칼로리를 소모한다. 이처럼 근육은 일단 키워두면 신통방통하게도 알아서 살을 빼준다. 그러니 이제부터는 근육을 키워 편안하게 지방을 태우는 게 어떻겠는가.

TIP **더 큰 체중 감량을 원한다면**

좀 더 드라마틱한 체중 감량을 이루고 싶다면 근육 운동 후 유산소 운동을 30~40분 더 하면 된다. 이때 근육 운동과 유산소 운동의 순서가 중요하다. 근육 운동을 할 때 인체는 에너지원으로 지방보다 탄수화물을 먼저 사용한다. 그래서 근육 운동으로 탄수화물이 소모된 이후에 유산소 운동을 실시하면, 바로 지방이 소모되므로 체지방 감량 효과가 더 크다. 그러니 잊지 말자! 운동을 할 때는 '근육 운동 먼저! 유산소 운동은 나중에!'

단순히 몸무게를 줄이고 싶은가, 아니면 S라인을 갖고 싶은가?

예전만 해도 여자들은 근육에 별 관심이 없었다. 뼈가 살짝 드러날 정도로 마른 몸을 갖고 싶어 했다. 그런데 요즘은 어떤가? 꿀벅지, 애플힙, 11자 복근…. 여자들은 이제 잔근육이 쫀쫀하게 자리 잡은 몸을 갖고 싶어 한다.

여자 배우나 아이돌이 더 예뻐진 모습으로 나타났을 때도 그들을 수식하는 단어는 '몇 kg 감량'이 아니다. 근육 운동으로 슬림하고 탄탄한, 그러면서도 볼륨감이 있는 몸매다.

근육 운동으로 예쁘게 다져진 몸은 마르기만 한 몸이 아니다. 가늘면서도 근육이 잘 잡혀 들어갈 데 늘어가고, 나올 데 나온 글래머러스한 몸이다. 그런데 여러분이 꿈꾸는 이런 몸매는 굶거나 유산소 운동만 해서는 만들 수 없다.

나 역시 단순히 살을 빼는 게 목적이었다면 돈 들여 피스니스센터를 가지 않았을 것이다. 집 근처 하천이나 걷고 하루 세 끼 닭가슴살과 채소만 먹으면서 독하게 다이어트를 했을 것이다. 하지만 난 '예쁜' 몸을 만들고 싶었다. 모델이 되려면 20, 30대와 경쟁해도 뒤지지 않는 몸매가 필요했다. 그래서 독하게 근육 운동을 했고, 지금의 몸을 갖게 되었다.

굶는 다이어트는 체중 감량에는 성공해도 몸매 교정은 안 된다. 오히려 체형 불균형이 심해질 수 있다. 살이 찌는 부위와 빠지는 부위가 다르기 때문이다. 살이 빠질 때는 대부분 가장 먼저 얼굴과 복부, 그리고 가슴살이 빠진다. 반면, 살이 찔 때는 복부와 허벅지부터 찐다. 인체의 지방대사시스템이 원래 그렇다. 그래서 다이어트가 반복될수록 얼굴과 가슴살은 짐짐 빠지고, 배와 허벅지는 점점 두꺼워지는 것이다.

다이어트 후 살로 가려졌던 체형의 단점이 오히려 두드러지기도 한다. 불룩 튀어나온 뱃살은 빠졌는데 배는 더 늘어져 보이고, 엉덩이 살은 빠졌는데 납작한 할머니 엉덩이처럼 보인다. 살을 뺐더니 가슴은 더 작아지고, 게다가 처지기까지 한다.

살은 빠졌지만 볼륨감은 전혀 없는 밋밋한 몸과 푸석푸석하고 탄력 없는 피부! 이게 굶는 다이어트의 결과다.

들어갈 데 들어가고, 나올 데 나온 슬림한 S라인 몸매를 갖고 싶다면, 이제 이런 다이어트는 그만해야 한다. 여기까지 듣고 예상했겠지만, 여러분이 탐내는 그런 몸매를 위해서는 근육 운동밖에 답이 없다.

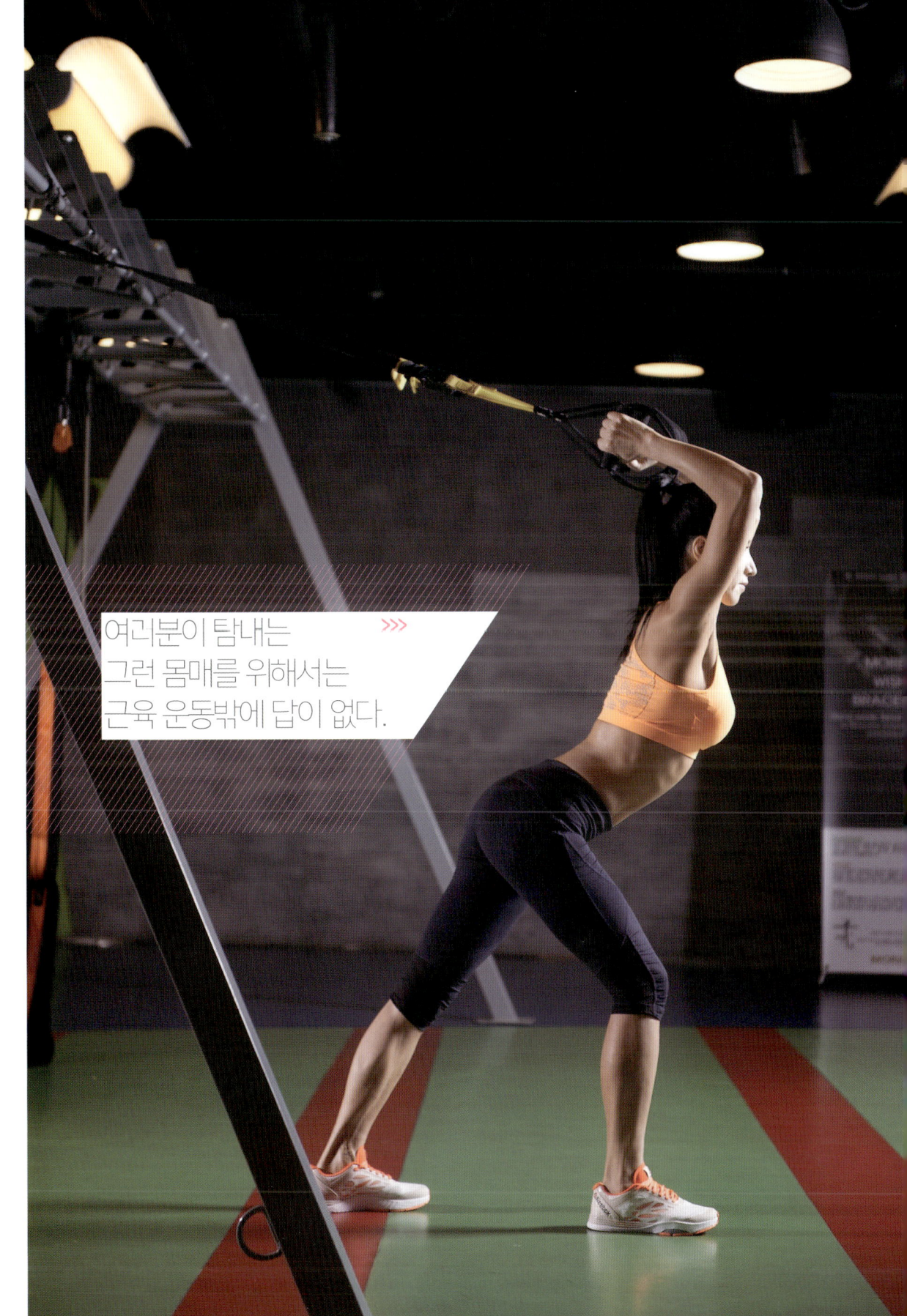

여리분이 탐내는
그런 몸매를 위해서는
근육 운동밖에 답이 없다.

46kg
체중의 덫에서 벗어나라

중요한 건 체중이 아니라 사이즈!

다이어트와 관련해서 사람들이 궁금해하는 것은 모두 'kg'이다. 몇 kg이 빠지는가에만 관심이 있다.

"이렇게 하면 얼마나 빠지나요?"

"얼마나 하면 5kg을 뺄 수 있을까요?"

앞서도 말했지만 내 몸무게는 보통 때 55kg이다. 대회나 행사가 있으면 여기서 체지방만 3~4kg 정도 뺀다. 키가 167cm로 조금 큰 편이긴 하지만 몸무게가 좀 나가는 편이다.

그래도 나는 26사이즈의 청바지를 입는다. 20대 여성들이 입는 브랜드의 55사이즈 원피스가 맞춘 듯 딱 맞는다. 솔직히 허리 부분은 좀 남을 때도 있다.

보기보다 몸무게가 많이 나갈 때 우리는 이렇게 말한다.

"어머, 그렇게 안 보이는데…. 통뼈인가 봐요."

예상보다 체중이 많이 나가는 사람들은 대부분 몸이 옹골차 보인다. 단단하고 탄력 있어 보이니까 튼튼한 '통뼈'라고 말하는 것이다. 그런데 이런 사람들이 실제로도 뼈가 두꺼워 체중이 많이 나가는 것은 아니다. 뼈 무게보다는 근육량에서 많은 차이가 난다.

근육과 지방은 부피가 같아도 무게는 근육이 훨씬 더 나간다. 그래서 근육이 많은 사람은 몸도 더 단단하고 체중도 많이 나간다. 반면, 하얀 밀가루 반죽처럼 살이 물렁물렁해 보이는 사람들은 보기보다 몸무게가 적게 나가는 경우가 많다. '그 정도밖에 안 나가?'라고 생각할 몸무게다. 근육보다 무게가 가벼운 체지방이 많기 때문이다.

만약 55kg의 같은 몸무게를 가진 근육녀와 물렁살녀를 비교하면 어떤 모습일까? 나를 보면 알듯 근육녀는 26사이즈의 청바지와 55사이즈의 원피스를 입겠지만, 물렁살녀는 28사이즈의 청바지와 66사이즈의 원피스를 입을 것이다.

이것은 무엇을 의미할까? 매력적인 몸매를 갖기 위해 여러분이 관심 두어야 할 것은 더 이상 체중이 아니라는 뜻이다. 같은 체중이라도 근육이 많으면 몸매가 확실히 달라진다.

성공한 다이어트는 '체중을 줄이는 것'이란 생각을 버려야 한다. 근육 운동을 시작하면 몸은 날씬해지는데 체중은 줄지 않는다. 오히려 초기에는 조금 늘기도 한다. '46kg'이라고 이마에 써 붙이고 다닐 것도 아닌데, 체중이 뭐가 중요한가. 중요한 것은 '사이즈'다! 그러니 이런 질문도 하지 말자.

"근육 운동을 하면 체중이 얼마나 빠질까요?"

대신, 이런 질문이라면 답해줄 수 있다.

"근육 운동을 하면 55사이즈를 입을 수 있을까요?" 혹은 "청바지 26사이즈를 입을 수 있을까요?"

내 대답은 간단하다.

"그럼요. 입을 수 있습니다!"

체중 말고 체지방을 빼라

체중이 아니면 옷 사이즈를 결정하는 것은 무엇일까? 바로 '체지방률'이다. 체지방률이란 말 그대로 체중에서 체지방이 차지하는 비율이다. 내가 55kg의 몸무게에도 26사이즈의 청바지를 입는 이유는 체지방률이 낮기 때문이다. 이 말은 상대적으로 근육량이 많다는 뜻이기도 하다.

나의 경우, 운동을 시작한 후 근육량과 체지방량의 변화만 컸지 몸무게만 놓고 보면 3~4kg밖에 줄지 않았다. 하지만 체성분의 변화만으로 아이 둘 낳은 살집 좋은 중년 아줌마에서 결혼했냐는 소리를 듣는 정도의 아가씨 몸매로 바뀌었다. 만약 내가 다시 20대로 돌아간다면, 나는 망설임 없이 근육 운동부터 할 것이다.

일반적으로 남성의 체지방률은 15~20%, 여성의 경우는 20~25%다. 나는 대회와 상관없이 평상시에도 체지방률을 15% 이하로 유지한다. 물론 대회를 앞두면 12% 이하까지 체지방률을 떨어뜨린다. 그 정도는 되어야 선명한 복근이 나타난다. 다이어트와 몸매 관리를 위해 운동을 하는 경우라면, 16~18%의 체지방률만 유지하면 된다. 그 정도만 되면 누가 봐도 부러워할 만한 몸매가 된다.

다이어트 기간 중에는 매일 체중계에 올라살 게 아니라, 규칙적으로 인바디를 측정하는 게 좋다. 중요한 것은 체중이 얼마나 빠졌는가가 아니라 체지방률이 어떻게 변화하고 있는지다.

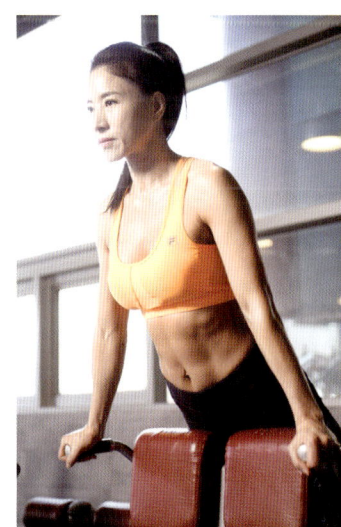

똑같은 53kg이라고 해도 체지방률에 따라 몸매는 천지차이다. 같은 53kg이라고 해도 체지방률이 28%라면 비만에 들어선 몸매이고, 체지방률이 15%라면 누가 봐도 잔근육이 갈라지는 늘씬한 몸매다.

잊지 말자! 진정한 의미에서 살이 빠진다는 것은

체지방률이 낮아진다는 것이다. 아무리 체중이 빠졌어도 체지방률에 변동이 없다면 성공한 다이어트가 아니다.

요즘은 스포츠센터뿐 아니라 보건소에서도 누구나 쉽게 인바디로 체지방을 측정할 수 있다. 이 정도도 귀찮다고 느껴진다면 앞으로 내가 시킬 근육 운동을 제대로 할 수 있을지 심히 걱정스럽다.

인바디의 힘을 빌리지 않고도 간단히 확인할 수 있는 방법이 있다. 옷을 입어보는 것이다. 체중은 만족스럽지 않지만 옷이 헐렁해졌다면 제대로 체지방이 빠지고 있는 것이다. 그러니 다이어트를 할 때는 체중계보다 작아져 입기 힘들어진 옷을 입어보며 사이즈가 줄고 있는지를 체크하자.

무한 실패 다이어트,
근육 운동으로 끝내자

꿈꾸는 대로 몸매를 디자인한다

요즘은 몸매 성형술이 많이 좋아졌지만, 그럼에도 타고난 골격 자체를 바꾸는 것은 거의 불가능하다. 타고나길 골반이 작으면 전지현 같은 호리병 골반 라인은 가질 수 없다. 등판이 넓은 사람도 붙면 날아갈 듯한 가냘픈 뒷모습을 갖기는 어렵다.

사람들은 자신이 가질 수 없는 단점에만 집착하는 경향이 있다. 언제나 저런 골반, 저런 어깨, 저런 몸통, 저런 종아리가 갖고 싶다고 부러워한다. 그러나 전체적으로 조화가 되지 않으면 그 역시 무의미하다. 골반이 전지현처럼 예쁘게 벌어졌는데 허리에 살이 붙고 엉덩

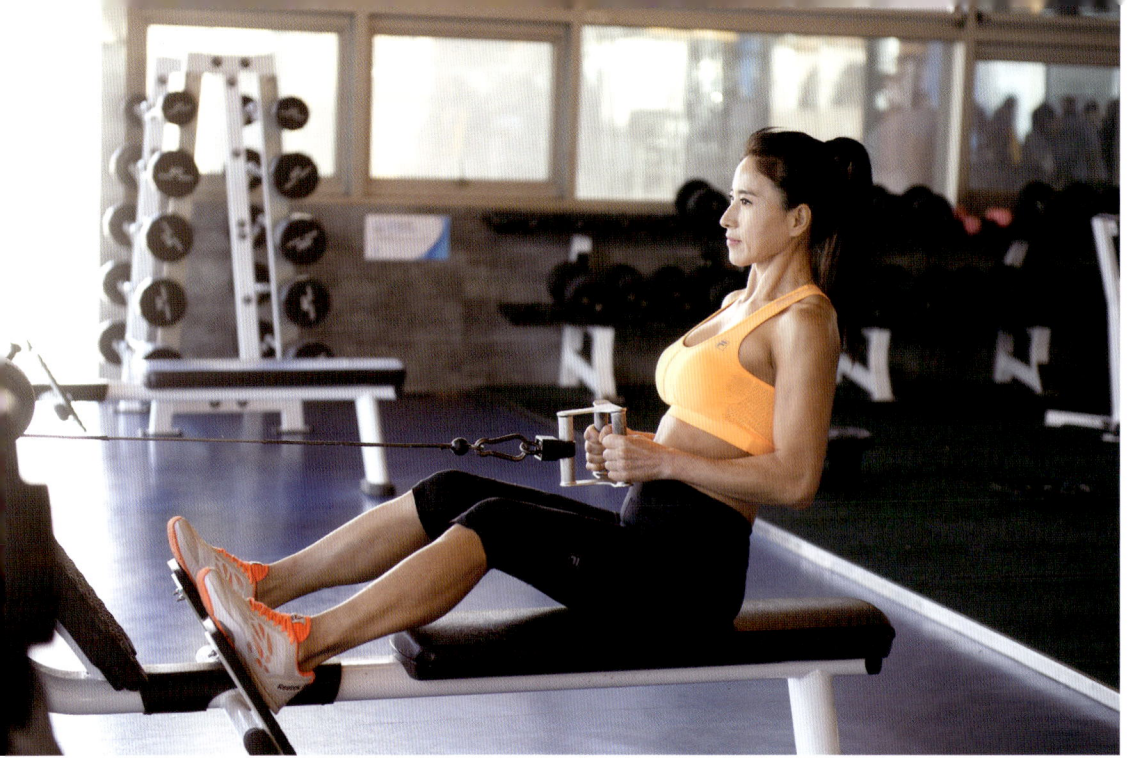

이살이 처졌다면 아무 소용없다. 여리여리한 좁은 몸통을 가졌지만 어깨가 좁고 엉덩이가 크다면 하체 비만의 체형일 뿐이다.

중요한 것은 '비율'이다. 골반이 좀 작더라도 엉덩이가 탄력 있게 붙고 허벅지 뒤쪽이 탄탄하면 누가 봐도 늘씬하다. 등판이 좀 넓더라도 허리가 잘록하고 쇄골이 예쁘게 뻗어있으면 글래머로 보인다. 통짜 허리라고 해도 어깨와 등 근육을 조금만 키우면 숨어있던 S라인이 살아난다.

이렇게 자신이 원하는 대로 몸매를 디자인하는 방법은 근육 운동밖에 없다. 성형수술을 해서 가슴을 키우고 복부나 옆구리, 허벅지의 살을 없앨 수는 있지만, 그것만으로는 건강한 S라인을 만들 수 없다.

자신의 체형에 대해 불만이 있다면 근육 운동을 해야 한다. 운동으로 근육을 이리저리 붙여 넣다 보면 어느새 꿈꾸던 그 몸매를 거울 앞에서 볼 수 있다.

10년 정도 근육 운동을 하니, 이제는 원하는 부위를 내가 원하는 모양대로 디자인할 수 있게 되었다. 요즘 내 관심사는 엉덩이를 비욘세처럼 동그랗고 볼륨감 있게 만드는 것이다. 그래서 뒤에 자세히 소개하겠지만 TV를 볼 때나 세수할 때, 볼일 볼 때도 짬짬이 엉덩이 운동을 한다. 그랬더니 제법 엉덩이가 비욘세 모양으로 잡혀가고 있다. 어제는 피트니스센터에서 평소처럼 딱 달라붙는 레깅스를 입고 운동을 하는데, 한 주부 회원이 한참 바라보더니 엉덩이를 만져보고 싶다면서 부러워했다.

여러분도 나처럼 될 수 있다. 부족한 부분은 채우고 남는 부위는 빼고, 원하는 대로 몸매를 만들어가는 재미, 이제 함께 느껴보자.

요요와 나잇살로부터 자유로워진다

2주에 10kg? 한 달에 20kg? 이게 무슨 소용인가. 10kg이 빠졌어도 요요현상으로 다시 20kg이 늘어나면?

다이어트가 성공했느냐, 실패했느냐를 결정짓는 것은 체중 감량만

이 아니다. 체중을 감량했다고 해도 상당 기간 감량된 체중을 유지하지 못한다면 실패한 다이어트다. 그리고 다이어트에 성공해서 일정 기간 감량된 체중을 유지했다고 해도 세월과 함께 나잇살이 붙는 것은 피할 수 없다.

그렇다면 요요와 나잇살의 원인은 무엇일까? 근육량 저하다. 굶거나 유산소 운동만으로 다이어트를 하면 근육량이 줄어들기 때문에 기초대사량도 함께 떨어진다. 나잇살도 마찬가지다. 나이가 들면 노화의 과정으로 근육량이 줄어들기 때문에 기초대사량이 떨어지고 그 결과 나잇살이 붙게 된다. 대개 30대부터 빠지기 시작해 40대가 되면 매해 1%씩 근육량이 빠진다고 한다.

해법은 간단하다. 근육량을 늘리면 된다. 근육 운동을 하면 기초대사량이 올라가기 때문에 감량된 체중을 유지하기가 훨씬 쉽고 나잇살로부터도 해방될 수 있다. 실제로 근육 운동을 통해 체중 감량에 성공한 회원들은 이렇게 말한다.

"선생님, 예전에는 다이어트를 해도 그때뿐이었는데 근육 운동을 한 후에는 체중이 크게 변하질 않아요. 하루 이틀 많이 먹으면 체중이 1~2kg 올라가긴 하지만, 며칠 후에 보면 다시 체중이 내려와 있어요."

이게 바로 근육 운동의 효과다. 에너지 소비 공장인 근육을 통해 에너지소모형 체질로 변화되었기 때문이다.

사람들은 내가 체중 관리를 위해 하루 한 끼만 먹는다거나 주기적으로 굶는 다이어트를 하지는 않는지 궁금해한다. 다른 사람들보다 먹는 양이 조금 적긴 하지만 끼니를 거르는 일은 절대 없다. 사람들과 고깃집이나 뷔페도 가고, 자주는 아니지만 피자나 라면도 먹는다.

그래도 내 사이즈는 늘지 않는다. 며칠 많이 먹었다고 해서 체중이 확 올라가는 일도 없다. 근육이 부지런히 에너지를 소모하고 있기 때문이다. 내 또래들은 밥을 먹고 나면 배가 불룩 나오는데 난 납작하다. 어떻게 밥을 먹어도 배가 안 나오느냐고 다들 신기해한다. 이유는 나의 튼튼한 복근이 음식으로 빵빵해진 위를 방패처럼 막아서고 있기 때문이다. 아~, 근육 자랑은 해도 해도 끝이 없다!

체력이 좋아진다

다이어트 방법을 고려할 때 절대 빠뜨려서는 안 되는 부분이 있다. 바로 '건강'이다. 살은 원하는 만큼 빠졌지만 자주 감기에 걸리고 골골거린다면 날씬한 몸이 무슨 소용 있겠나.

다이어트를 하면 대부분 평소보다 피곤하고 기운이 없다. 심하면 갑자기 식은땀이 나거나 현기증이 일기도 한다. 특히 단기간에 굶는 다이어트로 체중을 급격히 감량한 경우에는 이런 증상이 더 흔하게

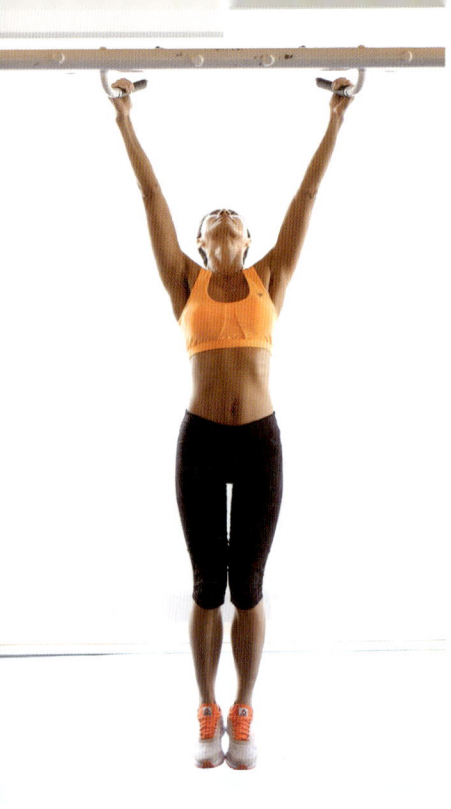

나타난다. 또한 낮에 특별히 힘든 일을 한 것도 아닌데 저녁마다 파김치가 된다면, 근력이 부족해서 생긴 체력 저하가 원인일 수 있다. 근력이 없으니 몸을 움직이고 싶어도 움직일 기운이 없는 것이다.

평소 조금만 움직여도 피곤하다는 사람에게 그럴수록 운동을 해야 한다고 권하면 일상생활도 벅찬데 운동까지 할 체력이 어디 있냐고 이야기한다. 힘을 쓰면 더 피곤할 것 같지만, 몸은 이와 반대로 반응한다. 팔, 다리, 몸통을 움직여 근육을 단련하면 근육량이 늘어나고 근육 내 에너지 발전소로 불리는 미토콘드리아의 수와 기능이 향상되어 더 많은 힘을 쓸 수 있게 된다. 근육이 활성화되어 체력이 더 강해지는 것이다.

나는 천성적으로 많이 움직이고 활동하는 것을 좋아하지만, 그게 아니라도 매우 바쁘게 살고 있다. 보디피트니스 선수로, 모델로, 트레이너로, 주부로, 학생으로, 동기부여 강사로, 1년 365일 스케줄이 빡빡하다. 간혹 대회 준비 기간과 다른 대외 스케줄이 겹치면 힘들 때도 있다. 운동 강도도 강하고 식이요법도 독하게 하는데, 여기에 아침부터 밤까지 스케줄을 병행하다 보니 좀 벅차게 느껴진다. 그래도 난 포기하지 않고 다 한다. '체력은 정말 끝내준다'고 사람들이 혀를 내두른다. 지치지 않는 내 체력의 원천은 역시 빵빵한 근육에 있다.

목, 어깨, 허리, 등의 통증이 사라진다

하루 종일 책상 앞에 앉아서 생활하는 시간이 길어질수록 여기저기 아프고 쑤시는 곳도 많아진다. 무거운 짐을 들거나 힘든 일을 한 것도 아닌데 하루 종일 어깨와 허리가 뻐근하고 손목도 시큰거린다. 목덜미도 뻣뻣하고 무릎도 아픈데 관절염이 올 나이는 아니니, 그저 마사지 받고 사우나나 하며 뭉친 근육을 풀어보려고 노력한다.

근육은 단지 아름답고 탄력 있는 몸매를 위해서만 강화시켜야 하는 조직이 아니다. 근육의 가장 중요한 기능은 인체의 골격을 잡아주는 것이다. 그런데 근육이 약해지면 뼈와 뼈를 잡아주는 힘이 떨어지기 때문에 제자리를 벗어난 뼈와 관절, 인대 등에 갑자기 통증이 나타나게 된다.

사실 대부분의 근육통은 근육의 과다 사용으로 생긴다. 운동 부족이 아니라 '과다 사용'이라니 조금 의아할지 모른다. 하지만 몸을 너무 움직이지 않거나 잘못된 자세를 장시간 취하는 것도 근육의 과다 사용에 해당된다. 움직임 없이 자세를 유지하기 위해서는 불필요한 근육들이 계속 긴장을 해야 하기 때문인데, 이렇게 근육이 삐뚤어진 상태로 딱딱하게 굳으면 뼈와 관절들이 올바른 정렬에서 비켜나 근육통이 생기고 관절도 점차 약해진다. 결국 잘못된 자세와 움직이지 않는 생활습관이 근골격계 질환을 일으키는 것이다.

퇴행성관절염이라고 하면 아직 먼 이야기 같지만 요즘은 20, 30대에서도 많이 발생한다. 퇴행은 너무 많이 사용한 것이 원인이지만, 너무 사용하지 않아도 오기 때문이다. 요즘처럼 움직임이 부족한 시대에는 퇴행성관절염이 비단 어르신만의 이야기가 아니라는 점을 기억해야 한다.

일을 하거나 공부를 하다가도 1시간에 한 번씩은 스트레칭을 해서 뭉친 근육을 풀어줘야 한다. 근육 운동을 하면 근육이 뼈와 관절을 제대로 잡아주기 때문에 근골격계 통증을 예방할 수 있다. 더불어 자세와 체형 교정 효과도 얻을 수 있어 보디라인이 아름다워진다.

수술 없이 열 살은 어려진다

운동을 시작하고 나서 몸매가 예뻐졌다는 말만 들은 것은 아니다. 앞에서도 잠깐 말했듯, 얼굴이 탄력 있고 어려 보인다는 이야기도 많이 듣는다. 따로 피부과에 다닌 것도 아닌데 내가 봐도 확실히 피부가 탱탱해졌다.

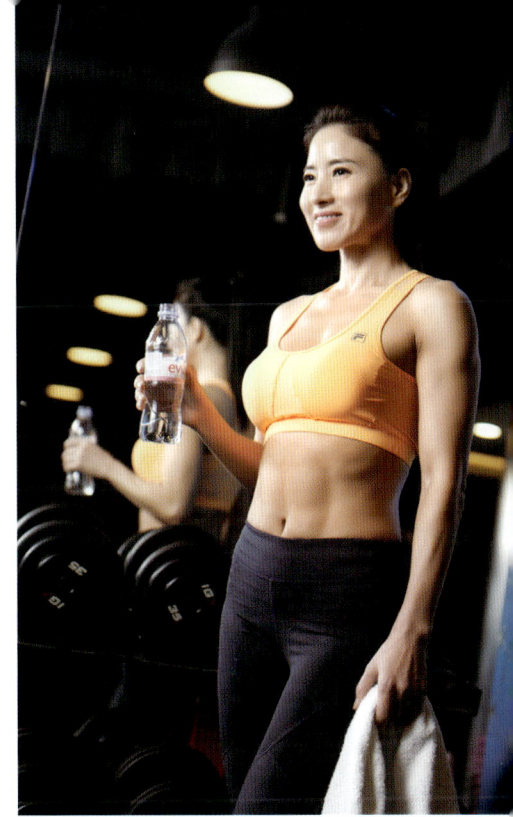

　나이가 들면 모든 게 처진다. 얼굴 피부도 처지고 가슴도 처지고 엉덩이도 처진다. 땅바닥에서 뭐가 잡아당기는 것처럼 세월이 갈수록 밑으로 처지기만 한다. 어쩔 수 없다. 중력이 계속 잡아당기고 있으니까.

　중력을 거스를 수 있는 것이 바로 근육 운동이다. 땅으로 끌어당기는 힘과 반대 방향으로 근육을 끌어올리다 보면 자연스럽게 중력을 거스르게 되고, 그러다 보면 세월도 거스르게 된다.

　세월 앞에 망가진 몸매도 되살려놓는 마법, 그것이 바로 근육 운동이다. 흔히 한 번 처진 엉덩이는 다시 올라가지 않는다고 생각하지만 절대 그렇지 않다. 내 엉덩이는 20대였을 때보다 훨씬 더 올라붙었다. 만졌을 때도 탄력이 있다. 힘을 딱 주면 돌덩이처럼 단단하다. 이런 내 엉덩이를 부러워하는 회원이 적지 않다.

　"선생님, 예전에는 바지를 입으면 엉덩이에 불편하게 끼는 느낌이 있었는데, 근육 운동을 하고 나서는 똑같은 바지를 입었을 때 그 끼는 느낌이 없어졌어요."

나에게 PT를 받는 42세 여자 회원의 말이다. 당연하다. 처졌던 엉덩이 아랫살이 한껏 올라붙었으니까 바지가 불편하게 낄 일이 없다.

엉덩이 아랫살뿐 아니라 나이가 들면 체중이 많이 늘지 않아도 점점 보디라인이 울퉁불퉁해진다. 여기저기 조금씩 군살이 붙어서다. 브래지어를 하면 겨드랑에 살이 볼록 튀어나오고, 등에도 울룩불룩 군살이 튀어나온다. 옆구리와 허벅지에도 군살이 붙어 골반 라인이 점차 네모난 박스형으로 변해간다.

하지만 나에게는 그런 군살이 없다. 탄탄한 근육이 자리하고 있기 때문이다. 세월이 흐를수록 자꾸 아래로 흐르려고만 하는 살들을 잡아주는 것, 그게 바로 근육이다.

집에서
하루 30분만
운동하자

'편한 게 좋다'는, 게으른 마음 아닌가?

사람들은 근육이 예쁘게 잡힌 슬림하고 탄탄한 몸매를 부러워하면서
도 힘든 것은 하기 싫고, 시간도 들이고 싶어 하지 않는다. 참 이기적
이다.

가치 있는 것을 얻고 싶다면 그것을 위해 무언가를 포기해야 한다.
편하게 가만히 앉아서 얻을 수 있는 것이라면 가치가 있을 리 없다.
다른 사람들이 모두 갖고 싶어 하고 부러워한다면 그것은 그만큼 얻
기 힘들기 때문이다.

가치 있는 것을 얻고 싶다면 그것에 상응하는 대가를 치뤄야 한다.

먹고 싶은 것 다 먹고, 하고 싶은 것 다 하면서 어떻게 아름답고 건강한 몸을 얻기 바라나. 그런데도 사람들은 아무것도 희생하지 않고 남들이 갖은 인고 끝에 만든 몸만을 부러워한다. 심지어 그런 몸은 타고나야만 된다고 생각한다. 자신은 어차피 해도 안 될 것이라고 지레 포기한다. 그렇게 자신의 불만족스러운 몸매를 합리화시킨다.

"아무리 다이어트를 해도 안 빠지는 걸 어떡해."

"원래 살찌는 체질로 태어났어."

"결혼하고 애 낳으면 어쩔 수 없어."

"나이 먹어서 살찌는 건 당연한 거야."

"운동할 시간이 어디 있어? 다 팔자 좋은 여자들 얘기지."

"처녀랑 아줌마랑 어떻게 몸이 똑같아?"

결혼하고 애 낳으면 어쩔 수 없는 게 아니라, 먹고 싶은 대로 먹고 운동을 하지 않았기 때문에 몸매가 망가지는 것이다. 좀 솔직해지자. 자신을 합리화하는 마음을 들여다보면, 그저 편한 게 좋고 힘든 것은 싫다는 게으른 마음이 보인다. 땀 흘려 운동하는 것보다는 그냥 그 모습으로 사는 게 더 편하기 때문이다.

이 세상에 공짜는 없다. 내가 한 만큼이 내 결과이고 선물이다.

집에서 하루 30분만 운동하자

'아름다운 몸매를 원한다면 근육 운동이 필수'라고 하면 많은 사람들이 이렇게 말한다.

"그걸 누가 모르나요? 그게 쉽지 않다고요! TV에서 여자 연예인들이 딱 붙는 운동복을 입고 개인 트레이너의 지시에 따라 덤벨이나 바벨을 들어 올리는 모습을 보면 해보고 싶기도 해요. 실제로 동네 피트니스센터에 가서 3개월이나 6개월 회원권을 끊어보기도 했죠. 하지만 뭔가 창피하고, 막상 하려니 엄두가 안 났어요. 그래서 결국 트레드밀에서 TV 보며 1시간 걷다가 돌아왔죠. 물론 이것도 1주일이면 포기하게 되었어요."

어쩌면 여러분도 한두 번 겪었을 일인지 모른다. 근육 운동이라고 하면 거창한 생각이 들지만, 결코 그렇지 않다. 누구나 쉽게 집에서도

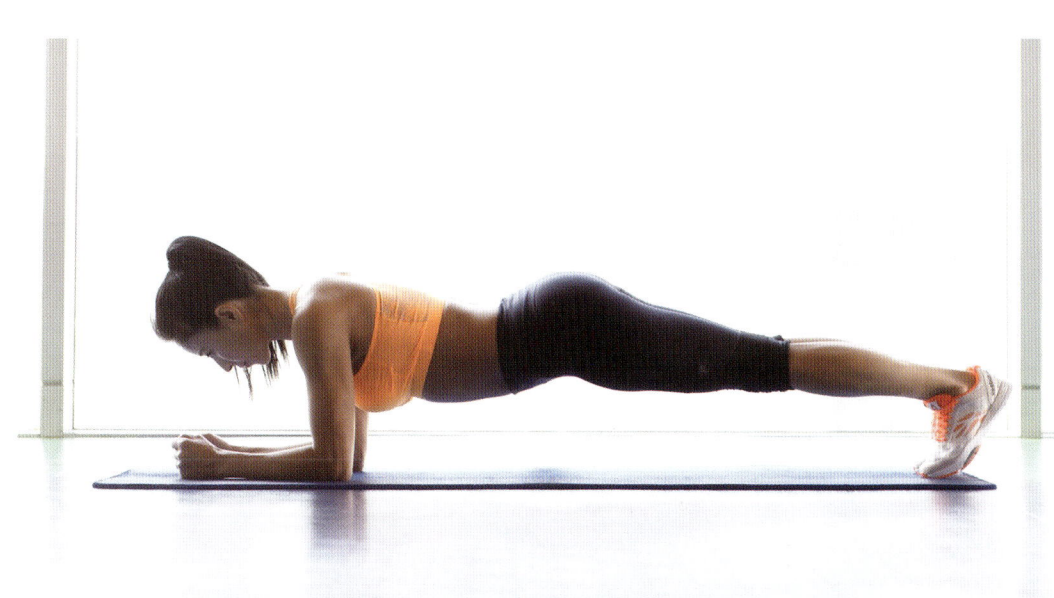

할 수 있다. 굳이 덤벨이나 바벨을 들지 않아도, 최신식 기구에 앉지 않아도 가능하다.

나는 매일 집에서 혼자 일어났다 앉았다, 허리를 숙였다 세웠다, 팔을 올렸다 내렸다 하며 근육 운동을 한다. 대회를 앞두면 피트니스센터에서 강도 높은 훈련을 하지만 평상시에는 1주일에 3일, 1시간 정도만 피트니스센터에서 근육 운동을 한다. 그리고 나머지 시간에는 집에서 혼자 틈틈이 한다. 덤벨이나 바벨이 없어도, 기구가 없어도 꿀벅지, 애플힙, 탄탄한 복근, 다 만들 수 있다. 그 방법을 이제부터 여러분에게 알려주려고 한다.

다만, 그 전에 먼저 여러분이 해야 할 일이 있다. 게으름을 떨치고 일어나는 일이다. 당장의 즐거움은 뒤로 하고 괴로움을 먼저 취해야 한다. 그래야 그 대가로 섹시하고 아름다운 몸을 얻을 수 있다. 하루 30분이면 된다.

'2주에 한 사이즈 줄이기'부터 시작하자

근육 있는 탄탄한 몸매를 만들기 위한 첫걸음으로, 먼저 '2주에 한 사이즈 줄이기'를 제안한다. 현재 옷 사이즈가 77이라면 66으로, 66이라면 55, 55라면 군살 없는 55로 말이다. 이후 부위별 근육 운동을 꾸준히 실시하면 어디서도 기죽지 않는 'Gold 55' 사이즈의 근육녀로 거듭날 수 있다.

지금까지 여러분이 각양각색의 다이어트에 실패한 전력이 있다면 2주 만에 체지방이 빠지고 근육량이 늘면서 한 사이즈를 줄이는 것이 쉽지 않은 미션이라는 것을 알 것이다. 하지만 나와 함께라면 얼마든지 가능하다. 나처럼 근육량이 많은 사람은 식단 조절만으로도 1주일에 3~4kg을 감량한다. 하지만 여러분은 근육량이 많지 않으므로 2주 정도는 잡아야 한 사이즈를 줄일 수 있다.

방법은 간단하다. 이제부터 내가 알려주는 10가지 동작(시작과 마지막 동작은 워밍업과 마무리 스트레칭이니까 실제로는 8동작이다)을 매일 30분만 반복하면 된다. 그리고 토요일과 일요일에는 가벼운 스트레칭과 동네 산책 정도의 유산소 운동을 한다. 이렇게 1주일에 5번, 2주간 10번만 근육 운동을 하면 여러분은 한 사이즈 작은 옷을 입을 수 있게 된다. 물론 식단 조절도 필요하다. 먹고 싶은 것 다 먹으면서 날씬해질 수 없다는 것은 여러분이 더 잘 알 것이다.

매일 30분의 운동과 하루 세끼 다이어트 식단! 그것도 딱 2주만! 어떤가? 해볼 만하지 않을까? 지난 10년 동안 해오던 방법이고, 내가 그동안 회원들에게 알려줬던 방법이다. 효과와 결과는, 믿어도 좋다.

근육 운동을 시작하기 전
꼭 알아야 할
Q&A

Q 체격이 큰데 근육까지 붙으면 운동선수처럼 보이지 않을까요?

골격이 크면 보디라인이 우락부락해 보이기 쉽다. 이럴 때는 일단 스트레칭을 많이 해서 유연성을 기른다. 보디라인이 한결 부드러워진다. 근육이 두꺼워지면 체격이 더 커 보이는 것도 사실이다. 이럴 때는 중량을 조금 가볍게 해서 운동 횟수를 늘린다. 이 방법이 근육을 가늘고 탄력 있게 만들어준다.

Q 특정 부위의 지방만 빼주는 운동은 없나요?

흔히 윗몸 일으키기를 하면 뱃살이 빠진다고 생각하지만 윗몸 일으키기는 복부의 근육을 만드는 운동이지 뱃살을 빼는 운동이 아니다. 인체의 지방대사시스템은 호르몬에 의해 주관되기 때문에 특정 부위의 운동을 한다고 그 부위의 지방이 먼저 소비되지는 않는다. 특정 부위를 덮고 있는 지방은 운동을 통해 전체 체지방량이 줄어들면 자연스럽게 사라진다. 그렇다면 왜 부위별 운동을 추천하는 것일까? 그 부위의 근육을 발달시키기 위해서다. 그렇게 되면 부피가 줄어들고 탄력이 생겨 아름다운 보디라인을 만들 수 있다.

Q 나이가 들어서 운동을 해도 근육이 커지나요?

일단 나이가 들면 젊을 때보다 더 근육 운동을 해야 한다. 일반적으로 30세가 지나면 특별히 나쁜 생활을 하지 않아도 근육량이 감소한다. 노화의 과정이다. 나잇살이 찌는 이유이기도 하다. 그러면 나이가 들수록 근육 운동이 더 필요한데, 운동을 한다고 근육이 커지기는 할까? 커진다! 나는 44세에 처음 근육 운동을 했고, 나 말고 50세가 넘어 보디빌딩을 시작해 60세가 넘은 지금까지 무대에 오르는 분도 있다. 해가 갈수록 근육의 질이 점점 더 좋아지는 게 눈에 보인다. 그러니 나이 걱정하지 말고 일단 근육 운동을 시작해라. 그러면 근육은 생긴다.

Q 근육 운동으로 가슴이 커질 수 있나요?

가슴이 엉덩이처럼 큰 근육 덩어리라면 얼마든지 근육 운동으로 크기를 키울 수 있다. 하지만 안타깝게도 여성의 가슴은 대부분 지방 조직이다. 그래서 전체 체지방량이 줄어들면 가슴 사이즈도 조금 줄어들 수밖에 없다. 하지만 중요한 것은 크기가 아니라 모양이다. 크기는 좀 작아도 탄력 있게 봉긋 솟은 가슴이라면 큰 가슴에 절대 뒤지지 않는다. 가슴은 지방 조직이기 때문에 모양을 결정하는 것은 가슴을 받쳐주는 근육과 주변 조직이다. 따라서 가슴 근육과 주변 조직을 운동으로 탄탄하게 만들면 가슴이 예쁜 모양으로 자리 잡게 된다. 가슴이 큰 사람도 근육 운동이 필요하다. 가슴이 커도 잡아줄 근육이 없어 볼품없이 처진다면 무슨 소용이 있겠나. 참고로 가슴이 큰 사람은 운동할 때 가슴을 단단하게 받치는 스포츠브라를 착용하는 게 좋다.

Q 근육 운동을 하면 남자처럼 근육이 울퉁불퉁해지지 않을까요?

한마디로 이야기하면 쓸데없는 고민이다. 여성호르몬이 근육이 우람하게 커지는 것을 막기 때문에 여자는 남자처럼 몸이 우락부락해질 수 없다. 보디빌딩을 하는 여자 선수들을 보고 걱정을 하는 듯한데, 그렇게 근육을 키우는 게 쉬운 일이 아니다. 그들은 끊임없이 고강도 훈련을 하고 근육을 만들어주는 보충제를 복용한다. 직업이 보디빌더니까 가능한 일이다. 그러니 과도한 근육질 몸매에 대한 걱정은 그만 접어도 된다.

Q 근육 운동을 하다 그만두면 근육이 지방으로 변하나요?

근육과 지방은 전혀 다른 조직이기 때문에 근육이 지방으로 바뀔 일은 절대 없다. 흔히 운동하던 사람이 운동을 그만두면 살이 찐다. 근육은 사용하지 않으면 쉽게 사라지기 때문이다. 이는 근육이 지방으로 바뀐 게 아니라, 근육이 있던 자리를 체지방이 차지하게 된 것이다.

Q 단백질보충제를 먹으면 근육량이 더 빨리 늘어날까요?

보디빌더처럼 큰 근육을 만들 목적이 아니라면 굳이 단백질보충제를 섭취할 필요는 없다. 삼시 세끼 단백질을 포함해 골고루 영양소가 담긴 정상적인 식사를 해도 근육량을 늘리는 데 아무런 문제가 없다. 음식으로 단백질을 섭취할 때 체내 흡수가 가장 잘된다. 다만, 여건 상 골고루 챙겨 먹기가 힘들다면 단백질보충제를 고려해볼 수 있다. 그러나 운동은 하지 않고 단백질보충제만 먹는다고 근육이 생기지는 않는다. 근육량을 늘리고 싶다면 적당한 근육 운동과 양질의 단백질 섭취가 모두 필요하다.

Q 운동으로 생긴 근육통은 운동으로 풀어야 한다던데….

운동 후 생기는 근육통은 어느 정도 당연하다. 근육통이 생겼다는 것은 근육에 상처가 났다는 뜻이다. 그리고 근육의 상처가 재생되는 과정을 거치면서 근육의 크기가 커진다. 그러니 운동 후 생긴 근육통을 운동으로 풀어야 한다는 말은 틀린 말이다. 상처에 소금을 뿌리는 격이다. 그럴 때는 근육이 재생될 수 있도록 휴식을 취하면서 가벼운 스트레칭과 마사지로 근육을 달래주어야 한다. 근육통이 심하면 운동에 지장을 주므로 운동 전 워밍업을 충분히 하고 운동 후에도 스트레칭을 해준다.

Q 운동을 하면 식욕이 너무 생겨요. 방법이 없을까요?

운동을 하고 나면 입맛이 너무 좋아 오히려 밥을 더 많이 먹게 된다고 걱정하는 사람들이 많다. 운동을 하면 인체는 운동으로 사용한 에너지를 다시 보충하려고 하기 때문에 당연히 입맛이 좋아진다. 자연스러운 현상이다. 운동을 하고 정상적인 식사를 한다면, 조금 더 먹는다고 문제될 것이 없다. 1/3 공기 먹던 잡곡밥을 1공기쯤 먹어도 큰 일이 생기지 않는다. 하지만 운동 후에는 이상하게 고칼로리 음식을 찾게 된다. 한마디로 조심해야 될 것은 입맛이 아니라 운동을 했으니 좀 먹어도 된다는 '보상심리'다. 심지어 '치맥'을 먹으려고 운동한다는 사람도 있다. 어불성설이다. 운동 직후에는 식욕이 올라가더라도, 하루 1시간 이내의 운동은 전반적으로 식욕을 감소시킨다는 게 전문가들의 공통적인 의견이다. 그러니 입맛 걱정하지 말고 운동부터 하자.

Q 생리 중에도 운동을 해야 할까요?

여자라서 불편한 게 바로 이런 것이다. 생리 때는 운동 강도를 조금 낮춰야 한다는 점! 생리 때는 격렬하고 극심하게 체력을 소모하는 운동은 가급적 피하는 게 좋다. 운동을 할 때도 평소의 60~70% 정도의 강도로 실시해야 몸에 무리가 가지 않는다. 그렇다고 아예 운동을 쉬는 것도 좋지 않다. 적당한 강도의 운동은 오히려 혈액순환을 촉진해 생리통을 감소시키고 컨디션도 올려준다. 생리 중 요통이 있다면 허리나 골반 스트레칭을 함께 해주면 좋다. 다음 장에서 소개할 2주 집중 프로그램은 생리 기간을 피해서 한다면 매일 고강도로 진행하는 데 아무 문제가 없다. 그러니 타이밍을 잘 맞춰서 실시해보자.

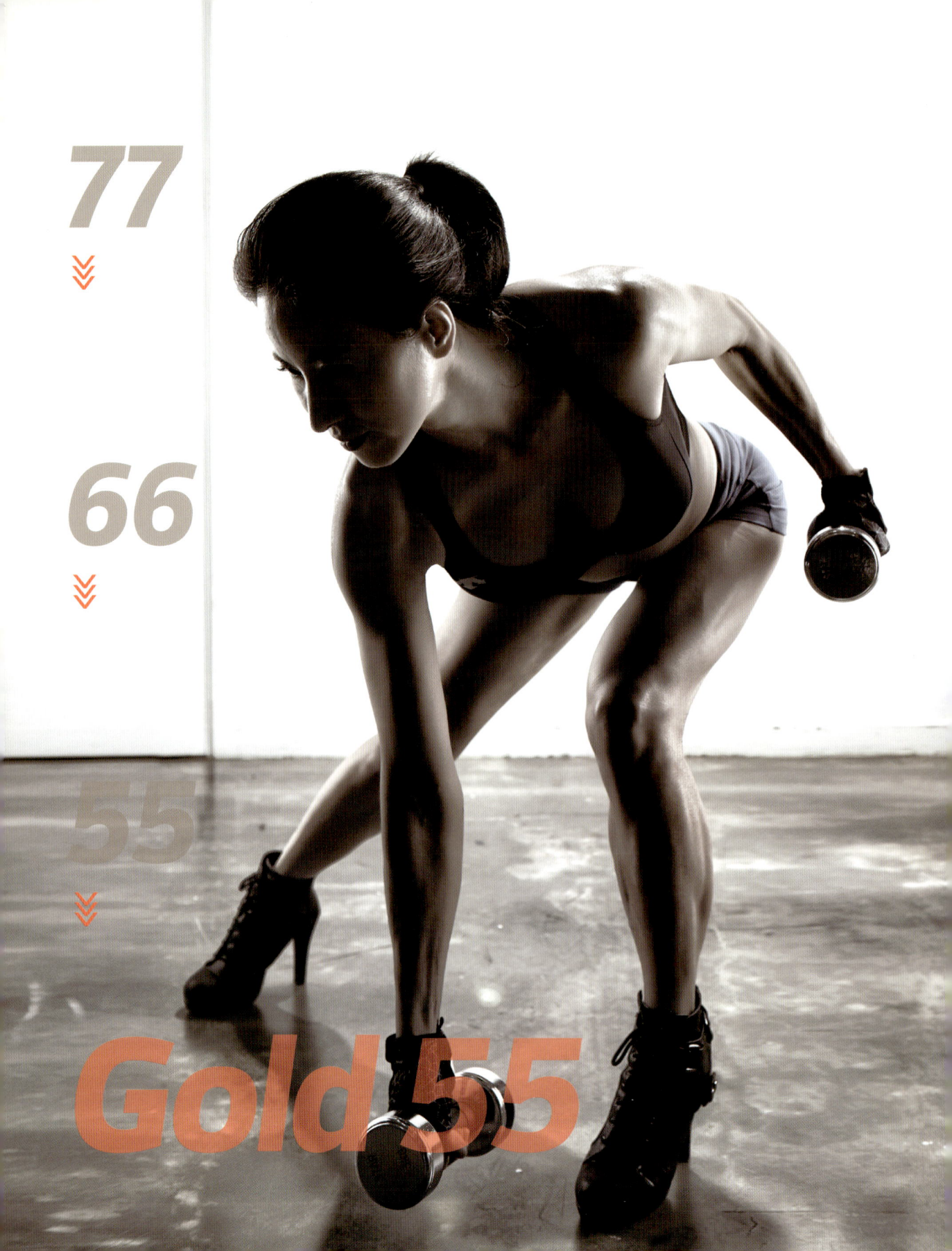

77

66

55

Gold55

2

2주 집중 프로그램

77→66→55 한 사이즈 줄이기

2주간 한 사이즈 줄이기,
이렇게만 하면
반드시 성공한다!

맨몸으로 집에서 누구나 할 수 있는
근육 운동 프로그램

한 사이즈 줄이는 근육 운동이라고 하면, 피트니스센터에서 무거운 덤벨을 들고 낑낑대며 하는 운동으로 오해한다. 물론 그렇게 하면 빠른 시간 안에 체지방을 감량하고 좀 더 크고 강한 근육을 만들 수 있다. 그러나 대회에 나가는 선수가 아닌 이상, 그처럼 강도 높게 근육 운동을 할 필요는 전혀 없다.

일단, 팔다리를 움직이면 근육이 사용된다. 그것을 조금 더 힘들게 하면 근육 운동이 된다. 여기에 가볍게 뛰는 동작을 섞으면 유산소 운동까지 더해져 하나의 동작으로 근육 운동과 유산소 운동의 효과를 동시에 얻을 수 있다.

이제부터 소개할 '2주 집중 프로그램'은 바로 이런 운동들로 구성되어 있다. 다이어트를 원하는 사람들, 즉 체지방이 많은 사람들은 기본적으로 체력이 없고 신진대사도 많이 떨어져 있는 상태다. 이런 운동 초보의 경우, 처음부터 부위별로 근육 운동을 이것저것 시도해봐야 큰 소득이 없다. 근육 운동은 동작을 정확하게 취해야 체지방도 태우고 원하는 부위를 제대로 강화시킬 수 있는데, 정확한 동작을 취할 수 있는 체력도 근력도 없기 때문이다.

내가 제안하는 2주 집중 프로그램의 가장 큰 특징은 초보자도 쉽게 따라 할 수 있는 동작들로 구성했다는 점이다. 특별한 기구 없이 자기 체중을 이용해 하는 운동들로 누구나 집에서 할 수 있다.

1주 차와 2주 차의 동작 역시 크게 다르지 않다. 새로운 동작들을 계속 소개하기보다는 1주 차에 익힌 동작의 난이도를 한 단계 높여 2주 차 프로그램을 구성했다. 동작에 익숙해질수록 정확한 자세가 나오고, 정확한 자세가 나와야 근육에 가해지는 자극이 더 커진다. 동작은 대부분 전신 근육을 고루 강화시킬 수 있는 운동이며 동작마다 자극 부위를 조금씩 다르게 해 앞뒤, 안팎의 라인을 매끄럽고 탄탄하게 만들도록 했다.

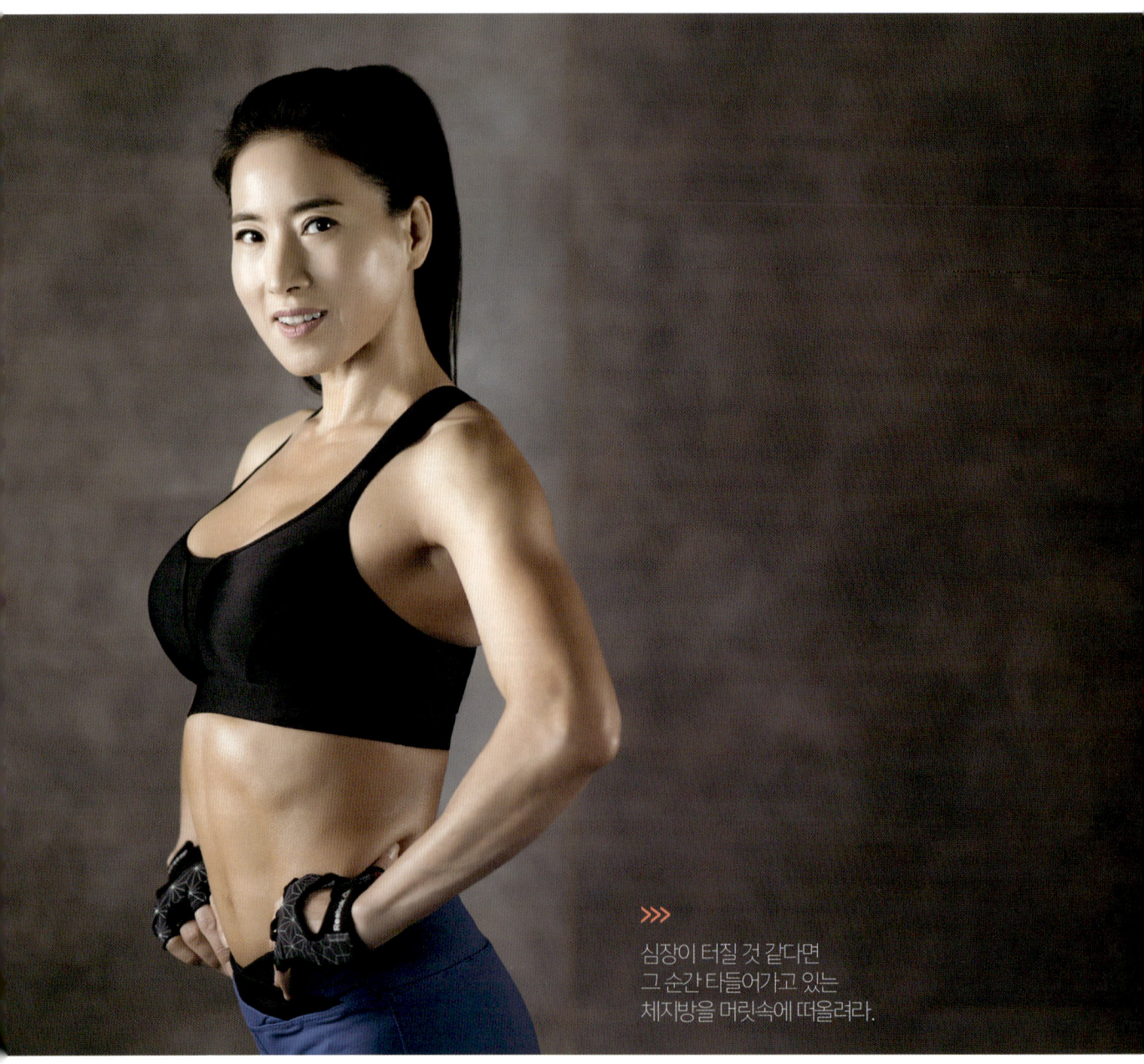

심장이 터질 것 같다면
그 순간 타들어가고 있는
체지방을 머릿속에 떠올려라.

숨이 턱까지 차야,
그때부터 효과가 급상승한다

처음 이 동작들을 따라 하다 보면 정신이 하나도 없을 것이다. 팔다리를 계속 움직여야 하고, 거기에 점프를 했다가 앞으로 굴렀다가 뒤로 굴렀다가 쉴 틈이 없다. 그래서 순간, 숨이 턱까지 차오르고 이렇게까지 운동을 해야 하나, 다 때려치우고 싶은 마음이 들 수 있다. 이런 상태에 이르렀다면 아주 좋다! 여러분이 동작들을 잘 따라 하고 있다는 증거다.

숨이 턱까지 차오르고 심장이 입 밖으로 튀어나올 것 같아야 운동 효과가 나타난다. 그리고 이것은 운동 동작이 어렵고 힘들어서가 아니다. 여러분의 체력과 근력이 그만큼 '볼품없다'는 뜻이다. 그러니 더 열심히 해야 한다. 그 정도 체력과 근력밖에 없어서 살이 찐 것이고, 살이 빠지지 않는 것이다.

하루에 딱 30분이다. 30분만 버텨라! 3~4일만 지나면 어느새 턱까지 차오르던 숨이 어깨쯤으로 내려가게 되고, 1주일만 지나면 숨소리가 불규칙하게나마 리듬을 타게 된다. 그러다 2주 차가 되면 점차 동작이 정확해지고 자극이 가는 부위에 집중할 수 있게 된다. 운동이 끝나면 죽을 것처럼 오만상을 쓰고 있는 게 아니라, 땀이 상쾌하게 느껴져 미소를 짓게 될 것이다. 그러다 보면 어느새 2주가 끝나고 한 사이즈 작은 옷에 딱 맞는 몸으로 변해 있게 된다.

다시 한 번 강조하지만 숨을 헐떡일 정도로 하지 않는다면, 하면서 딴 생각이 날 만큼 힘들지 않다면, 운동은 시간 낭비다. 심장이 터질 것 같다면 그 순간 타들어가고 있는 체지방을 머릿속에 떠올려라. 활활 불타고 있다. 뱃살, 팔뚝살, 허벅지살, 등살, 엉덩이살…. 숨이 넘어가면 넘어갈수록 점점 더 여러분의 몸은 가늘고 탄탄해지고 있는 것이다!

틈나는 대로 10분씩 쪼개서 해도 좋다

1주 차 프로그램과 2주 차 프로그램은 각각 8개의 핵심 동작과 1개의 워밍업 운동, 1개의 마무리 스트레칭 동작으로 구성되어 있다. 운동 전후 스트레칭을 따로 실시하지 않아도 되도록 프로그램을 구성했기 때문에 좀 더 짧은 시간 내에 간편하게 실시할 수 있다는 게 장점이다.

30분 안에 3세트를 완료하는 것이 목표이지만, 처음에는 3세트를 완료하는 것이 쉽지 않을 것이다. 최대한 완료하도록 노력하는 것이 중요하다. 30분이라는 시간이 끝나기만 바라며 대충대충 운동을 한다면 원하는 효과를 얻을 수 없다.

3세트를 한 번에 연결해서 실시하는 것이 체력적으로 불가능하거나 시간적으로 부담스럽다면 1세트에 10분씩 아침, 점심, 저녁으로 나눠서 실시해도 상관없다. 하지만 3세트를 한 번에 연결해서 실시하는 것이 체지방을 태우는 데는 가장 효과적이다. 보일러는 전원을 껐다 켜면 처음부터 예열을 시작해야 하기 때문에 온도를 올리는 데 시간이 오래 걸린다. 우리 몸도 마찬가지다. 운동을 한다고 바로 체지방 연소 시스템이 켜지지 않는다. 일단 운동으로 체지방 연소 시스템이 켜졌다면 최대한 오래 가동시키는 게 효율적이다.

　　1세트씩 3회에 나눠 실시할 때도 10분이라는 시간은 지켜야 한다. 앞서도 말했듯이 숨이 차지 않는 강도로 슬슬 하는 것은 아무 의미가 없다. 10분이라는 목표를 세우고 집중해서 실시해야 한다. 숨이 차고 힘들더라도 멈추지 말고 2세트, 3세트를 연결해 실시하는 끈기와 인내력을 키우자. 그런 끈기와 인내력이 아름다운 몸매를 만들 수 있는 가장 큰 무기다.

　　"운동해야지!"를 입에 달고 살았지만 막상 운동을 하려면 쉽지 않았을 것이다. 시간과 돈, 혹은 특별한 기구가 있어야 된다고도 생각했을 수 있다. 이제 그럴 필요 없다. 피트니스센터에 가지 않아도 맨몸 하나면 충분하다. 10분씩 쪼개서 틈날 때마다 해도 상관없다. 시간과 공간의 구애를 받지 않고 누구나 손쉽게 할 수 있는 근육 운동! 이제부터 2주만 해보자.

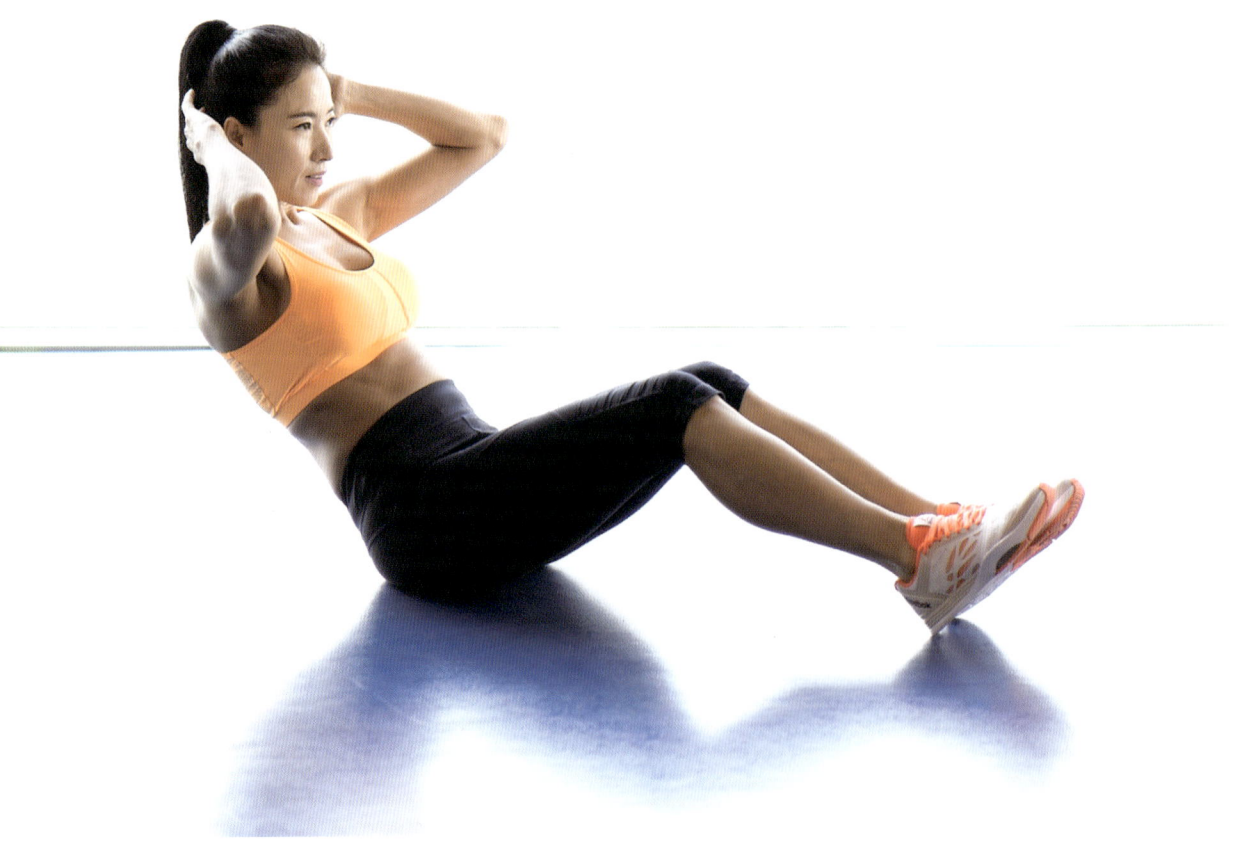

2주 집중 프로그램
실행 방법

1 본 프로그램을 주 5일(월, 화, 수, 목, 금), 매일 30분씩 실시한다.

2 30분 내에 3세트를 완료하는 것을 목표로 삼는다. 체력과 스케줄에 따라 1세트씩 하루 3회에 나누어 실시해도 좋다.

3 사이즈 감량 목표가 클 경우, 매일 30분씩 2회 실시한다.

4 모든 동작은 1분 이내로 마무리한다. 자신의 체력에 맞춰 10~15회로 횟수를 조절한다.

5 호흡은 힘을 줄 때와 근육을 수축시킬 때 내쉬고, 힘을 풀 때 들이마신다.

6 걷거나 뛰는 등 유산소 운동을 병행하면 체지방 감량 효과가 커진다.

7 아무 때나 하지 말고 되도록 운동 시간을 정해놓는다.

8 좋아하는 음악을 틀어놓고 하면 즐겁게 할 수 있고 힘도 덜 든다.

9 주말에는 휴식을 취하며 가벼운 스트레칭과 걷기 등의 유산소 운동을 1~2시간 실시한다.

1주 차 운동 스케줄

✱모든 동작은 1분 이내로 끝낸다.

월~금(근육 운동 30분 : 워밍업 운동+workout 1~8까지×3세트+마무리 스트레칭)

워밍업 운동	workout 1	workout 2	workout 3	workout 4
옆으로한걸음 나가며 팔 뻗기 (좌우 번갈아 12회)	좌우로 나가 앉았다 일어나기 (좌우 번갈아 10회)	손 짚고 앞으로 나갔다 돌아오기 (10회)	양손으로 발끝 터치하기(좌우 번갈아 10회)	앞뒤로 뛰고 엎드려 발 모아 뛰기(10회)

 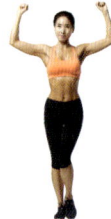 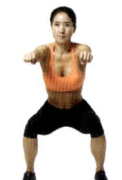 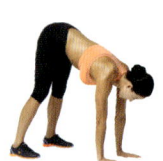 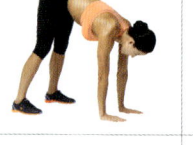 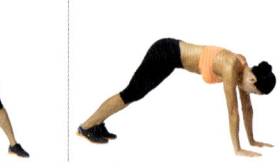

workout 5	workout 6	workout 7	workout 8	마무리 스트레칭
뒤로 굴렀다 앉아서 좌우로 비틀기 (좌우 번갈아 10회)	점프해서 앉았다 일어나기(10회)	다리 들어 손끝으로 터치하기 (좌우 번갈아 10회)	엎드려 팔과 다리 교차해서 들기 (10회)	엎드려 전신 스트레칭하기 (1회)

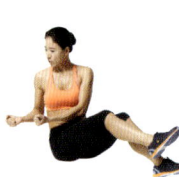 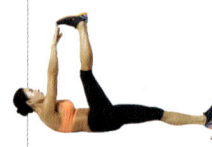

토~일(주말 스트레칭+유산소 운동 1시간)

2주 차 운동 스케줄

 목표 **체지방 감량을 촉진하고 근육량을 늘린다**

모든 동작은 1분 이내로 끝낸다.

월~금(근육 운동 30분 : 워밍업 운동+workout 1~8까지×3세트+마무리 스트레칭)

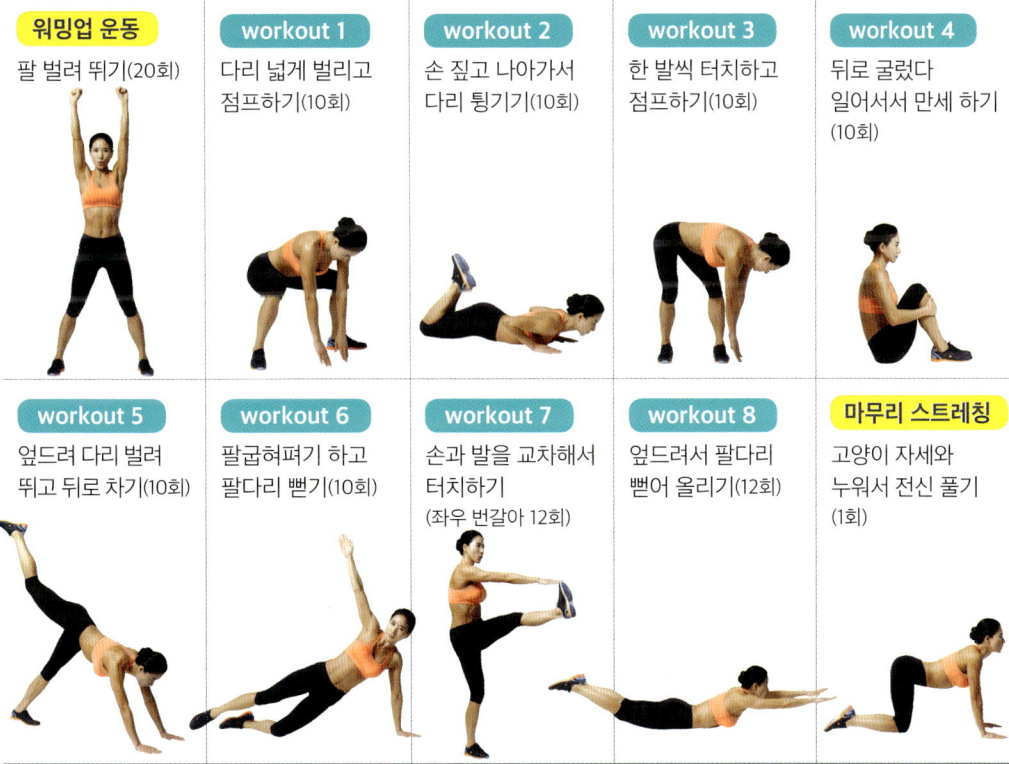

워밍업 운동	workout 1	workout 2	workout 3	workout 4
팔 벌려 뛰기(20회)	다리 넓게 벌리고 점프하기(10회)	손 짚고 나아가서 다리 튕기기(10회)	한 발씩 터치하고 점프하기(10회)	뒤로 굴렀다 일어서서 만세 하기 (10회)

workout 5	workout 6	workout 7	workout 8	마무리 스트레칭
엎드려 다리 벌려 뛰고 뒤로 차기(10회)	팔굽혀펴기 하고 팔다리 뻗기(10회)	손과 발을 교차해서 터치하기 (좌우 번갈아 12회)	엎드려서 팔다리 뻗어 올리기(12회)	고양이 자세와 누워서 전신 풀기 (1회)

토~일(주말 스트레칭+유산소 운동 2시간)

* 근육이 성장하기 위해서는 휴식이 필요하다. 주말에는 가벼운 스트레칭과 유산소 운동만 실시하면서 다음 단계로 나아가기 위한 몸 상태를 만든다. ** 유산소 운동은 체지방 감량 효과를 높여주며 신진대사를 촉진시키는 효과가 있다. 걷기, 뛰기, 등산, 수영, 사이클 등 자신이 좋아하는 것을 실시한다.

이렇게 하면 운동이 더 잘된다

1 전신 거울을 앞에 두고 한다.

전신 거울이나 유리창을 앞에 두고 자신의 동작을 눈으로 보면서 한다. 자세가 정확해야 근육이 제대로 자극을 받는다. 제아무리 훌륭한 근육 운동이라고 해도 자세가 부정확하다면 스트레칭 정도의 효과밖에 나지 않는다.

2 동작은 속도보다 정확성이다.

같은 동작을 반복할 때 무조건 빨리빨리 하기보다는 근육이 늘어나고 줄어드는 것을 천천히 느끼면서 자세에 집중한다. 특히 앉았다 일어나는 동작의 경우, 자세가 정확해야 체지방을 더 많이 태울 수 있다.

3 딱 붙고 꽉 끼는 옷을 입는다.

피트니스센터에 가면 운동 좀 하게 생긴 사람들은 대개 몸의 노출을 많이 한 상태로 운동한다. 몸에 자신이 있으니 그런 옷차림도 하겠지만, 그보다는 근육의 움직임을 자세히 보기 위함이 크다. 마찬가지로 집에서 운동

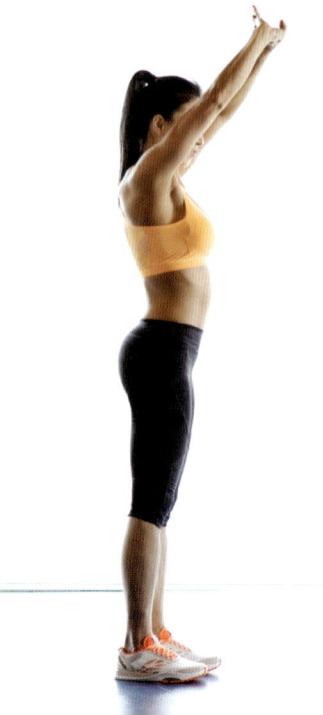

할 때 최대한 몸에 붙고 몸이 잘 보이는 옷을 입도록 한다. 근육의 움직임과 동작의 정확성을 확인할 수 있다. 또한 자신의 몸을 보면서 '저 뱃살을 불태워버리겠어' 또는 '팔 근육이 생겼네. 더 열심히 해야지' 하며 의지를 불태울 수 있다.

4 잠을 충분히 잔다.

다이어트를 할 때 하루 7~8시간은 자는 것이 좋다. 충분한 수면이 체지방을 훨씬 더 빠르게 태워준다. 내가 하는 말이 아니라 연구 결과가 그렇다. 수면 부족은 식욕을 자극하고 신진대사를 저하시키기 때문에 더더욱 잘 자는 것이 중요하다. 과격한 운동은 숙면을 방해하므로 잠자리에 들기 2시간 전에는 운동을 끝마친다. 만약 하고 싶다면 스트레칭 성도로 만족한다.

5 체중을 재지 않는다.

체중은 운동을 그만두게 만드는 가장 큰 요인 중 하나다. '이렇게 운동을 하는데도 체중이 별로 안 빠지네? 그냥 굶고 말지'라고 생각해 포기하게 만들기 때문이다. 계속 말하지만, 근육과 체지방의 비율이 중요하지 체중 자체는 몸매에 크게 의미가 없다. 정 뭐라도 재고 싶다면 허리둘레는 재도 좋다. 복부의 피하지방은 가장 먼저 빠지는 부위 중 하나다.

좀 더 빠른
사이즈 감량을 위한
2주 다이어트 식단

확실한 감량을 원한다면 꼭 필요하다

먹고 싶은 대로 먹으면서 운동만으로 몸매를 만들 수는 없다. 그렇다면 국가대표 여자 선수들은 모두 44사이즈일 것이다.

소식을 하는 것은 필수이고, 그보다 더 중요한 것은 근육의 원료가 되는 단백질 섭취를 늘리는 것이다. 그리고 지금까지 지나치게 많이 먹었던 탄수화물과 지방의 섭취를 줄여야 한다. 인체의 대사 과정에 없어서는 안 되는 비타민과 미네랄 섭취를 위해 채소도 충분히 섭취하고 물도 하루에 2ℓ를 마신다. 수분이야말로 신진대사와 혈액순환을 촉진시키고 독소를 배출하는 데 없어서는 안 될 매우 중요한 요소다.

2주 다이어트 식단은 내가 대회나 촬영 전이면 어김없이 따르는 내용이다. 하루 세끼 무염식이로 단백질과 채소만 먹으면 1주일에 3kg 감량이 거뜬하다. 무염이라고 해도 다양한 허브가루를 이용하면 먹는 데 크게 불편하지 않다. '특별히' 여러분은 일반인임을 감안해 채소 요리에 간단한 드레싱이나 소스를 첨가했다.

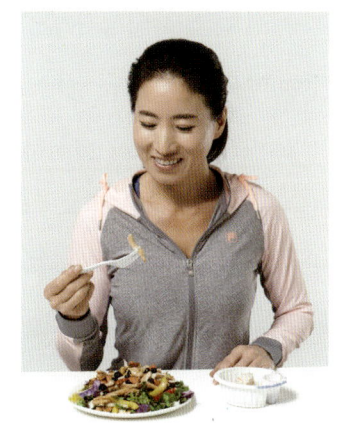

처음 시작하고 3~4일은 적응이 안 돼 조금 힘들 수 있다. 힘든 게 당연하다. 이런 식단이 조금도 힘들지 않다면 그게 더 이상하다. 하지만 고비만 살 넘기면 그 다음부터는 쉬워진다. 나는 수시로 이 식단을 실시하지만 크게 스트레스를 받지 않는다. 뭐든 적응하기 나름이고, 적응이 되면 뭐든 편해진다.

다이어트 식단이라고 하면 허기가 질 것이라고 지레 걱정을 한다. 그러나 식단을 보면 알겠지만, 세끼 주식으로 단백질 식품을 먹는다. 단백질은 포만감이 오래 지속되기 때문에 오히려 탄수화물을 주식으로 먹던 때보다 배가 덜 고프다. 또한 허기와 싸움을 하려고 하지 말고 간단하게 간식을 챙겨 다니도록 한다. 허기야말로 다이어트를 포기하게 만드는 가장 사악한 유혹이다. 지나치게 배가 고프지 않게 삼시 세끼 간격을 일정하게 유지하고 중간중간 간식으로 허기를 달래는 것이 매우 중요하다.

2주만 이 식단을 실시하면 사이즈를 감량하는 데 큰 도움이 되지만, 이보다 더 좋은 것은 지금까지의 좋지 않았던 식습관을 교정할 수 있다는 것이다. 우선, 하루 세끼 정해진 시간에 밥을 먹는다. 불규칙한 식사 시간이야말로 폭식과 과식을 부르는 가장 큰 원인 중 하나다. 또한 2주 동안은 다이어트의 적, 밀가루를 먹을 수 없다. 따라서 이후 밀가루 섭취를 줄이는 데 도움이 된다. 이 2가지 식습관만 고치게 된다면 이후 몸 만들기가 장기전으로 들어가도 힘들지 않게 건강한 식습관을 정착시킬 수 있다.

TIP 식단이 느끼하거나 싱겁게 느껴진다면

양념을 배제하고 음식을 먹는 일은 쉽지 않다. 그런 경우 나는 무초절임을 반찬으로 먹는다. 식초의 상큼한 맛이 입맛을 돋우기 때문에 식단 유지에 많은 도움이 된다.

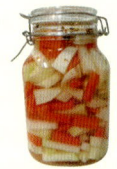

재료
무 1/2개, 당근 1개, 물, 식초

만드는 법
1 무, 당근을 1cm×4cm 크기로 썬다.
2 물과 식초를 2대1 비율로 섞는다. 신맛은 기호에 맞게 조절한다.
3 1을 저장통에 담고 식초물을 부어 하루 재워놓았다가 먹는다.
  여름에는 식초물을 끓여서 붓는다.

무초절임

* 무만 기본으로 하고 다른 채소는 대체 가능하다. 비트나 적배추를 넣으면 붉은색이 우러나 색감이 좋아진다.
* 다이어트가 목적이므로 단맛을 내는 설탕이나 매실 원액은 생략한다.
* 피클에 사용되는 허브를 모아놓은 피클링스파이스(시판 제품)를 넣으면 맛있다.

2주간 꼭 지켜야 하는
5가지 식습관

1 매일 물 2ℓ 마시기
도저히 생수를 못 마시겠다면 보리차, 옥수수차, 둥글레차 등으로 대체한다.

2 매끼 채소류 먹기
토마토, 브로콜리, 당근, 오이, 양배추, 콜라비, 파프리카 등을 매끼마다 섭취한다. 다이어트로 부족하기 쉬운 비타민과 미네랄을 보충할 수 있다.

3 매끼 단백질류 먹기
닭고기, 생선, 소고기, 달걀, 두부 등을 매끼마다 1가지씩 섭취한다. 포만감을 오래 지속시키고 근육을 합성하는 원료가 된다.

4 염분, 설탕, 지방 섭취 제한하기
2주 동안은 짠 것, 단 것, 기름진 것은 먹지 않는다.

5 1주일에 한 번은 일반식 하기
되도록 당분, 염분, 지방이 적게 함유된 음식을 먹는다.

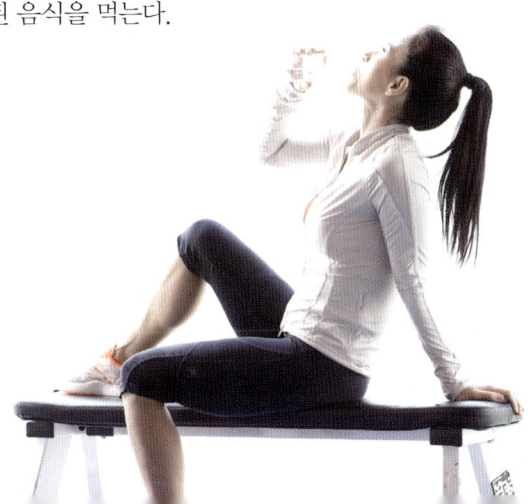

"2주간 실천한다"
하루 식단

아침 8시	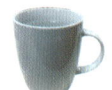**물 1잔** 식사 30분 전까지 공복에 마신다.	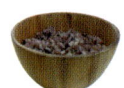**잡곡밥 1/2공기** (150g)	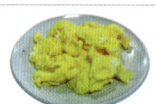**스크램블드에그** 달걀 2개를 풀어 프라이팬에 올리브오일 1/2스푼을 두른 후 휘젓는다. 스크램블드에그는 구운 닭가슴살 100g으로 대체 가능하다.	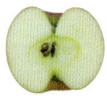**사과 1/2개 or 토마토 1개** 방울토마토 10개나 채소 샐러드 1접시로 대체 가능하다.

간식 10시   **저지방 요구르트 or 블랙커피 1잔**

점심 12시	**삶은 고구마 작은 것 1개**(150g)	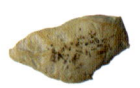**닭가슴살 100g** 소금 간을 하지 않고 삶거나 팬에 구운 후 후추나 바질 등의 허브가루를 뿌려 비린내를 없앤다. 훈제 닭가슴살로 대체 가능하다.	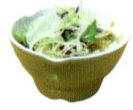**채소 샐러드 1접시 or 토마토 1개** 방울토마토 10개로 대체 가능하고 샐러드는 드레싱 없이 먹는다. 드레싱 없이 먹기 힘들다면 올리브유드레싱(올리브유 2큰술, 발사믹식초 혹은 식초 1큰술과 후추 약간)을 뿌려 먹는다.

식단은 매끼 단백질 100~150g,
탄수화물로 잡곡밥 1/2공기나 고구마 150g,
채소나 과일은 작은 접시로
한 접시를 먹는다고 생각하면 돼요.
이 기준을 넘지 않으면서 약간씩 응용해서 드세요!
1주일에 한 번은 일반식을 해도 되고요.

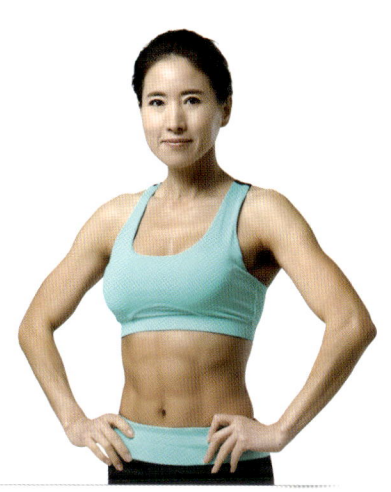

간식 3시		견과류 1/2주먹 or 사과 1/2개 or 오렌지 작은 것 1개(큰 것 1/2개)	

  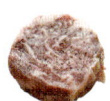 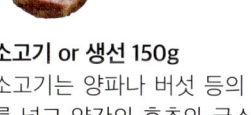 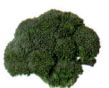

저녁 6시

삶은 고구마 작은 것 1개 (100g)

소고기 or 생선 150g
소고기는 양파나 버섯 등의 채소를 넣고 약간의 후추와 굴소스를 넣고 볶거나 구워 먹어도 좋다. 생선은 흰살 생선이나 연어를 되도록 소금 간 없이 구워 먹는다.

브로콜리 or 채소 샐러드 1접시
데친 브로콜리(작은 송이 5개)나 채소를 드레싱 없이 먹는다. 소고기를 채소와 함께 볶아 먹었다면 방울토마토 5개로 대체한다.

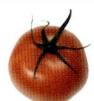

간식 9시

토마토 1개 or 키위 1개 or 콜라비 1/4개
갑자기 줄어든 식단에 적응하지 못해 배가 고플 수 있으므로 당분이 적은 과일이나 채소를 조금 먹는다.

1주차 프로그램

워밍업 운동

옆으로 한 걸음 나가며 팔 뻗기

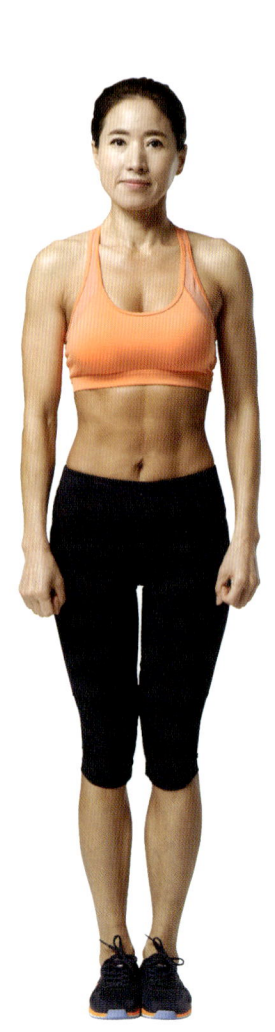

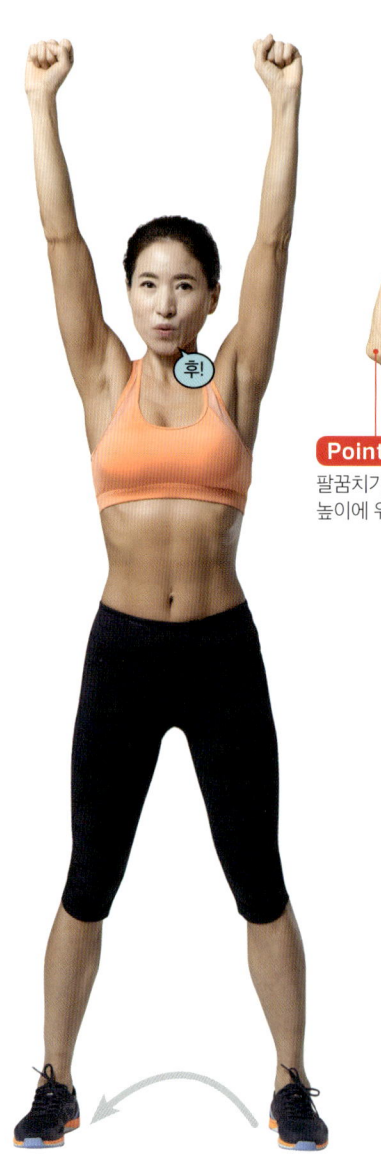

후!

Point
팔꿈치가 어깨
높이에 위치한다.

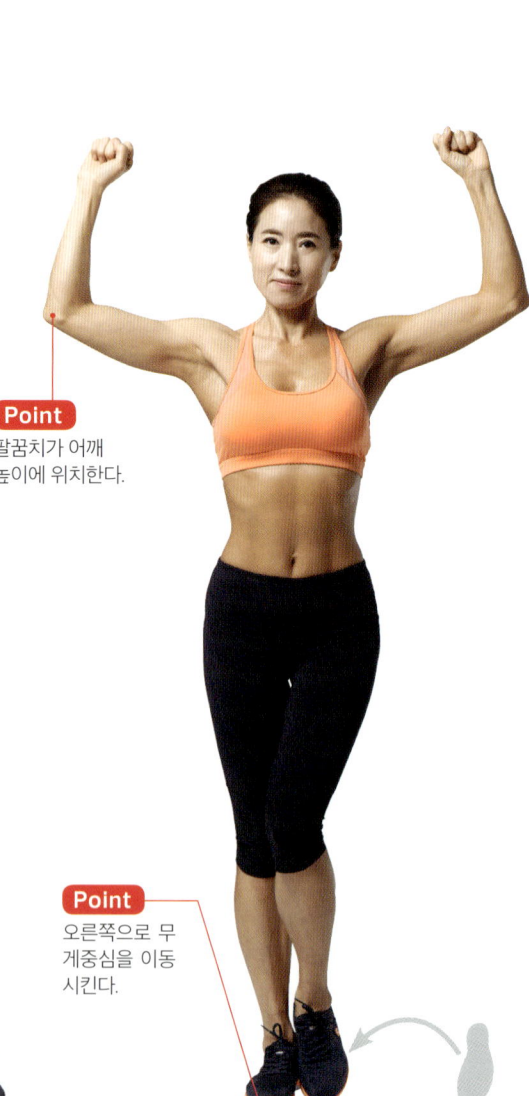

Point
오른쪽으로 무
게중심을 이동
시킨다.

1 양발을 모으고 바르게 선다.

2 오른발을 어깨 너비보다 넓
게 오른쪽으로 벌려 디디면
서 팔을 위로 쭉 뻗는다.

3 오른발 옆에 왼발을 붙이
면서 팔꿈치를 구부린다.

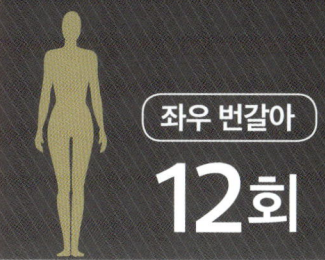

운동 효과 본격적인 운동에 들어가기 전 실시하는 워밍업으로, 가볍게 땀이 날 정도로 해서 체온과 심박수를 올려준다.

좌우 번갈아
12회

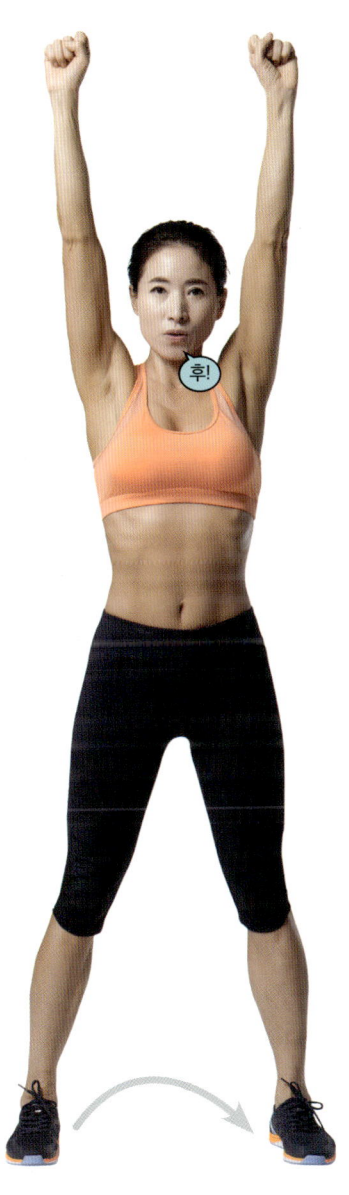

후!

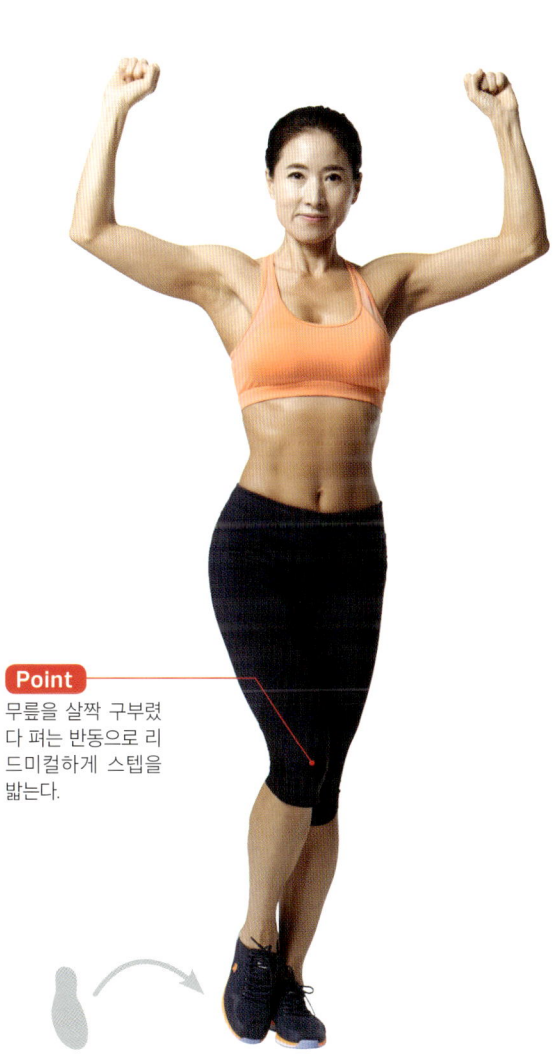

Point
무릎을 살짝 구부렸다 펴는 반동으로 리드미컬하게 스텝을 밟는다.

4 이번에는 왼발을 어깨 너비보다 넓게 왼쪽으로 벌려 디디면서 팔을 위로 쭉 뻗는다.

5 왼발 옆으로 오른발을 붙이면서 팔꿈치를 구부린다. 2~5번을 연속해서 반복한다.

83

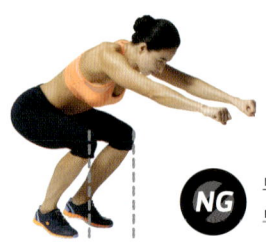

NG 무릎이 발끝 앞으로 나가지 않도록
무게중심을 약간 뒤에 둔다.

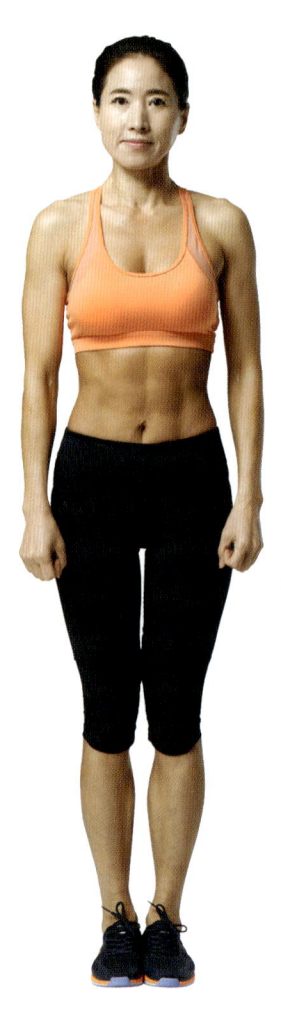

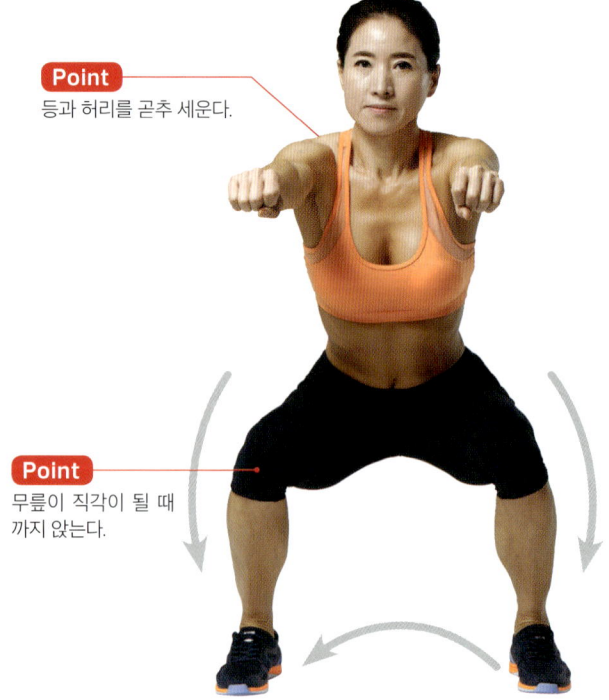

Point
등과 허리를 곧추 세운다.

Point
무릎이 직각이 될 때
까지 앉는다.

1 양발을 모으고 바르게 선다.

2 오른발을 오른쪽으로 어깨 너비보다 넓게 벌
리면서 엉덩이를 뒤로 빼며 앉는다. 동시에
양팔을 어깨 높이까지 들어 올린다.

84

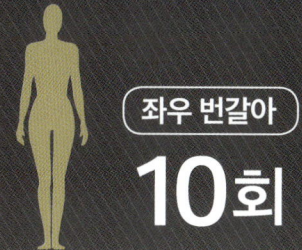
운동 효과 팔과 다리, 어깨, 복근, 엉덩이까지 전신의 근육을 깨우는 운동이다. 속도감 있게 실시하면 유산소 운동 효과가 더 커진다.

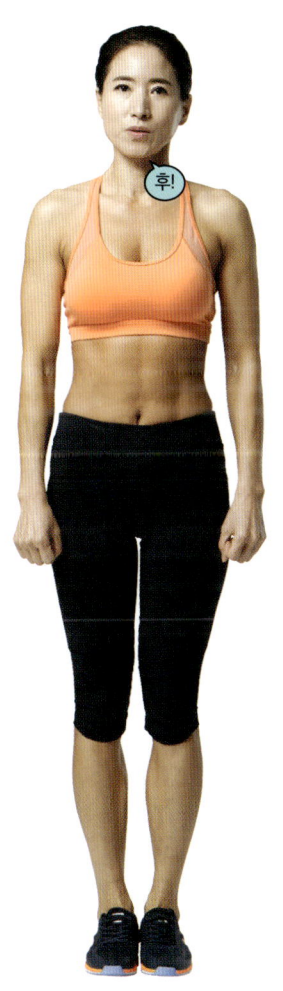

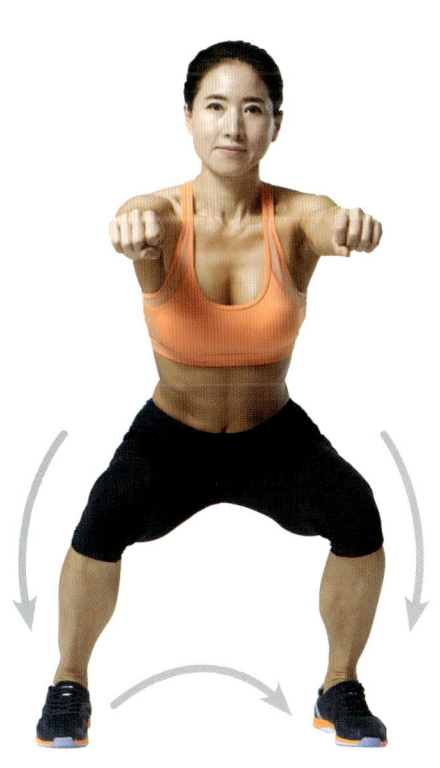

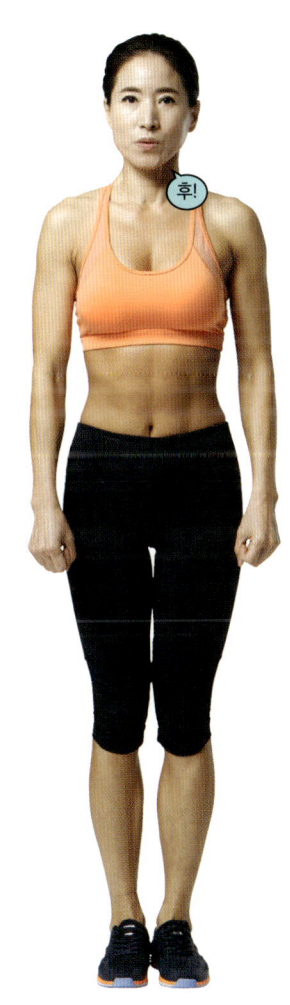

3 손을 내리면서 오른발을 왼발 옆으로 붙여 1번 시작 자세로 돌아간다.

4 반대로 왼발을 왼쪽으로 어깨 너비보다 넓게 벌리면서 엉덩이를 뒤로 빼며 앉는다. 동시에 양팔을 어깨 높이까지 들어 올린다.

5 손을 내리면서 왼발을 오른발 옆으로 붙여 1번 시작 자세로 돌아간다. 2~5번을 반복한다.

85

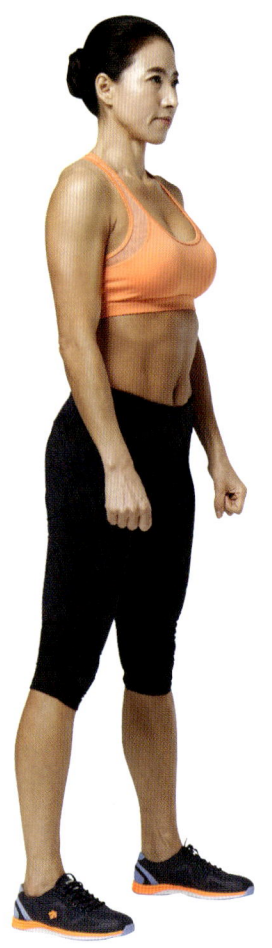

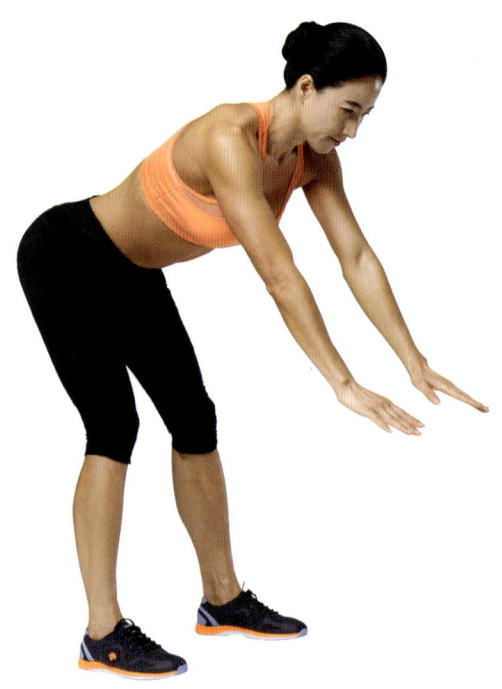

1 다리를 어깨 너비로 벌리고 바르게 선다.

2 그대로 상체를 숙여 양손으로 바닥을 짚는다.

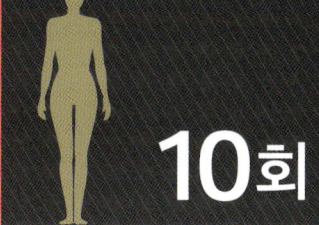

운동 효과   복부에 힘을 주고 팔을 짚고 나가는 동작을 통해 팔, 어깨, 등, 엉덩이, 복부, 하체 등 전신 근육을 강화할 수 있다.

Point
엉덩이가 밑으로
떨어지지 않는다.

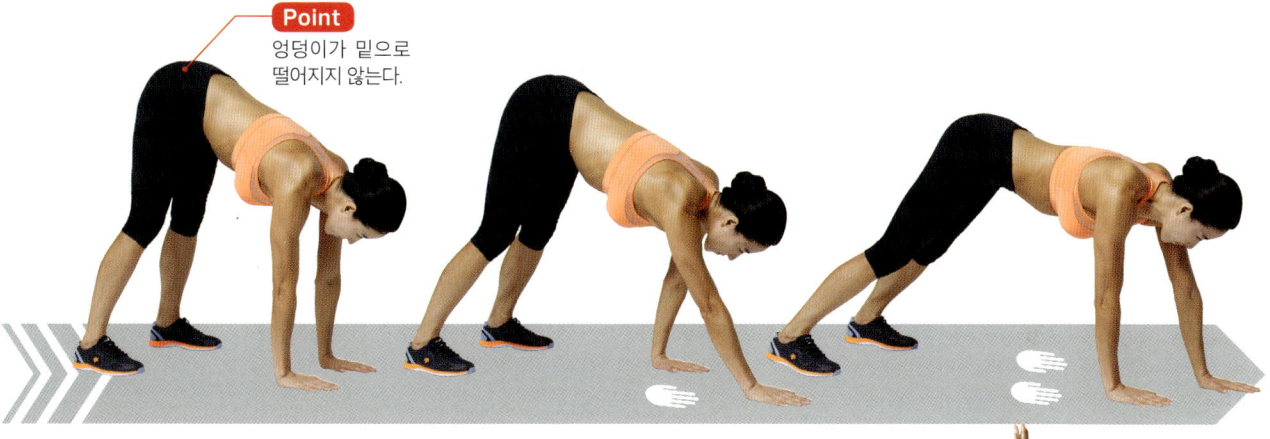

3 발끝은 고정한 채 양손을 번갈아 짚으며 앞으로 나간다.

4 다시 양손을 번갈아 뒤로 짚으며 돌아온다.

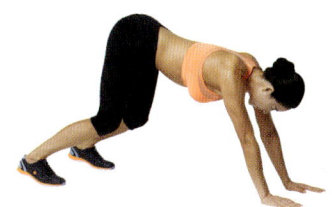

NG 엉덩이를 밑으로 떨어뜨리거나 다리를 굽혀 엉거주춤한 자세를 취하지 않는다.

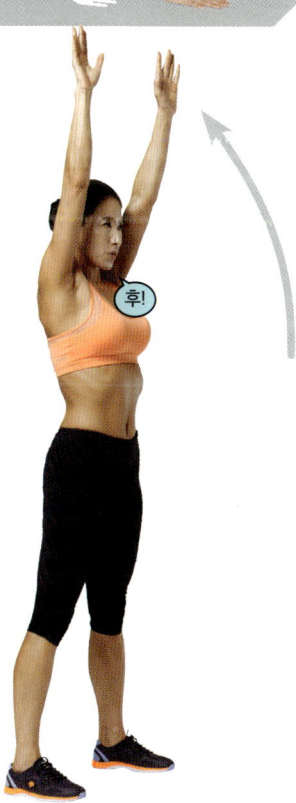

후!

5 상체를 일으키면서 양팔을 머리 위로 만세 하며 들어 올린다. 2~5번을 반복한다.

양손으로 발끝 터치하기

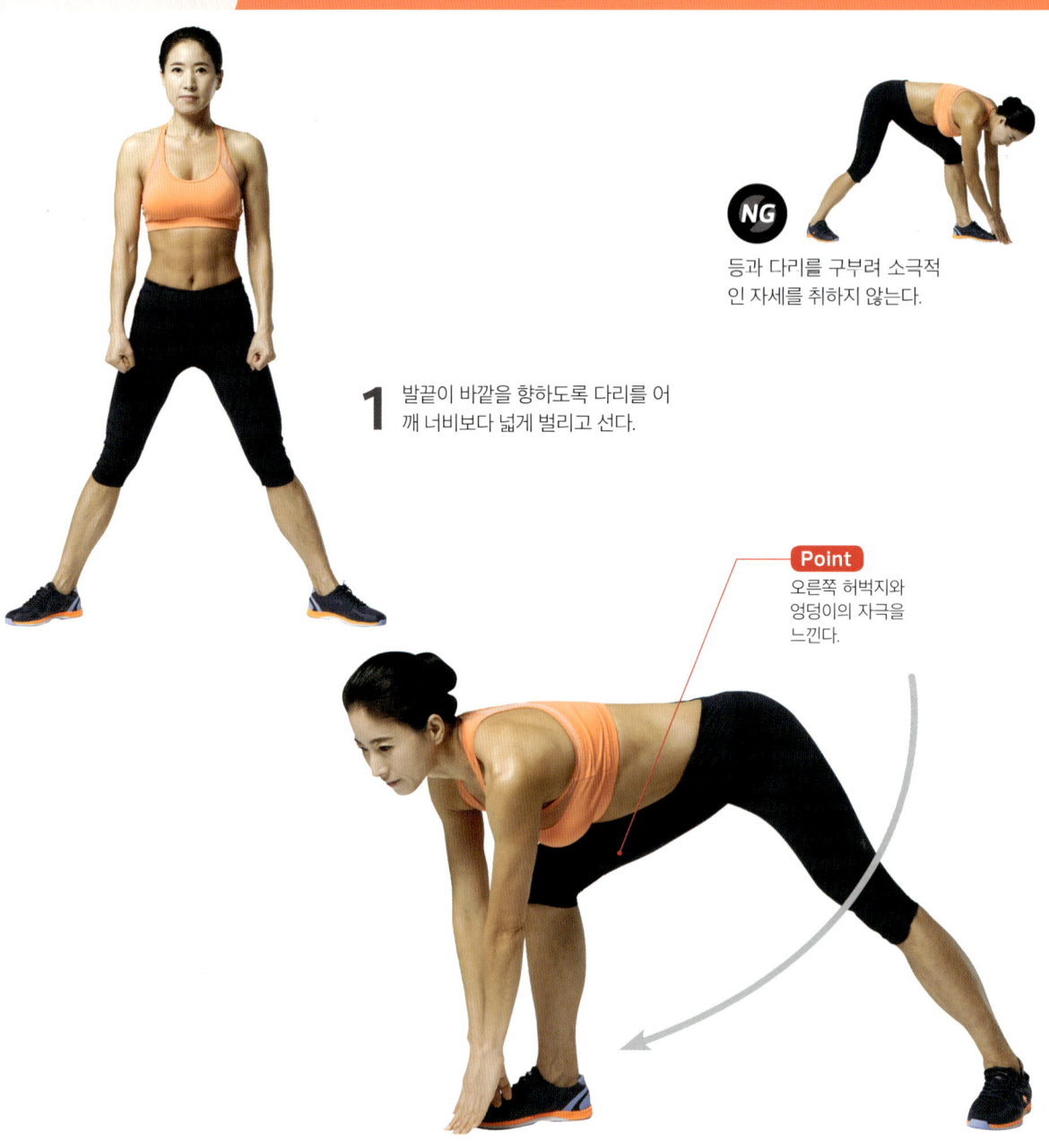

NG

등과 다리를 구부려 소극적
인 자세를 취하지 않는다.

1 발끝이 바깥을 향하도록 다리를 어
깨 너비보다 넓게 벌리고 선다.

Point

오른쪽 허벅지와
엉덩이의 자극을
느낀다.

2 오른쪽 무릎을 굽히면서 그대로 양손으로 오른쪽
발끝을 터치한다. 왼쪽 다리는 사선으로 쭉 펴서
스트레칭한다.

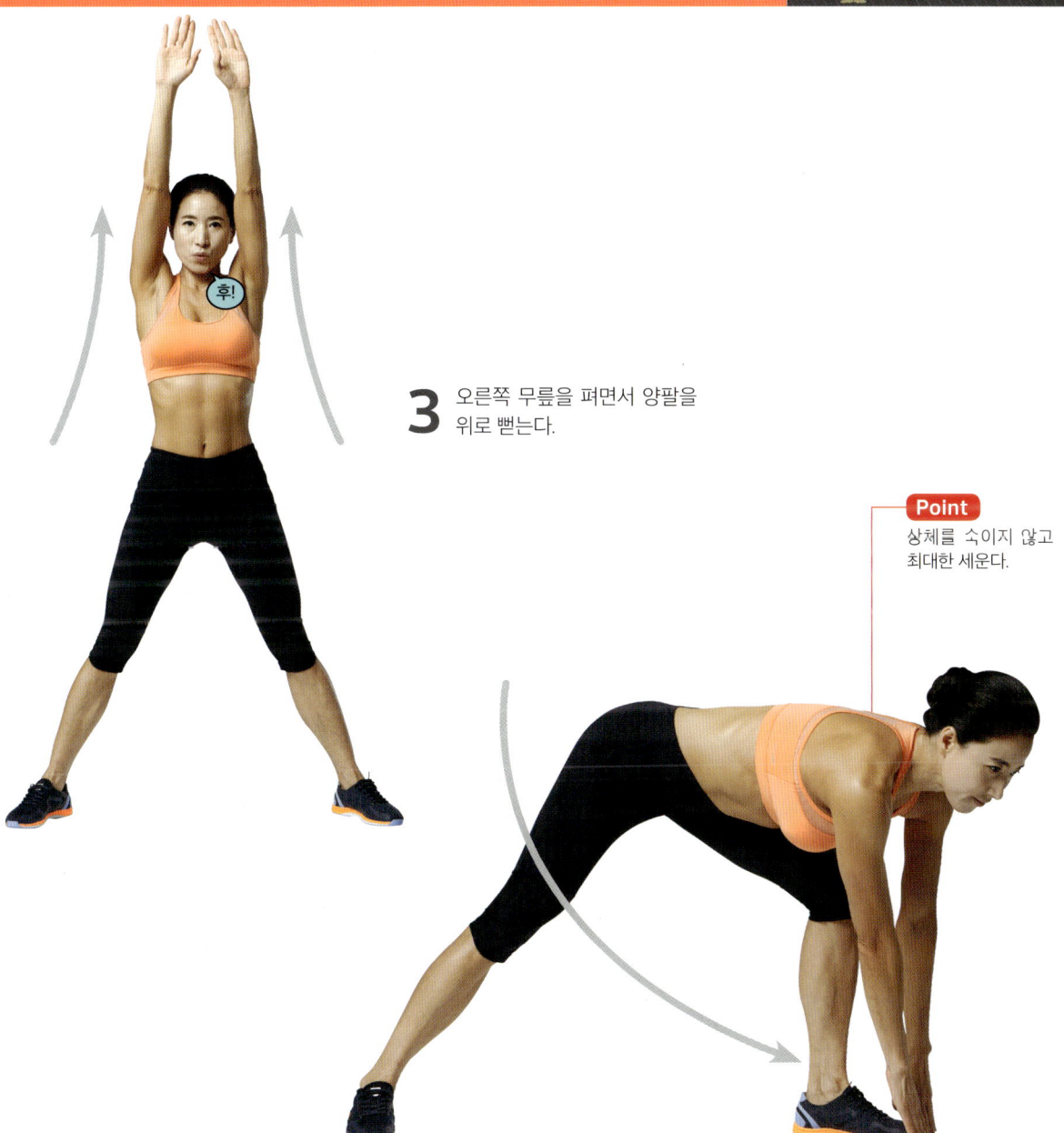
운동 효과 다리 라인을 매끄럽게 만들어주면서 동시에 힙업 효과도 큰 동작이다. 허리부터 엉덩이, 허벅지 뒷면으로 이어지는 라인에 볼륨감을 줄 수 있다.

후!

3 오른쪽 무릎을 펴면서 양팔을 위로 뻗는다.

Point
상체를 숙이지 않고 최대한 세운다.

4 반대로 왼쪽 무릎을 굽히고 오른쪽 다리를 펴면서 양손으로 왼쪽 발끝을 터치한다. 왼쪽 무릎을 펴면서 양팔을 위로 뻗는다. 2~4번을 반복한다.

앞뒤로 뛰고 엎드려 발 모아 뛰기

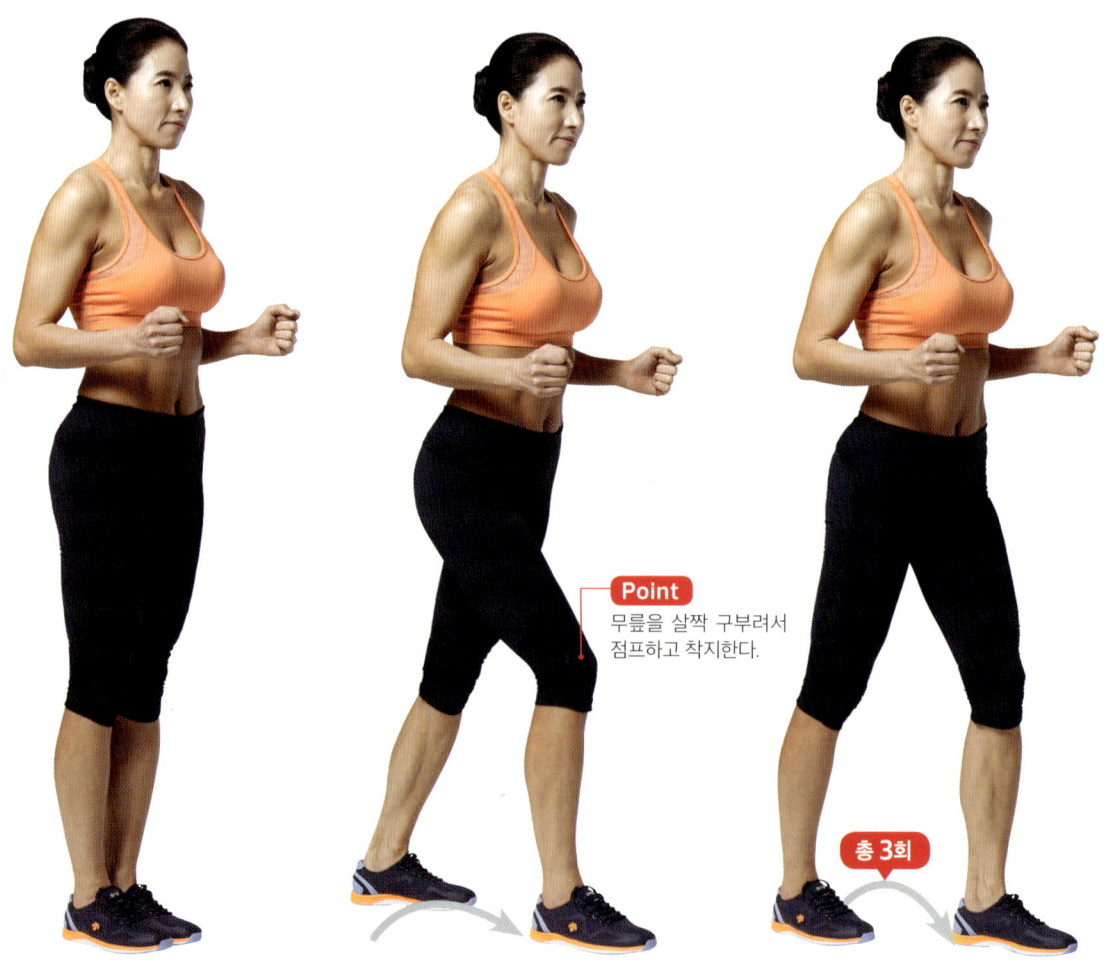

Point
무릎을 살짝 구부려서
점프하고 착지한다.

총 3회

1 양발을 모으고 서서 손은
허리에 올린다.

2 제자리에서 점프하여 오른발은 앞으로, 왼발은 뒤로 착지한다. 발을
바꿔가며 총 3회 뛰고, 1번 시작 자세로 돌아온다.

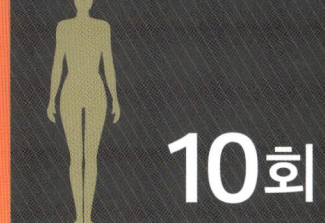

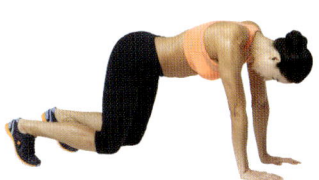

 운동 효과 서서 하는 점프와 엎드려서 하는 점프를 연속해서 실시하기 때문에 유산소 운동 효과가 크다. 근력 향상과 체지방 감량에 매우 효과적인 동작이다.

10회

NG 점프해서 착지할 때 무릎이 땅에 닿지 않는다.

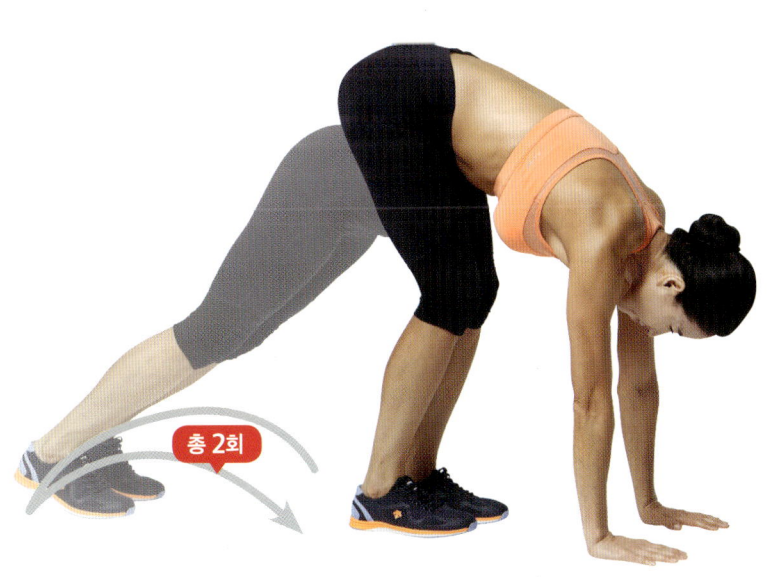

총 2회

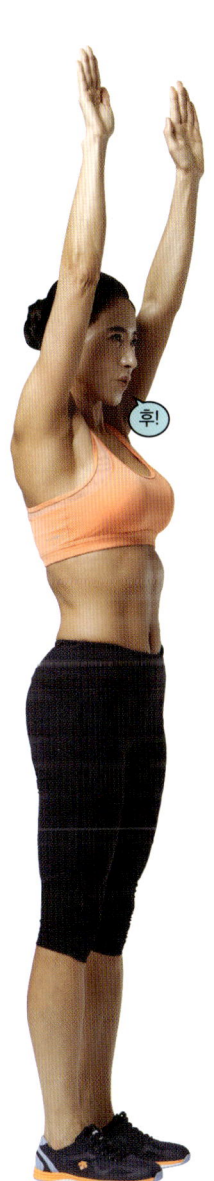

휙!

3 상체를 숙이고 양손을 어깨 너비로 벌려 바닥을 짚는다. 양손은 고정한 채 양발을 점프하며 뒤로 뻗는다.

4 다시 점프하여 다리를 상체 쪽으로 가져온다. 3~4번을 1회 더 실시한다.

5 그대로 일어나 양팔을 위로 뻗는다. 2~5번을 반복한다.

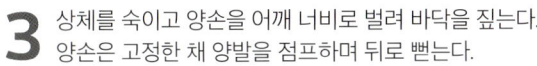

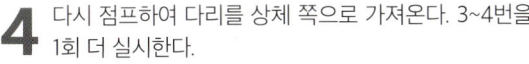

91

뒤로 굴렀다 앉아서 좌우로 비틀기

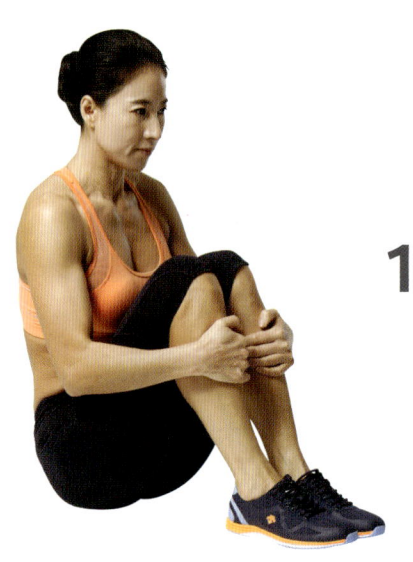

1 무릎을 세우고 앉아서 양손으로 무릎을 감싼다.

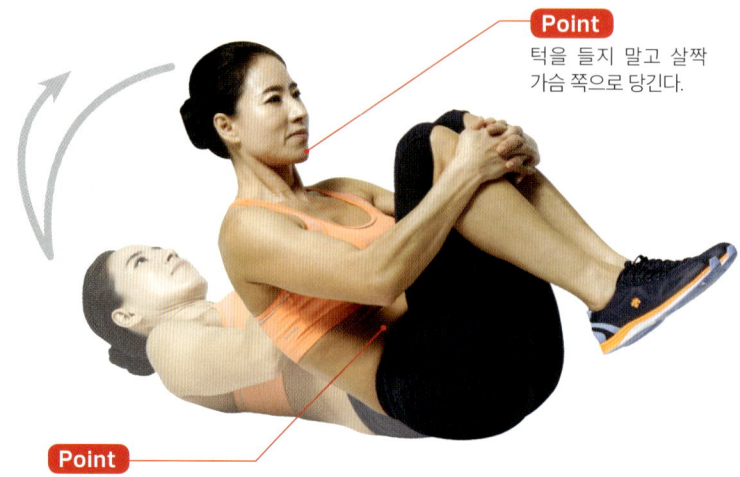

Point
턱을 들지 말고 살짝 가슴 쪽으로 당긴다.

2 그대로 뒤로 천천히 굴렀다가 앉는다.

Point
굴렀다 일어날 때는 반동이 아닌 복부 힘을 사용한다.

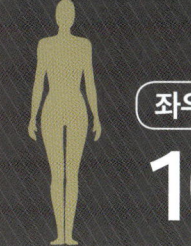

좌우 번갈아
10회

운동 효과 뒤로 구르는 동작을 통해 척추를 바르게 하고 몸통을 강하게 비트는 동작이 옆구리 주위를 자극해 잘록한 허리 라인을 만들어 준다.

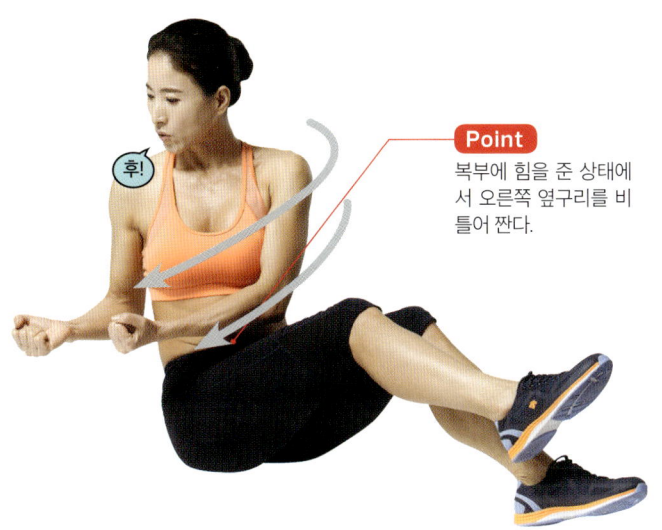

후!

Point
복부에 힘을 준 상태에서 오른쪽 옆구리를 비틀어 짠다.

NG

손만 돌리지 말고 몸통 전체를 돌린다.

3 엉덩이를 고정시킨 상태에서 오른쪽 다리를 들고 오른쪽으로 상체를 튼다. 이때 양손은 손바닥이 위로 가게 주먹을 쥐어 옆구리에 붙인다.

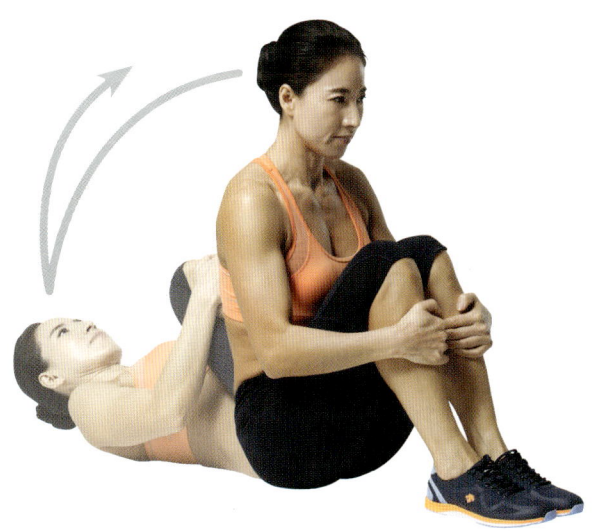

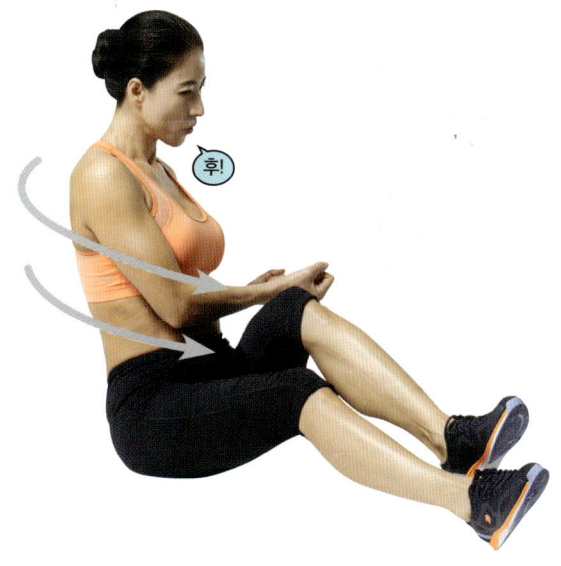

후!

4 1번 시작 자세로 돌아와서 다시 뒤로 굴렀다가 앉는다.

5 이번에는 반대로 왼쪽 다리를 들고 같은 방법으로 왼쪽으로 몸통을 틀었다가 돌아온다. 2~5번을 반복한다.

점프해서 앉았다 일어나기

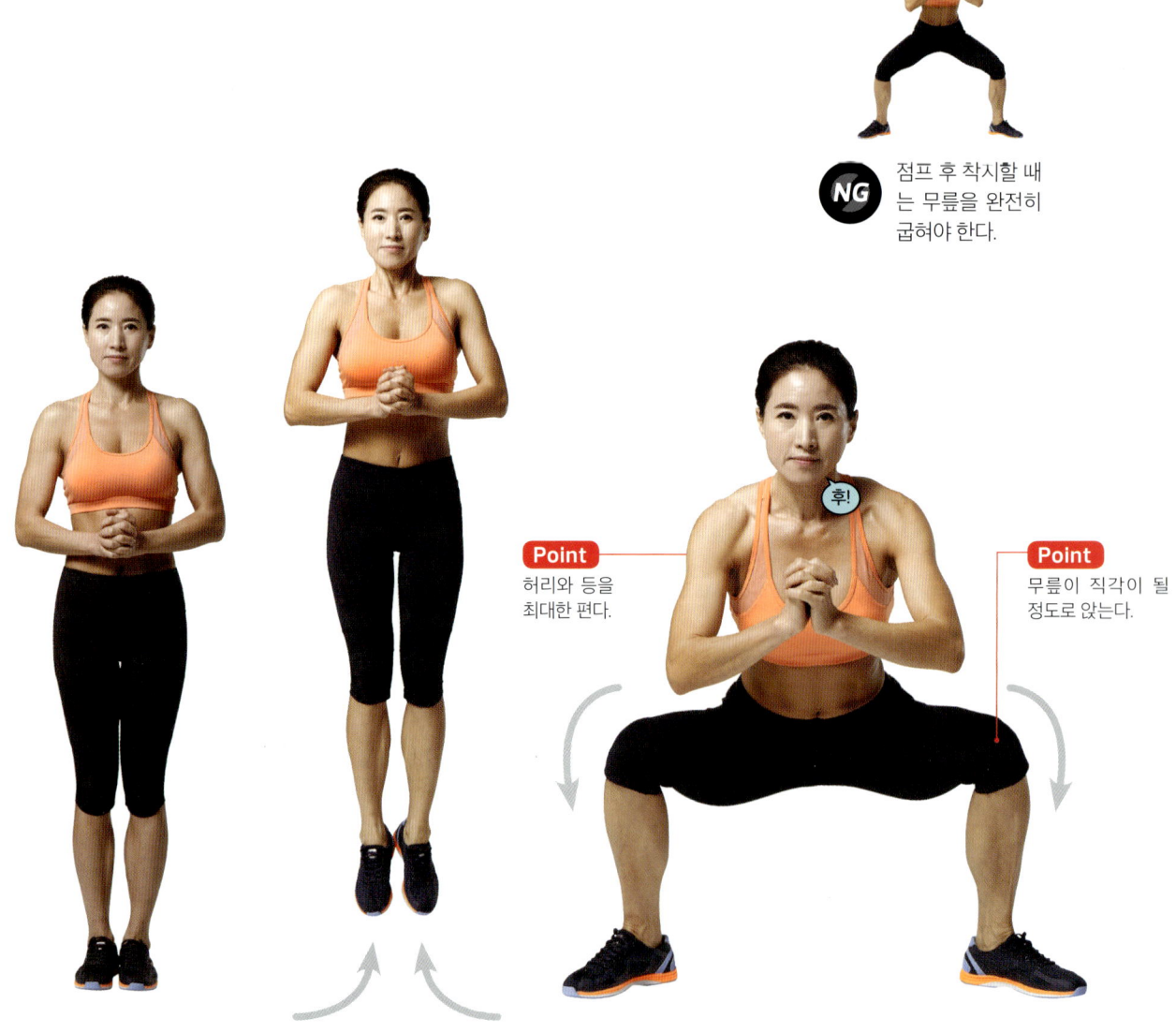

NG 점프 후 착지할 때 는 무릎을 완전히 굽혀야 한다.

후!

Point 허리와 등을 최대한 편다.

Point 무릎이 직각이 될 정도로 앉는다.

1 양손은 깍지를 껴서 가슴 앞에 두고 양발 은 모으고 선다.

2 무릎을 살짝 구부렸 다 펴면서 위로 점프 한다.

3 다리를 벌려 착지하면서 그대로 엉 덩이를 뒤로 빼면서 앉는다.

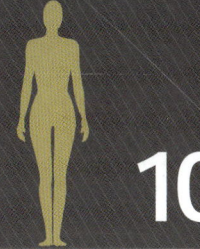
운동 효과 전신 근력 향상에 효과가 있으며 점프했다가 앉는 동작을 통해 허벅지와 엉덩이 근육에 강한 자극을 줄 수 있다.

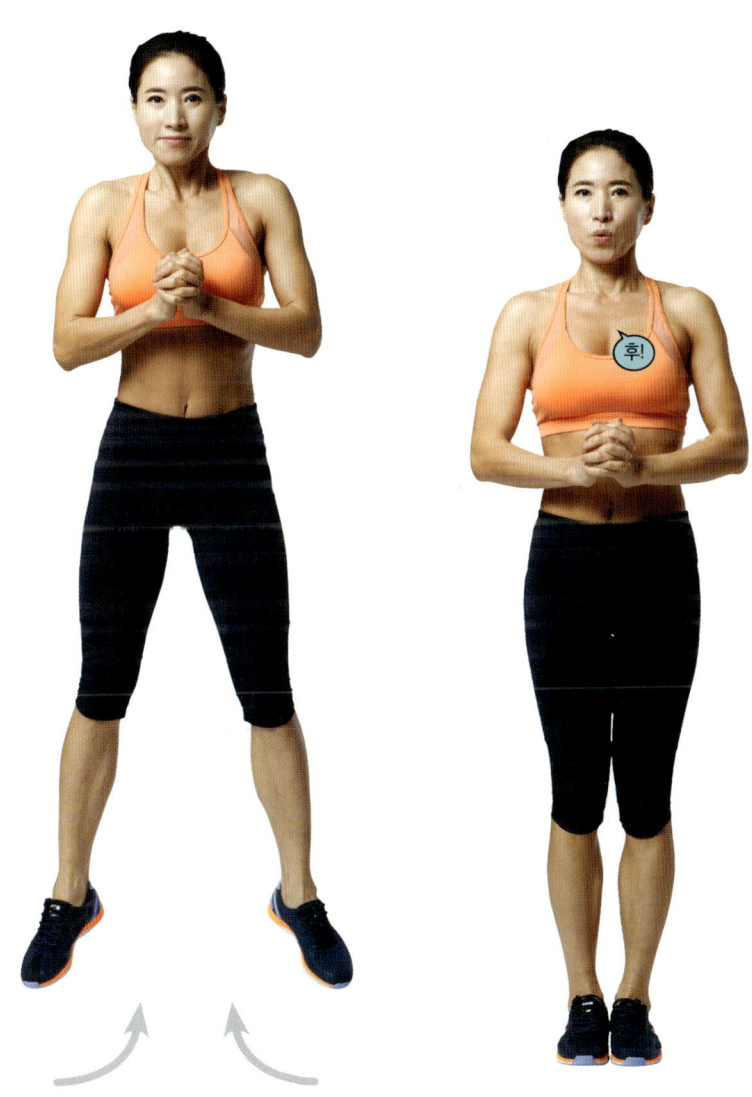

후!

4 일어나면서 점프해서 다리를 모아 착지한다.
2~4번을 연속해서 반복한다.

다리 들어 손끝으로 터치하기

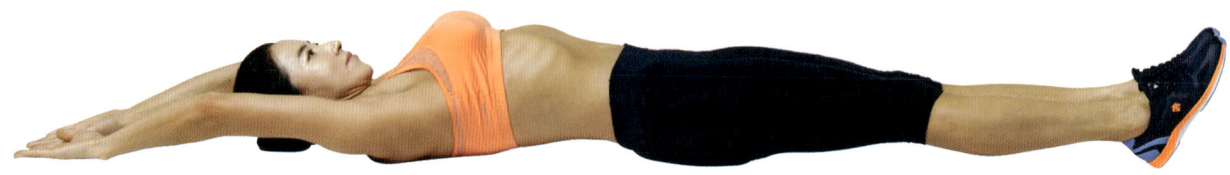

1 등을 대고 누워 팔을 위로 쭉 뻗는다.

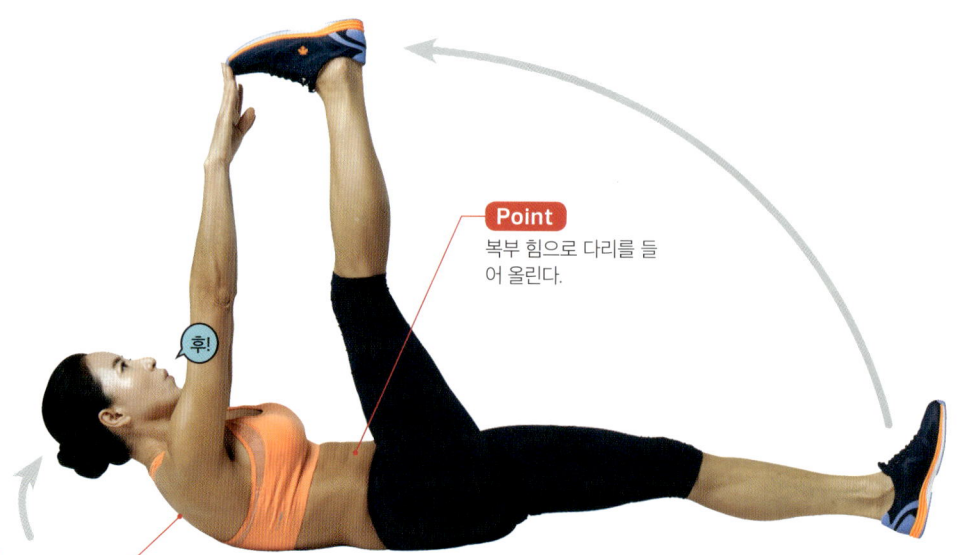

후!

Point
복부 힘으로 다리를 들어 올린다.

Point
상체를 많이 들어 올릴수록 옆구리에 더 큰 자극이 간다.

2 오른쪽 다리를 들어 올리면서 동시에 상체를 일으켜 양손으로 오른쪽 발끝을 터치한다.

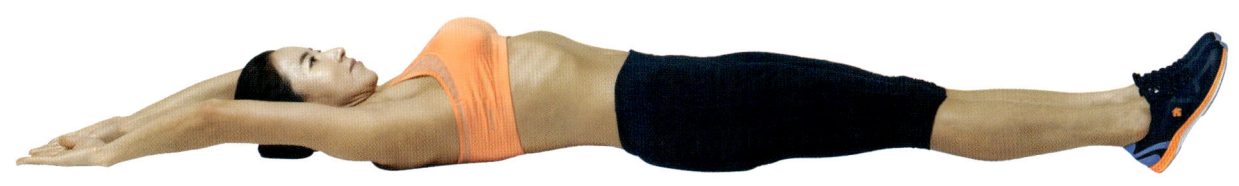
운동 효과 복부와 옆구리 근육을 강하게 자극하는 동작으로 좌식 생활로 약해진 허벅지 뒷면도 함께 스트레칭할 수 있다. 어깨와 팔 운동도 되는 전신 운동이다.

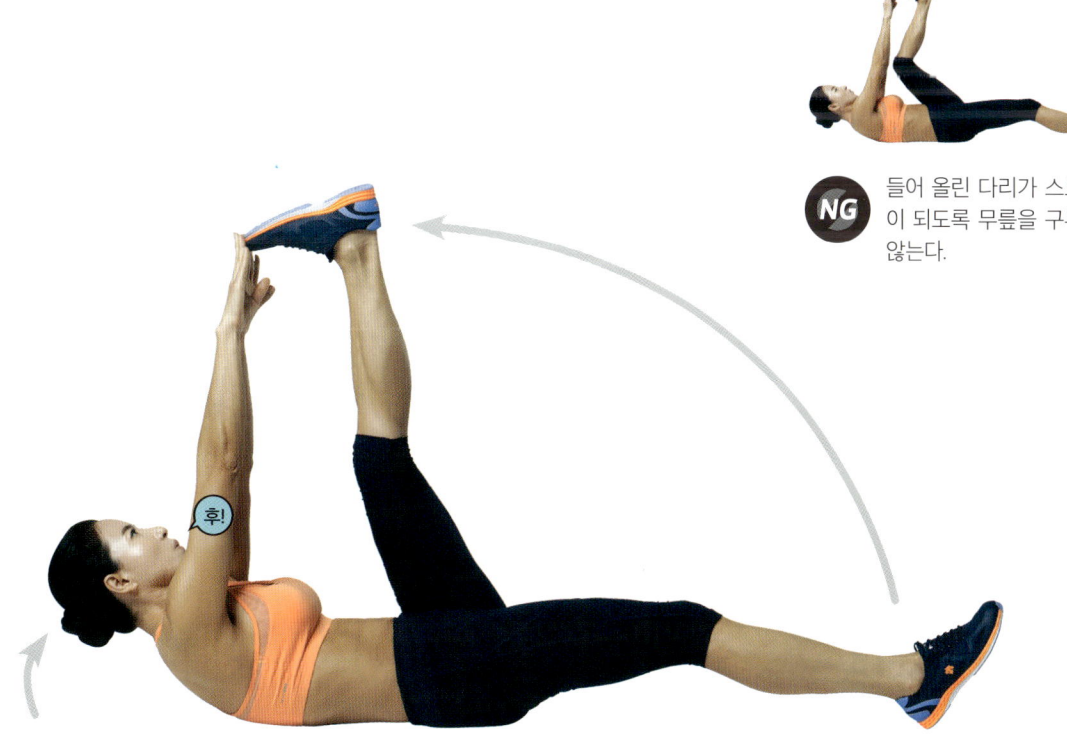

3 1번 시작 자세로 돌아온다.

NG 들어 올린 다리가 스트레칭이 되도록 무릎을 구부리지 않는다.

휴!

4 반대쪽도 같은 방법으로 실시한다. 2~4번을 반복한다.

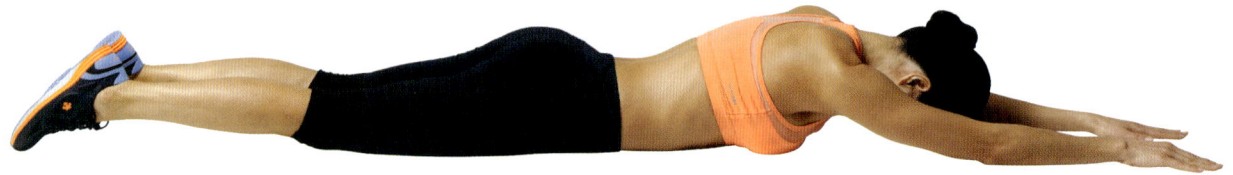

1 엎드려서 팔다리를 일자로 쭉 뻗는다.

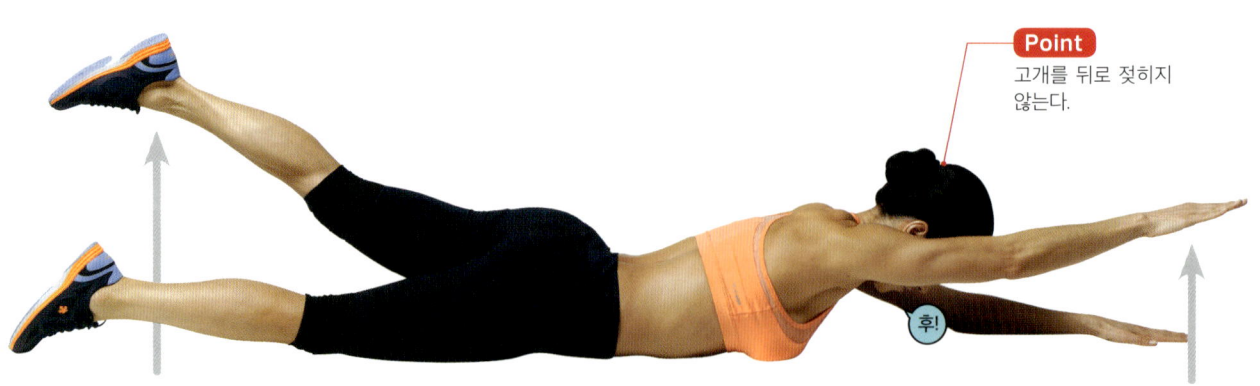

Point
고개를 뒤로 젖히지 않는다.

후!

2 오른팔과 왼쪽 다리를 동시에 들어 올린다.

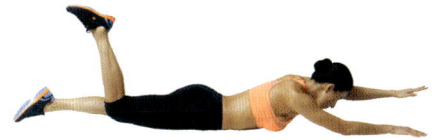

운동 효과 상하체의 밸런스를 맞춰주기 때문에 골반과 척추, 요추 등 몸의 중심 부위의 힘을 기를 수 있다. 요통과 척추측만증에도 효과가 있다.

10회

NG 무게중심이 한쪽으로 쏠리거나 팔다리가 구부러지지 않는다.

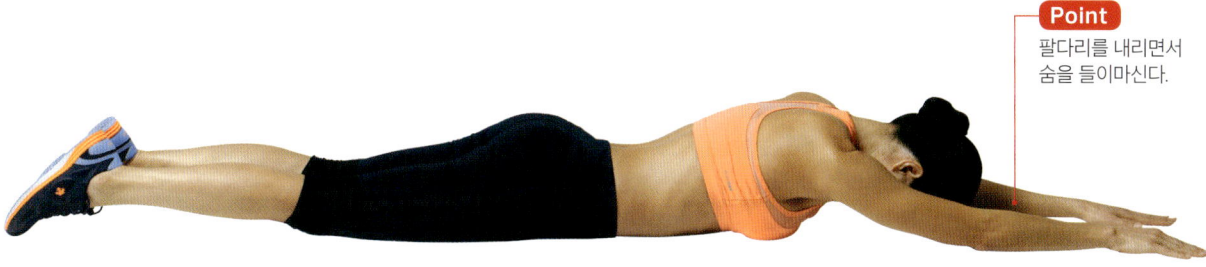

Point
팔다리를 내리면서
숨을 들이마신다.

3 팔다리를 천천히 내리며 1번 시작 자세로 돌아온다.

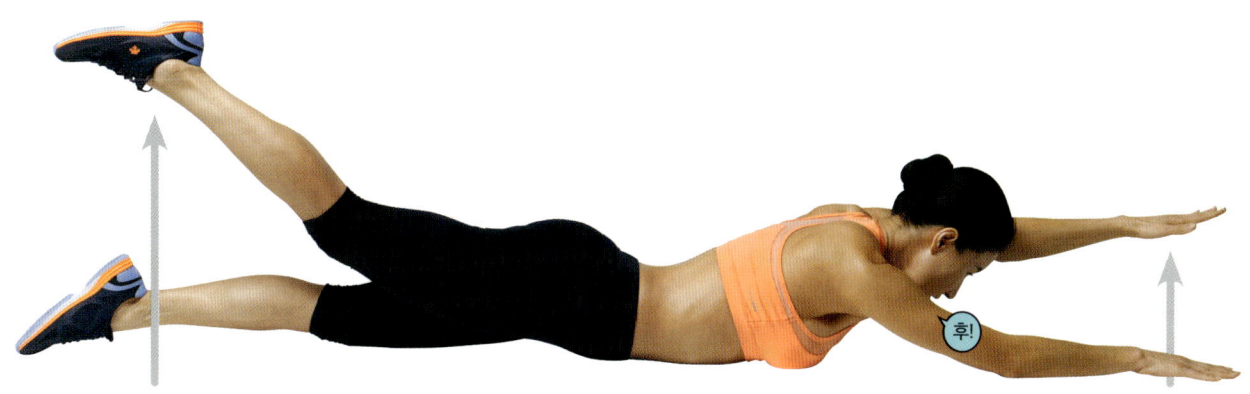

후!

4 이번에는 왼팔과 오른쪽 다리를 동시에 들어 올린다.
2~4번을 반복한다.

WORKOUT 1~8까지 3세트 실시

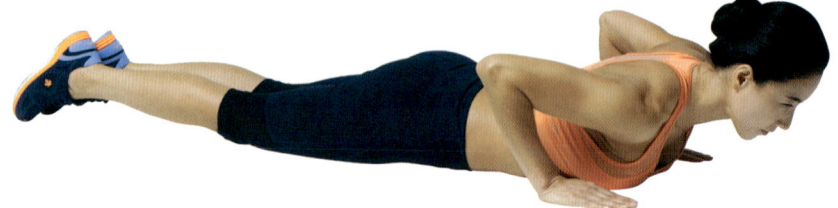

1주차 프로그램

마무리 스트레칭

엎드려 전신 스트레칭하기

1 엎드린 상태에서 다리를 모으고 양손은 팔꿈치를 구부려 가슴 옆에 놓는다.

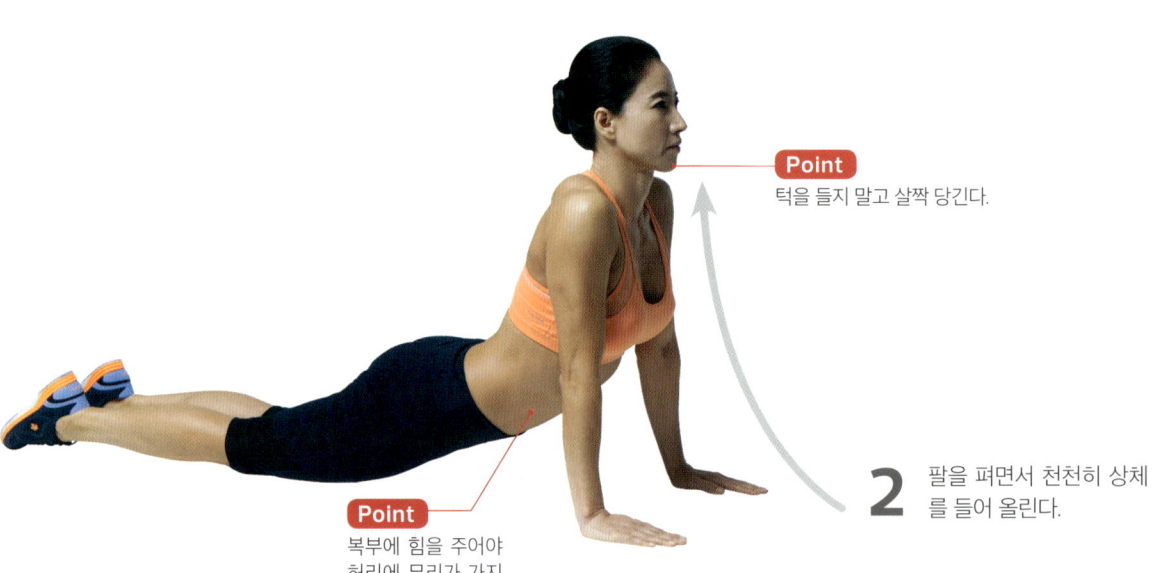

Point
턱을 들지 말고 살짝 당긴다.

2 팔을 펴면서 천천히 상체를 들어 올린다.

Point
복부에 힘을 주어야 허리에 무리가 가지 않는다.

3 천천히 상체를 내려 1번 시작 자세로 돌아온다. 2~3번을 3회 반복한다.

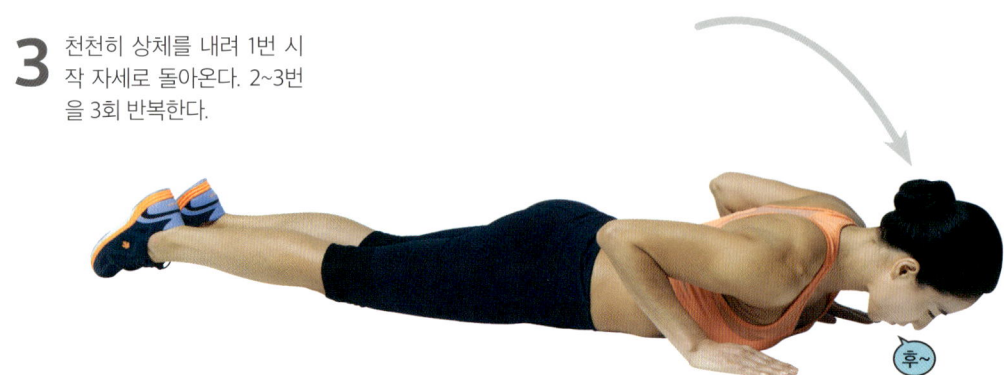

후~

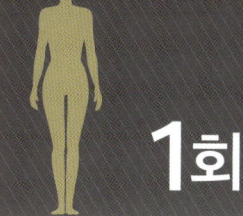
운동 효과 30분 동안 전신 근육 운동을 마친 후 스트레칭을 해주면 근육통을 예방할 수 있다. 천천히 실시하여 몸의 앞면과 뒷면을 전체적으로 이완시킨다.

Point
등과 어깨가 스트레칭되는 것을 느낀다.

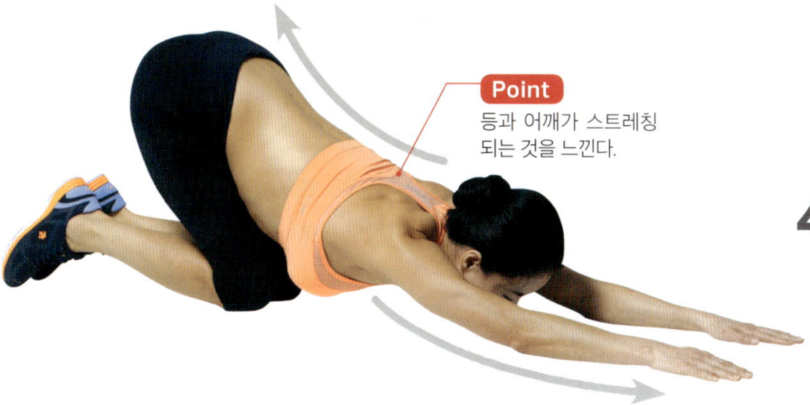

4 상체를 들어 무게중심을 엉덩이 쪽으로 이동하면서 양팔을 앞으로 뻗어 엎드린다. 숨을 2~3번 천천히 쉬면서 어깨와 등, 허리를 충분히 늘려준다.

5 엉덩이를 살짝 들고 몸통을 비틀면서 오른쪽 어깨를 바닥으로 지그시 눌러준다.

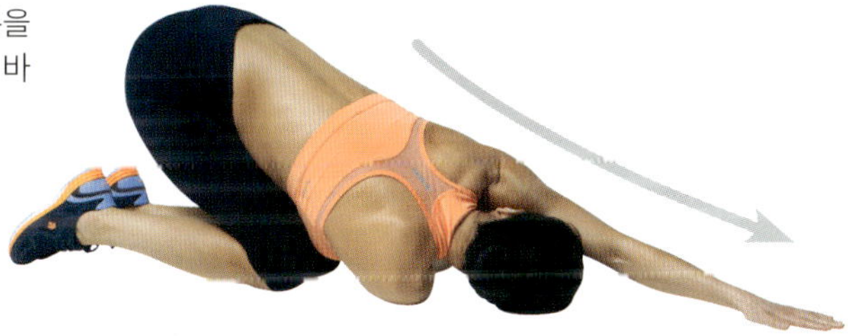

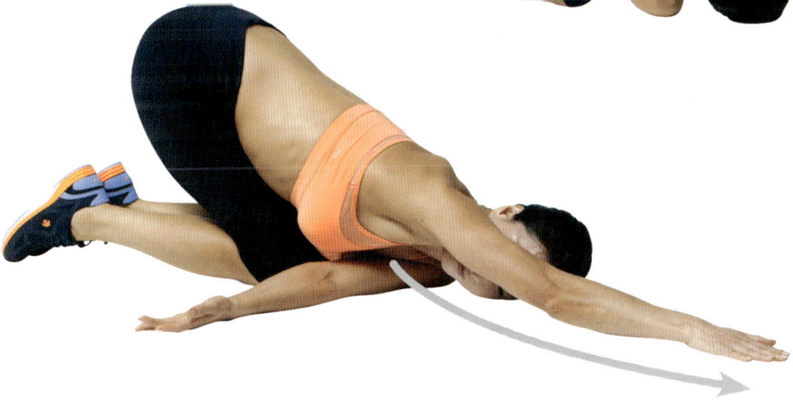

6 방향을 바꿔 반대로 몸통을 왼쪽으로 비틀면서 왼쪽 어깨를 바닥으로 지그시 눌러준다.

7 다시 4번 자세로 돌아와 어깨를 바닥으로 지그시 눌러준다.

후~

101

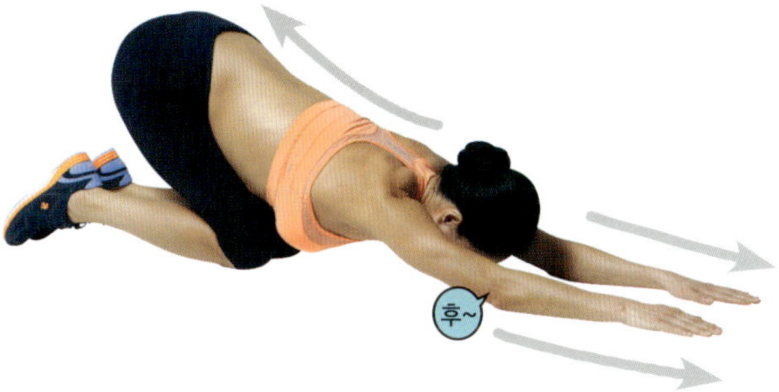

워밍업 운동

팔 벌려 뛰기

특징

1 운동 초보라고 해도 지난 1주일간 근육 운동을 실행했다면 체력이 어느 정도 올라갔을 것이다. 따라서 2주 차에는 운동 강도를 조금 더 높여 체지방 감량과 근육 강화의 속도를 높인다.

2 동작에 익숙해져야 효과도 더 강하게 나타나므로, 2주 차 동작은 1주 차와 비슷하게 구성하되 응용 동작을 넣어 강도를 높였다.

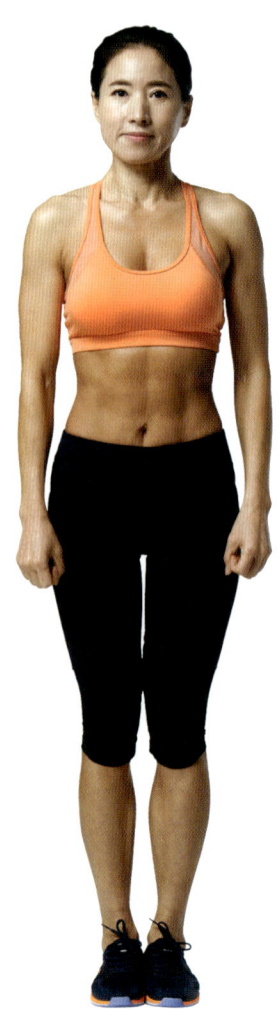

1 양발을 모으고 바르게 선다.

운동 효과 | 본격적인 운동에 들어가기 전에 하는 워밍업으로, 가볍게 땀이 날 정도로 실시해서 체온과 심박수를 올려준다.

20회

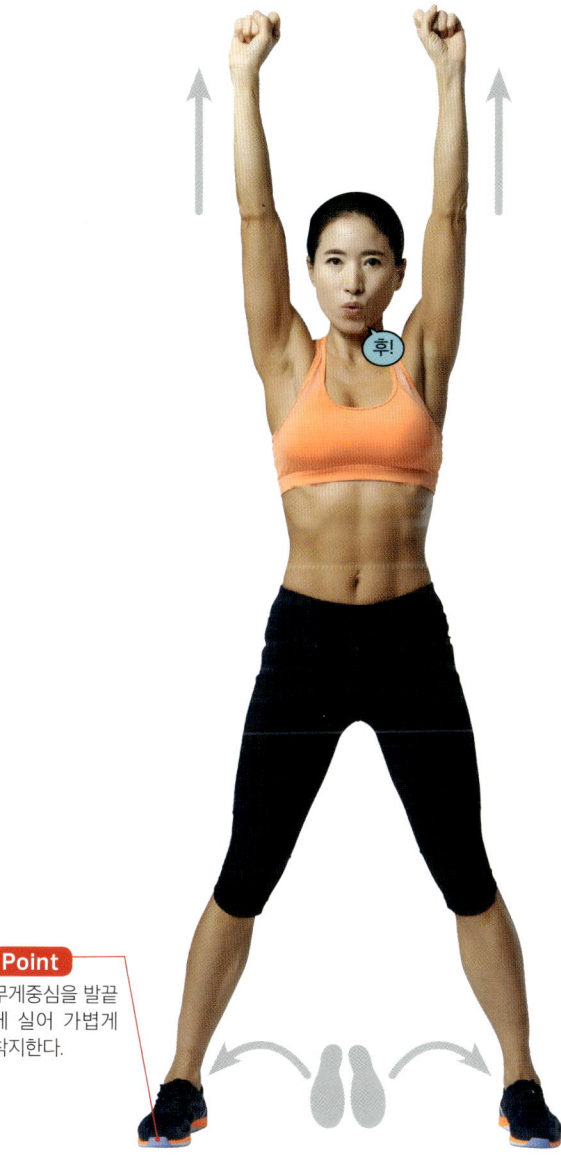

Point
무게중심을 발끝에 실어 가볍게 착지한다.

2 양발을 어깨 넓이보다 넓게 벌려 뛰면서 팔을 위로 뻗는다.

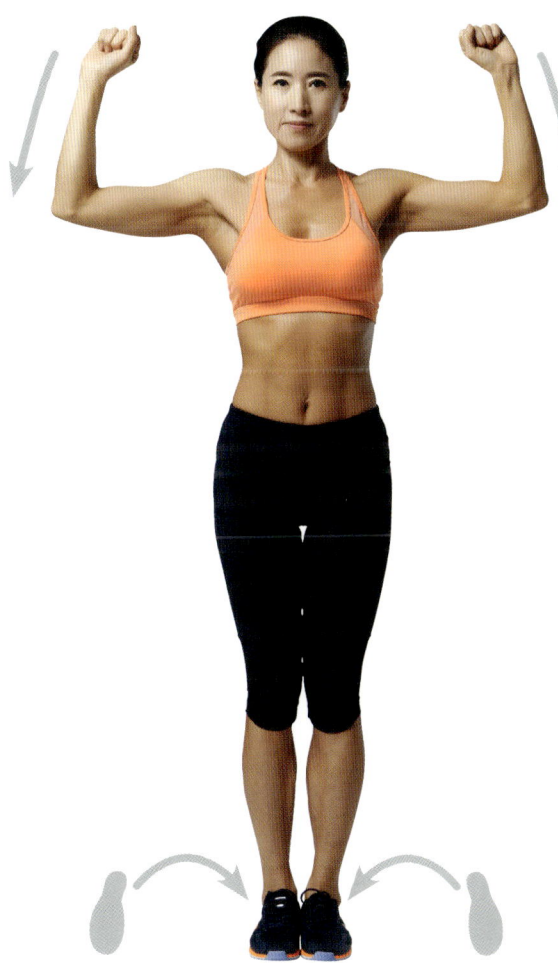

3 양팔을 직각으로 구부리면서 양발을 모아 착지한다. 2~3번을 연속해서 반복한다.

103

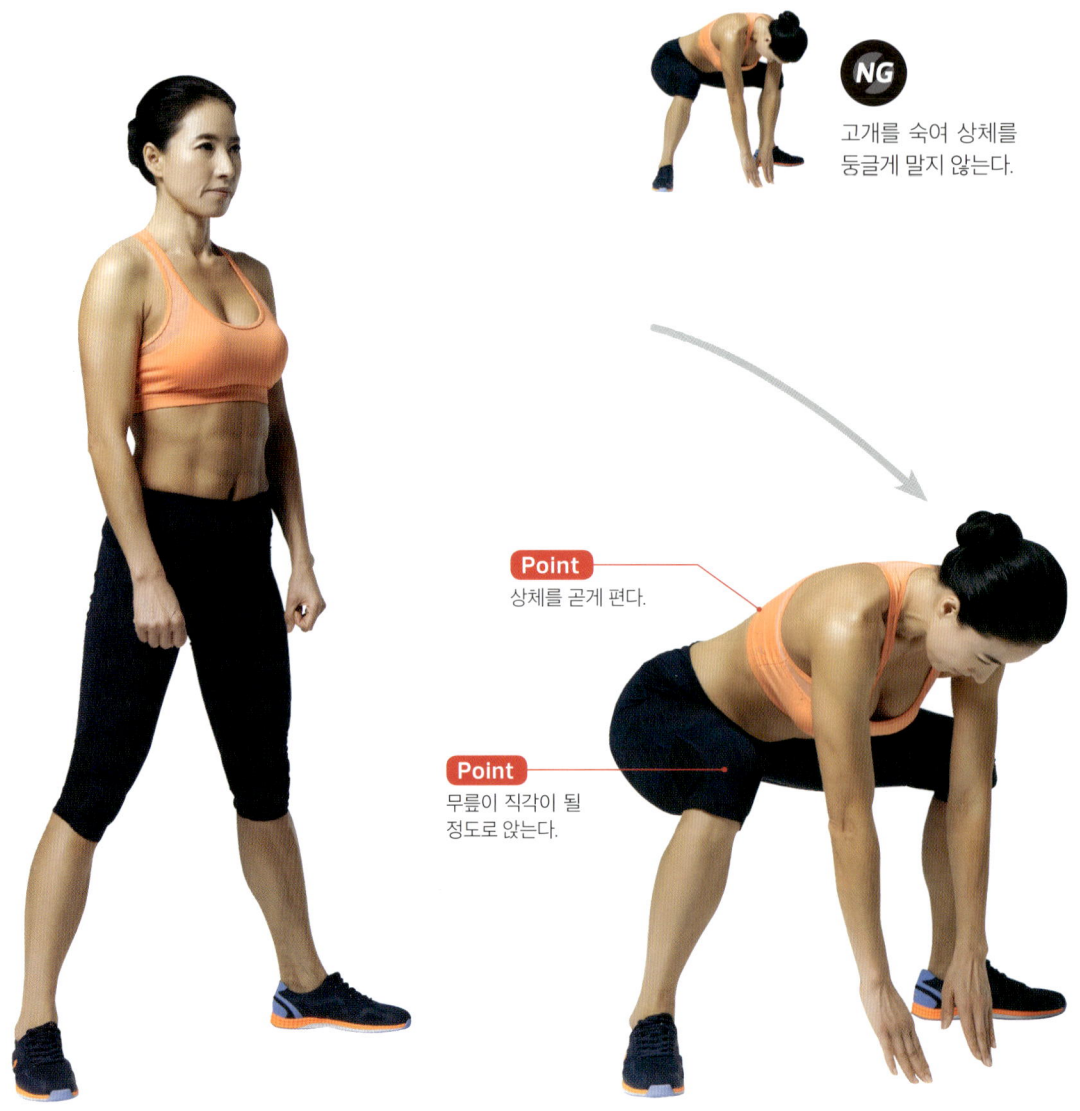

NG
고개를 숙여 상체를
둥글게 말지 않는다.

Point
상체를 곧게 편다.

Point
무릎이 직각이 될
정도로 앉는다.

1 다리를 어깨 너비보다 넓게 벌리고 선
다. 발끝은 바깥을 향한다.

2 엉덩이를 뒤로 빼 앉으면서 손끝으로
바닥을 터치한다.

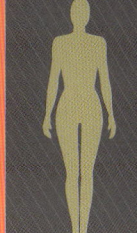
운동 효과 전신의 체지방을 태우는 동작이면서도 점프할 땐 복부, 착지할
때 등과 하체, 팔을 들어 올릴 때는 어깨 근육을 강화시킨다.

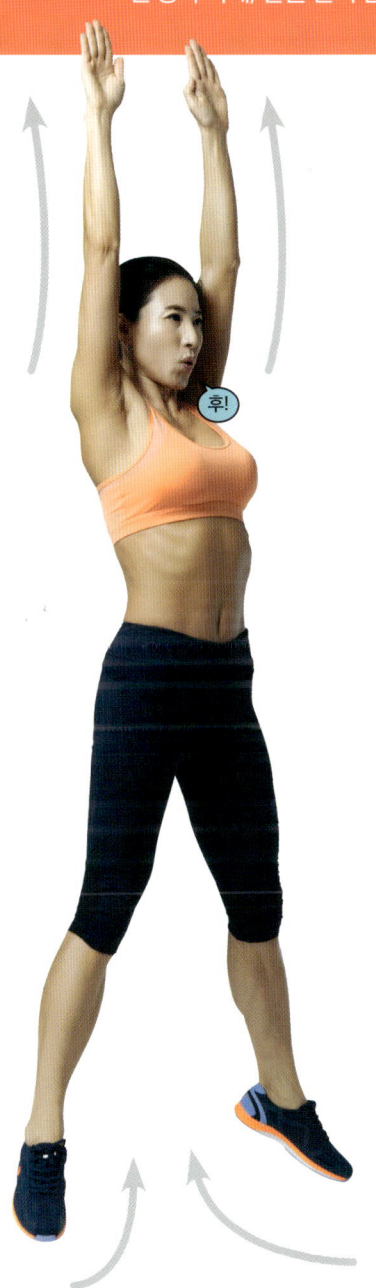

휘!

Point
착지할 때 '쿵' 소리
가 나지 않도록 가
볍게 뛴다.

3 손끝으로 바닥을 터치한 후 바로 팔을
위로 쭉 뻗으며 점프한다.

4 다리를 넓게 벌리고 사뿐히 착지하면서 2번
자세로 돌아간다. 점프와 착지 동작이 끊어
지지 않도록 연결해서 2~4번을 반복한다.

STEP 2

2주차 프로그램

WORKOUT 2

손 짚고 나아가서 다리 튕기기

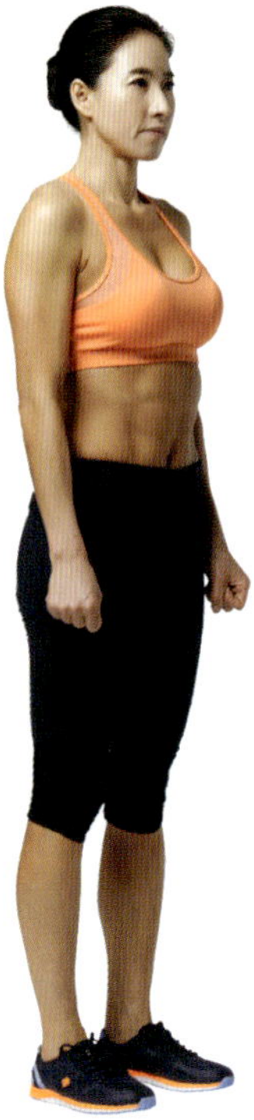

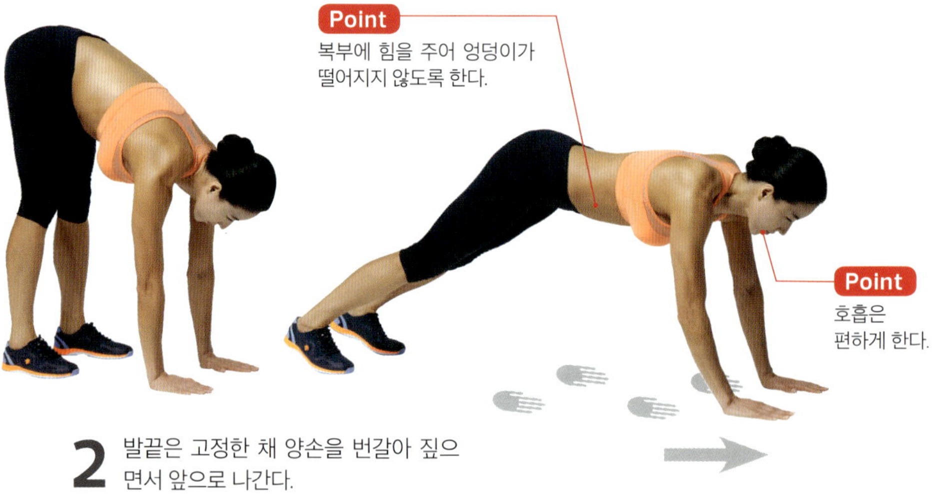

Point
복부에 힘을 주어 엉덩이가
떨어지지 않도록 한다.
Point
호흡은
편하게 한다.

1 다리를 약간 벌리고 바르게 선다.

2 발끝은 고정한 채 양손을 번갈아 짚으면서 앞으로 나간다.

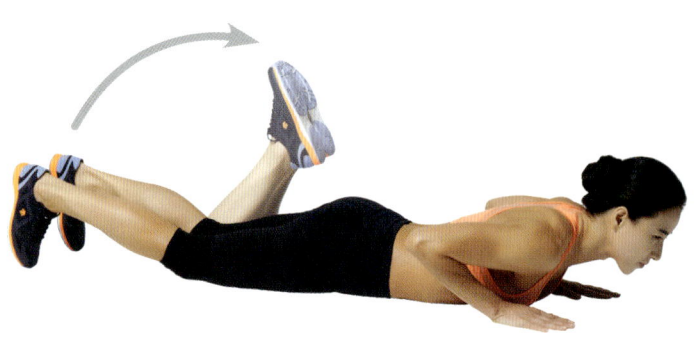

3 그대로 바닥에 배를 대고 엎드린다. 발끝을 붙인 채 다리를 엉덩이 쪽으로 접었다 편다.

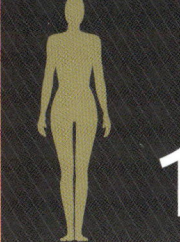

운동 효과 복부에 힘을 주고 기어가는 동작을 통해 어깨, 팔, 등, 엉덩이, 복부, 하체 등 전신 근육을 키울 수 있으며, 여기에 점프 동작을 더해 유산소 운동 효과를 높였다.

10회

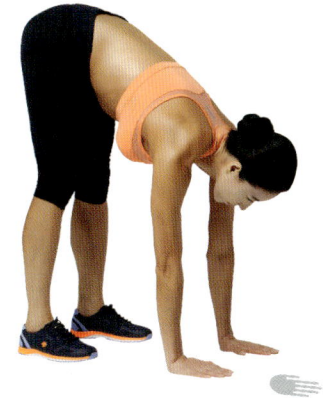

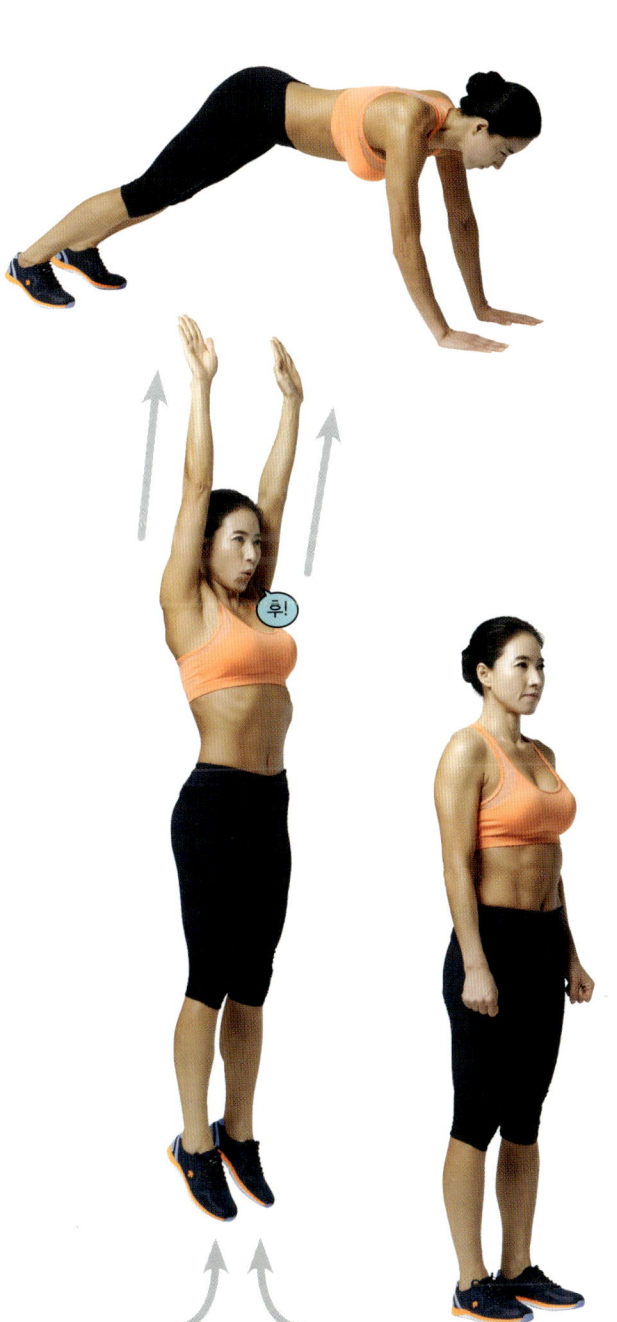

4 다리를 펴는 반동을 이용해 팔꿈치를 펴면서 몸을 들어 올린다.

5 다시 양손을 번갈아 뒤로 짚으며 들어 온다.

6 상체를 일으켜 팔을 위로 뻗으면서 점프한다.

7 가볍게 착지해서 1번 시작 자세로 돌아온다. 2~8번을 반복한다.

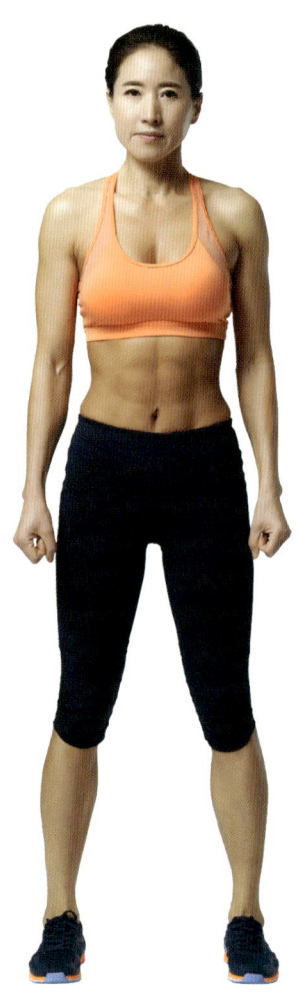

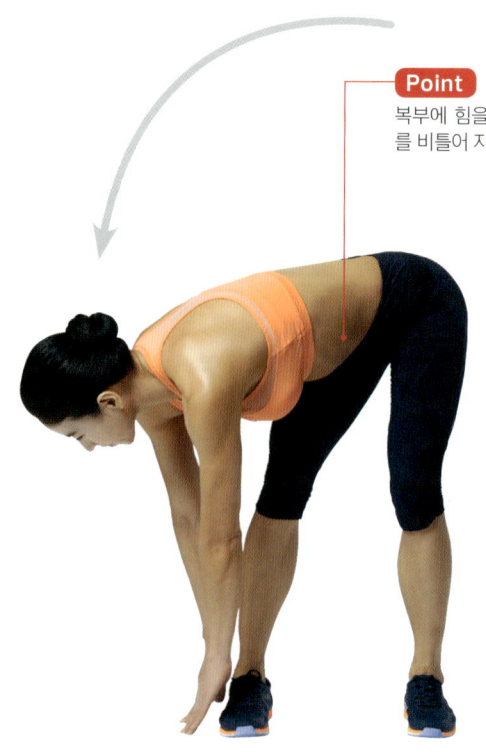

Point
복부에 힘을 준다. 옆구리
를 비틀어 자극을 준다.

1 다리를 어깨 너비로 벌리고 선다.

2 상체를 숙여 양손으로 오른발 옆을
터치한다.

108

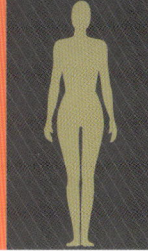

운동 효과 동작마다 점프를 하기 때문에 체지방 감량 효과가 크며, 여기에 옆구리를 틀어 팔을 뻗는 동작으로 허리 라인을 탄탄하게 만들 수 있다.

10회

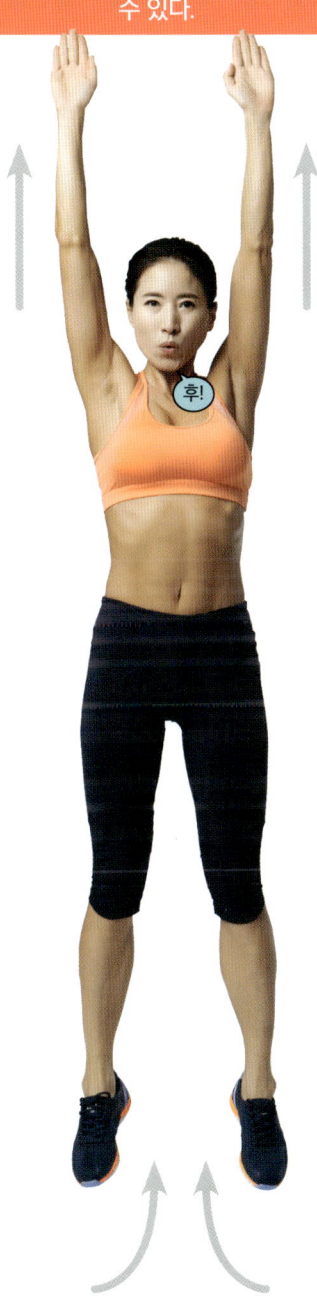

후!

Point 무릎에 부담이 되지 않도록 가볍게 착지 한나.

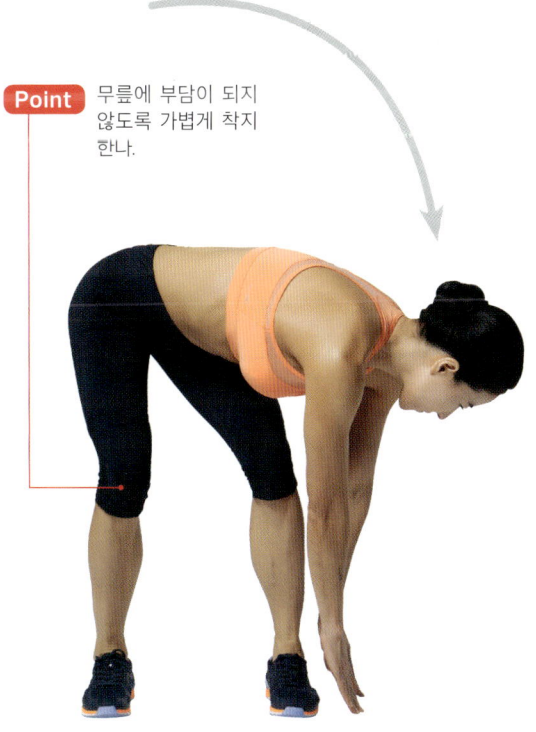

3 그대로 상체를 들어 팔을 위로 뻗으며 점프한다.

4 가볍게 착지하면서 상체를 숙여 양손으로 왼발 옆을 터치한다. 다시 팔을 위로 뻗으며 점프해 2번 자세로 간다. 2~4번을 연속해서 반복한다.

WORKOUT 4

뒤로 굴렀다 일어서서 만세 하기

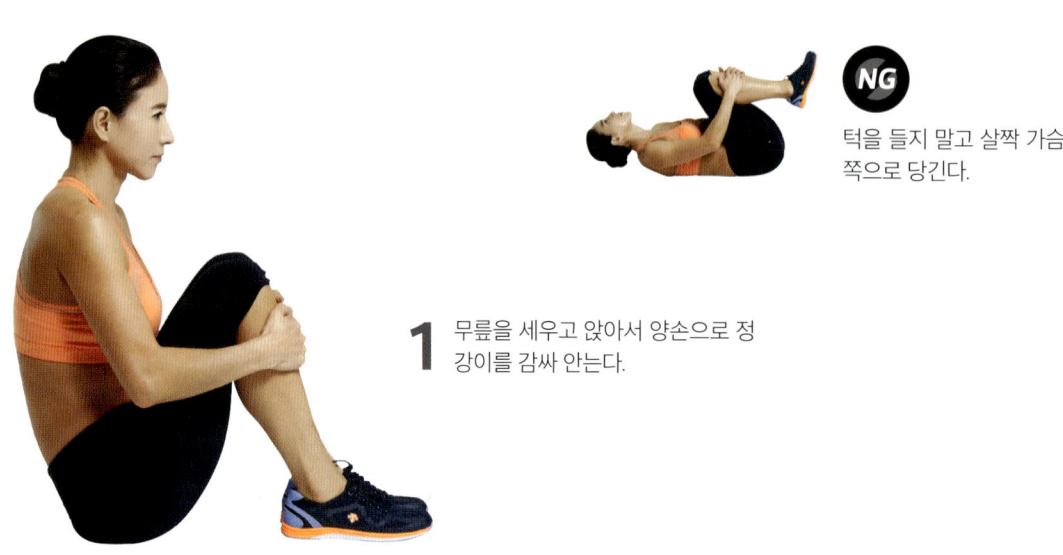

NG

턱을 들지 말고 살짝 가슴 쪽으로 당긴다.

1 무릎을 세우고 앉아서 양손으로 정 강이를 감싸 안는다.

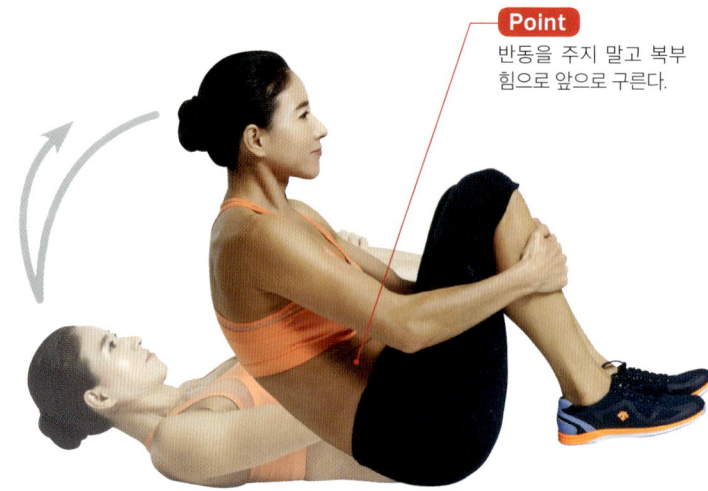

Point
반동을 주지 말고 복부 힘으로 앞으로 구른다.

2 등을 동그랗게 말아서 뒤로 굴렀다 앞으로 돌아온다.

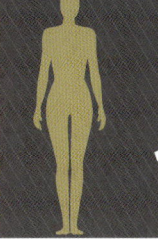
운동 효과 척추를 마사지하여 척추뼈를 바르게 정렬시키며, 굴렀다 그대로
일어나는 동작은 복부를 탄탄하고 납작하게 만들어준다.

후!

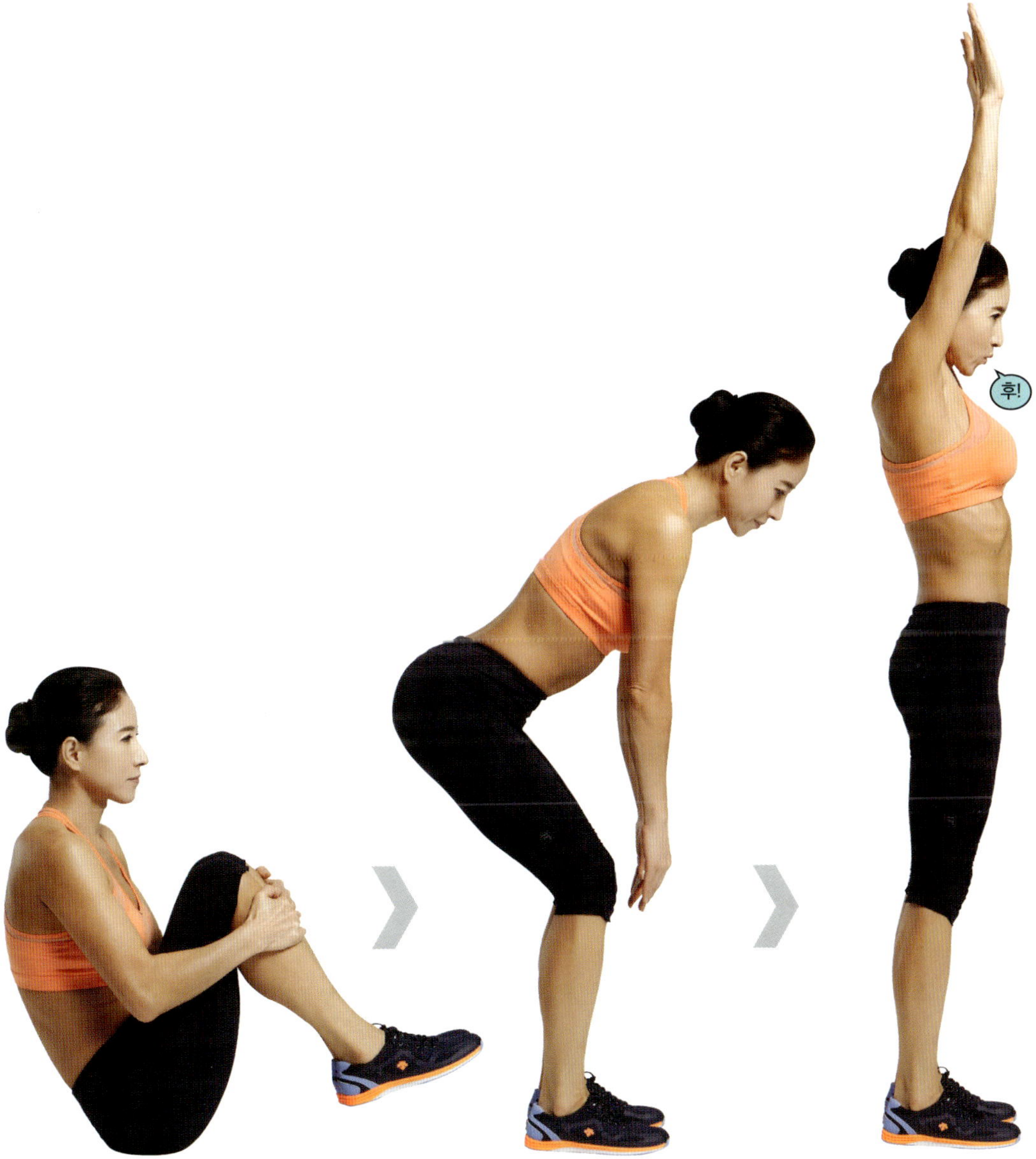

3 굴러온 힘을 이용해 그대로 일어서면서 양손을 위로 뻗는다.
1번 시작 자세로 돌아가서 1~3번을 반복한다.

111

엎드려 다리 벌려 뛰고 뒤로 차기

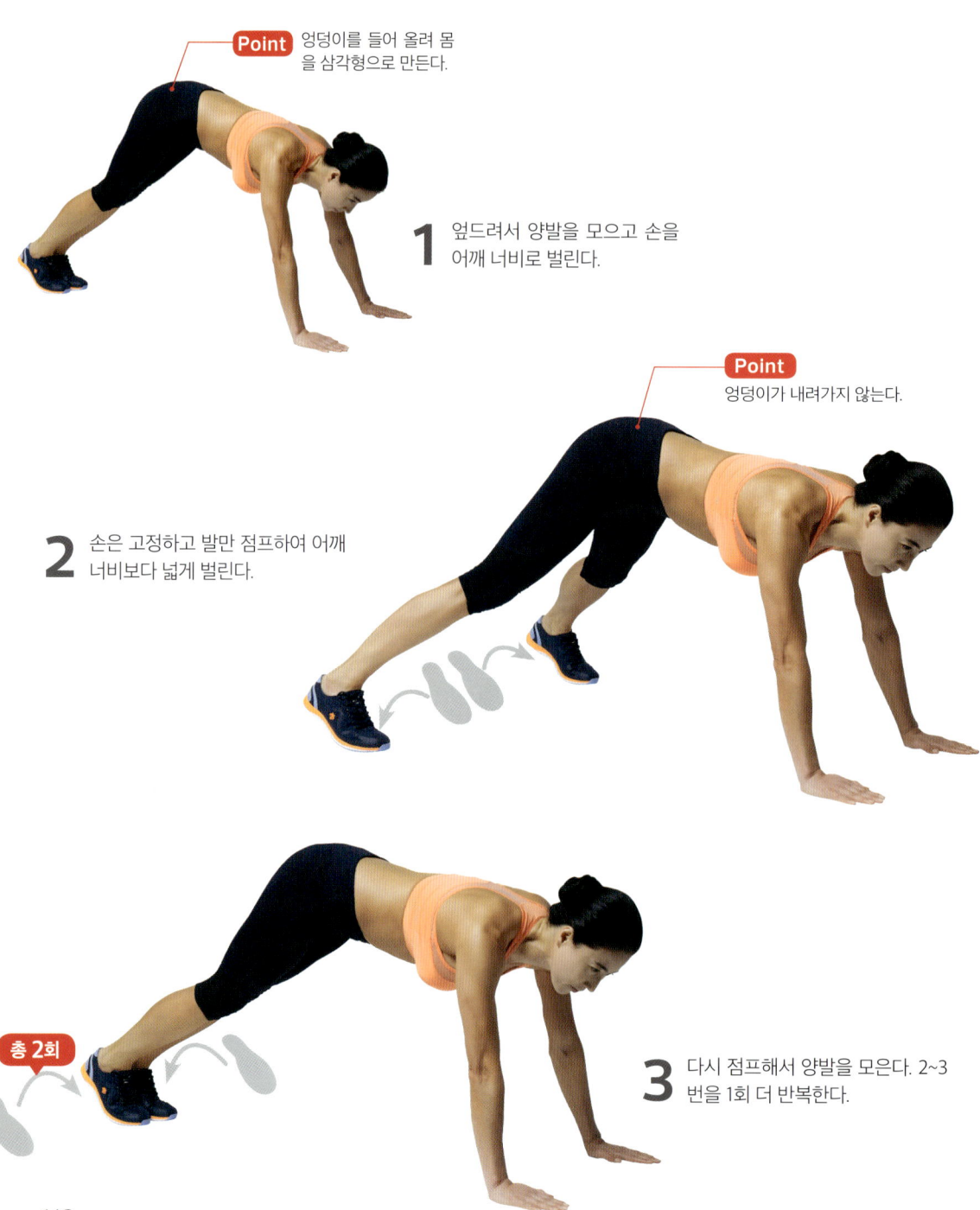

Point 엉덩이를 들어 올려 몸을 삼각형으로 만든다.

1 엎드려서 양발을 모으고 손을 어깨 너비로 벌린다.

Point 엉덩이가 내려가지 않는다.

2 손은 고정하고 발만 점프하여 어깨 너비보다 넓게 벌린다.

총 2회

3 다시 점프해서 양발을 모은다. 2~3 번을 1회 더 반복한다.

운동 효과 엎드려서 실시하는 동작은 기본적으로 복부와 어깨의 힘을 기르는 데 효과적이다. 여기에 다리를 뒤로 차올리는 동작을 가미해 힙업 효과까지 더했다.

10회

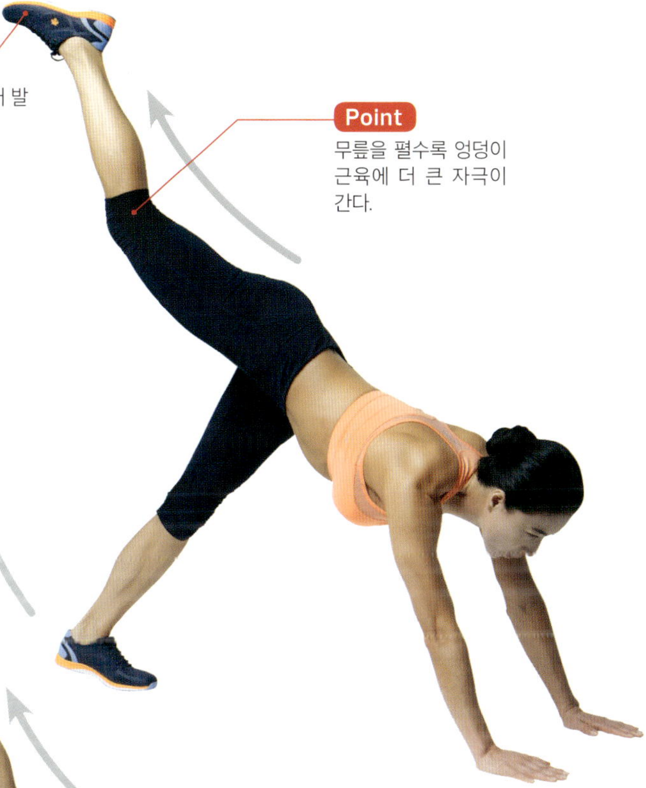

Point
발끝까지 힘을 주어 발등을 쭉 편다.

Point
무릎을 펼수록 엉덩이 근육에 더 큰 자극이 간다.

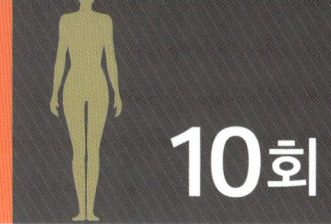

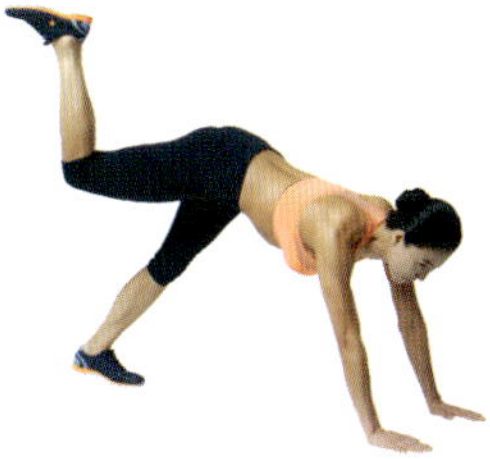

NG 다리를 굽히지 말고 들어 올려야 힙업 효과가 난다.

4 왼발은 고정하고 오른발을 천장 쪽으로 쭉 차올렸다 내린다.

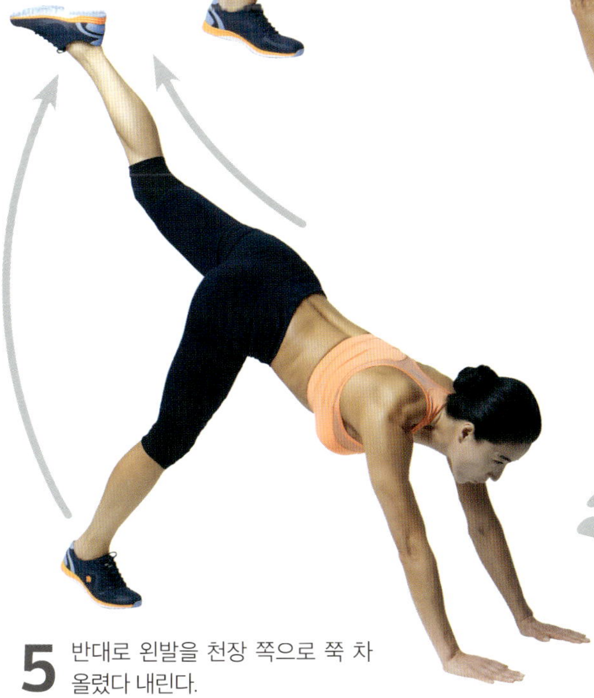

5 반대로 왼발을 천장 쪽으로 쭉 차올렸다 내린다.

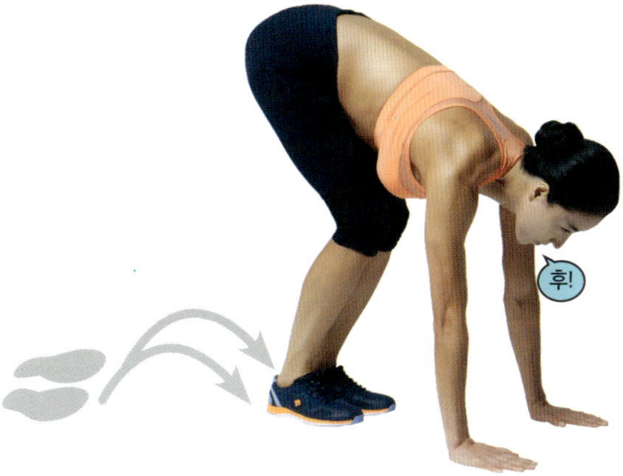

6 손은 고정하고 양발만 점프해서 가슴 쪽으로 당긴다. 그대로 일어난다. 1~6번을 반복한다.

후!

113

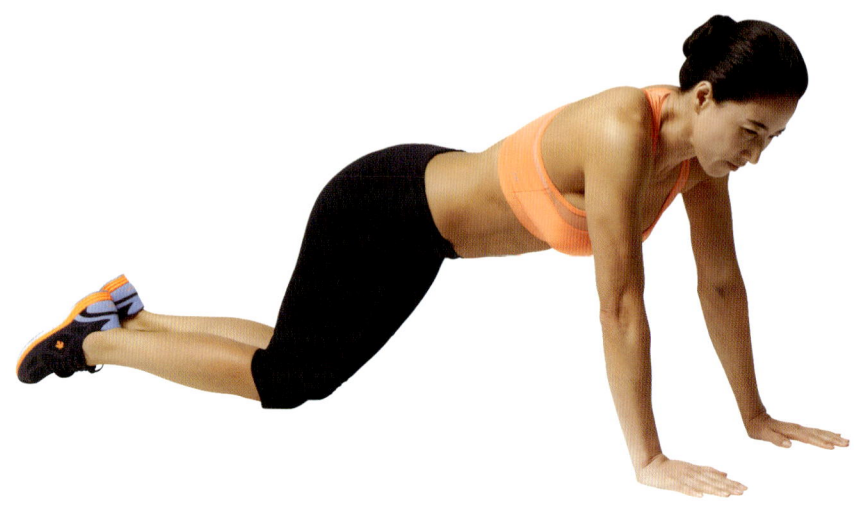

1 엎드려서 무릎을 바닥에 대고 팔을 어깨 너비로 벌려 짚는다.

TIP 동작이 안 나오면 양발을 바닥에 대고 한다.

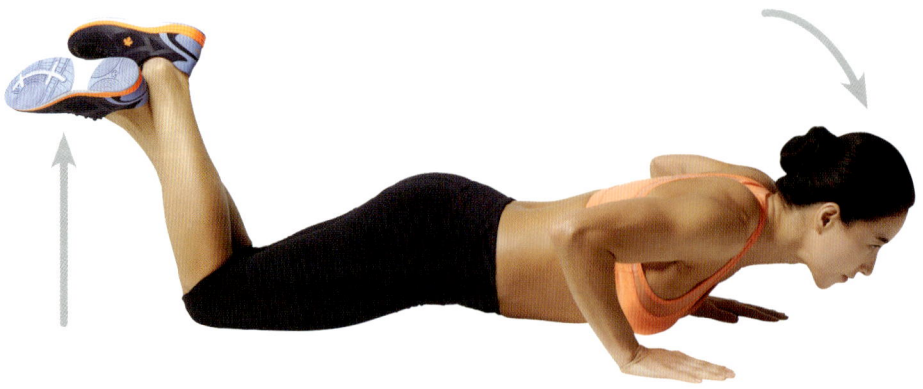

2 양발을 가볍게 꼬아서 들어 올리면서 팔꿈치를 바깥쪽으로 구부리며 팔굽혀펴기를 1회 한다.

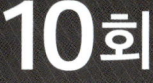

운동 효과 팔굽혀펴기는 상체의 근력을 기르는 데 도움이 되는 동작이며, 여기에 팔다리를 하나씩 펴는 동작을 추가해 옆구리와 엉덩이 근육에 강한 자극을 주도록 했다.

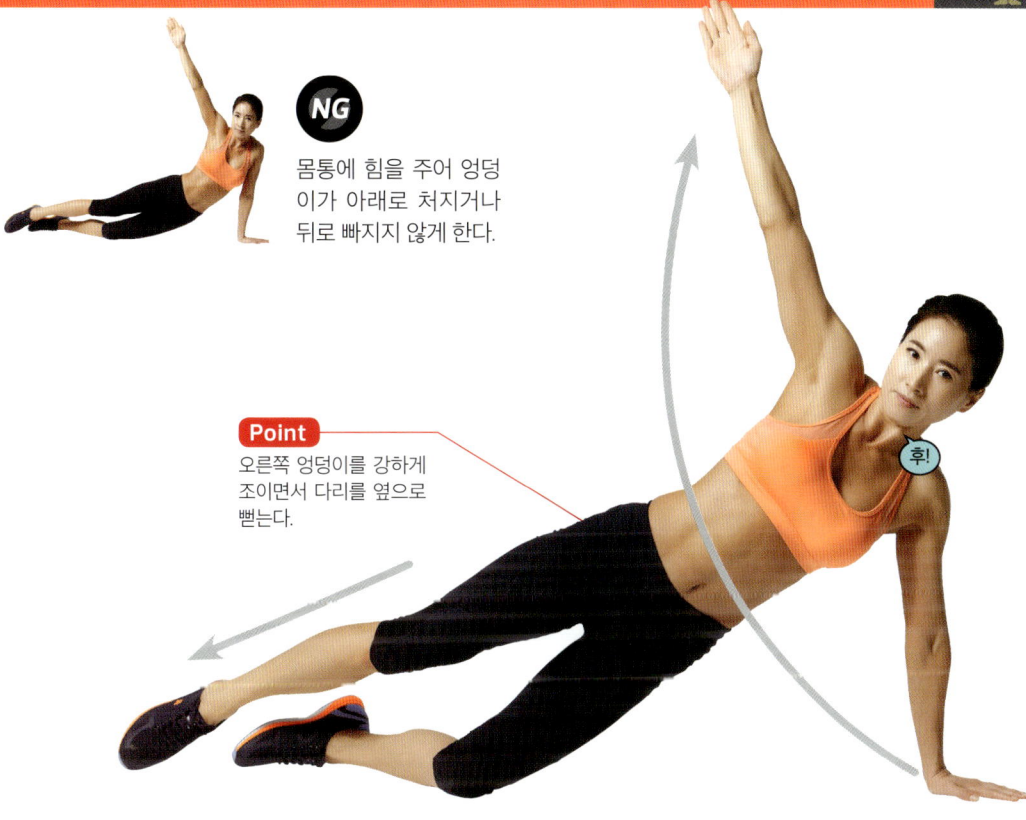

NG
몸통에 힘을 주어 엉덩이가 아래로 처지거나 뒤로 빠지지 않게 한다.

Point
오른쪽 엉덩이를 강하게 조이면서 다리를 옆으로 뻗는다.

후!

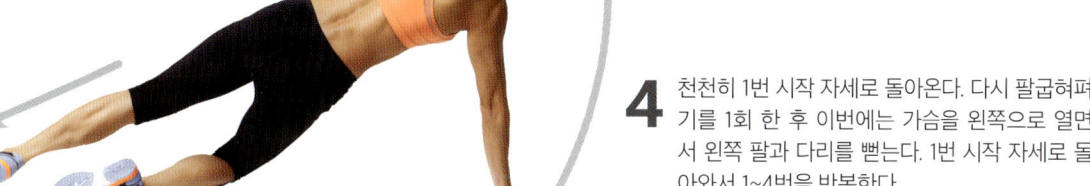

3 1번 시작 자세로 돌아온 후, 가슴을 오른쪽으로 열면서 오른팔을 천장 쪽으로 뻗어 올린다. 동시에 오른쪽 다리를 길게 뻗는다.

후!

4 천천히 1번 시작 자세로 돌아온다. 다시 팔굽혀펴기를 1회 한 후 이번에는 가슴을 왼쪽으로 열면서 왼쪽 팔과 다리를 뻗는다. 1번 시작 자세로 돌아와서 1~4번을 반복한다.

115

손과 발을 교차해서 터치하기

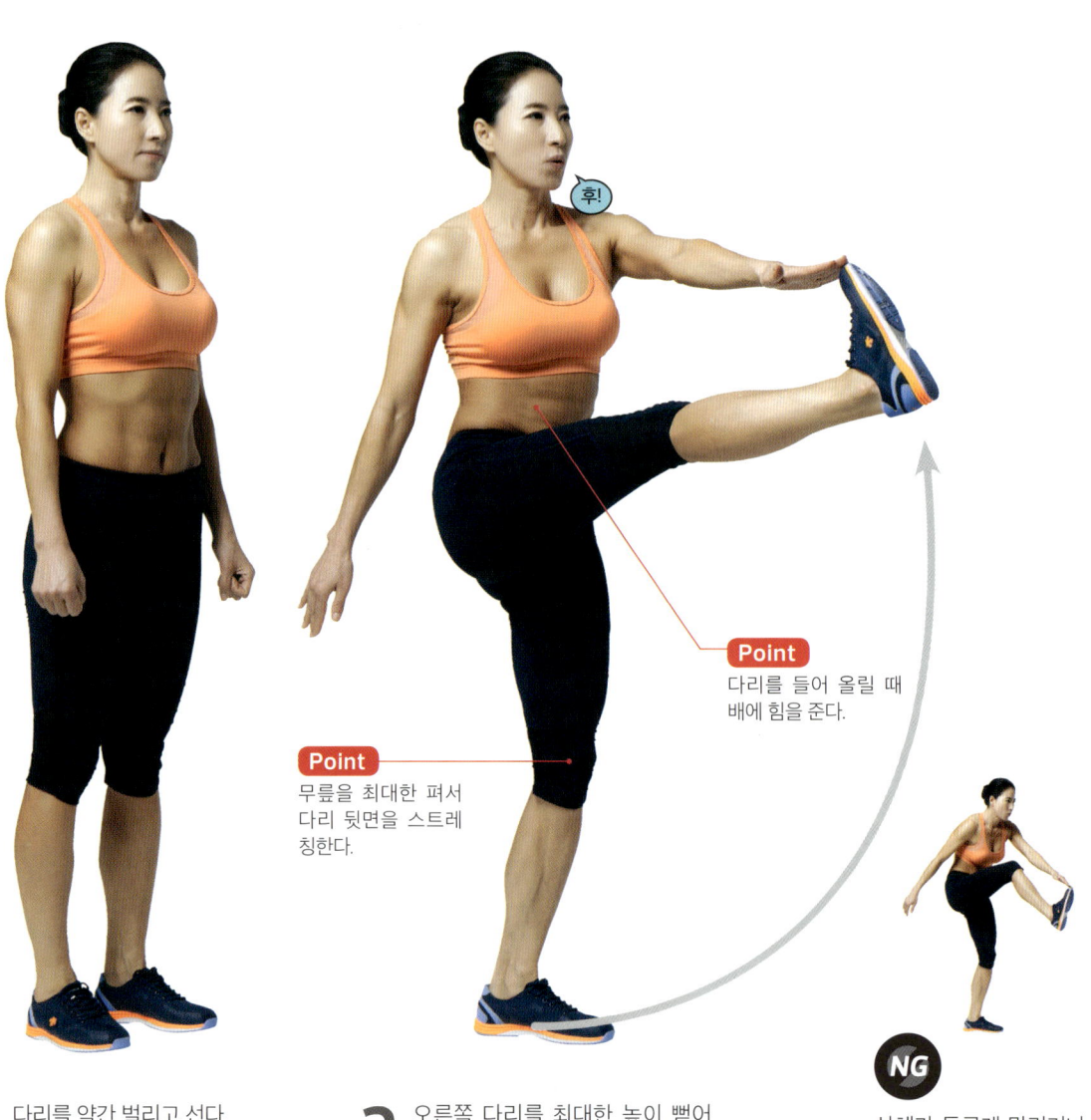

후!

Point
다리를 들어 올릴 때 배에 힘을 준다.

Point
무릎을 최대한 펴서 다리 뒷면을 스트레칭한다.

NG

1 다리를 약간 벌리고 선다.

2 오른쪽 다리를 최대한 높이 뻗어 올려 왼손으로 발끝을 터치한다.

상체가 둥글게 말리거나 다리가 구부러지지 않는다.

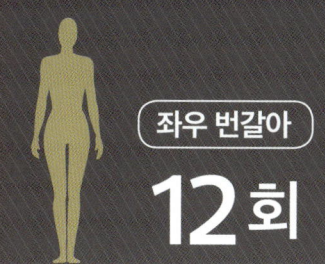

운동 효과 숨 가쁘게 실시했던 동작들을 마무리하기 위한 동작으로 심박수를 낮춰줄 뿐 아니라 하체 뒷면을 전체적으로 스트레칭하고 옆구리와 복부에 자극을 준다.

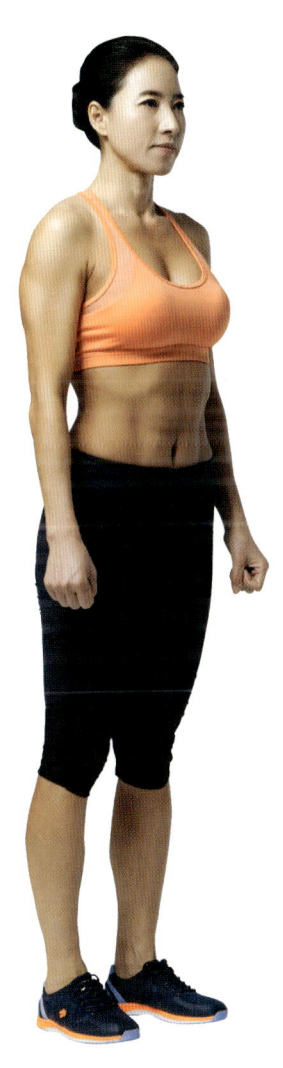

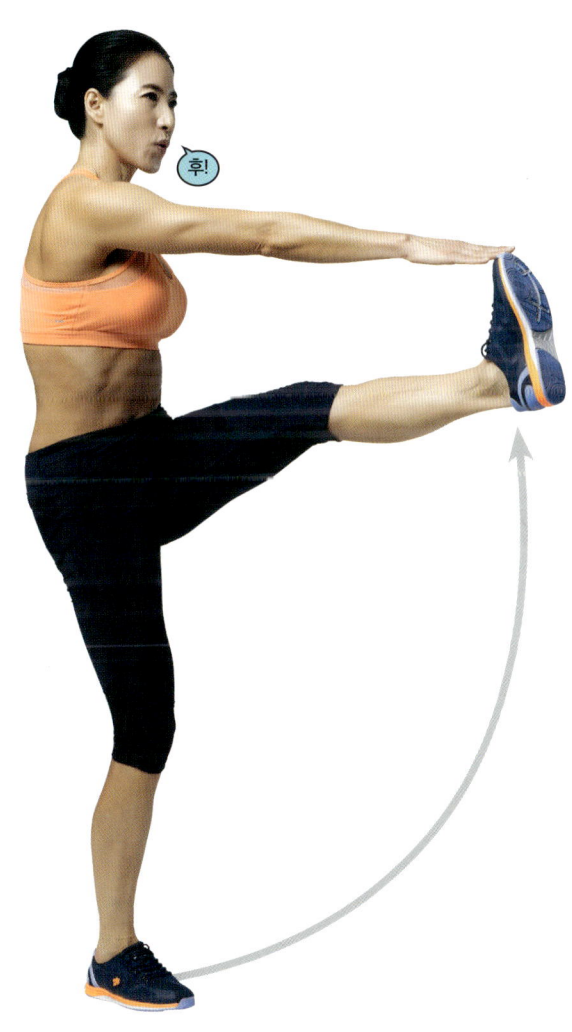

후!

3 팔다리를 내려 1번 자세로 돌아온다. 2~4번을 반복한다.

4 이어서 왼쪽 다리를 최대한 높이 뻗어 올려 오른손으로 발끝을 터치한다.

엎드려서 팔다리 뻗어 올리기

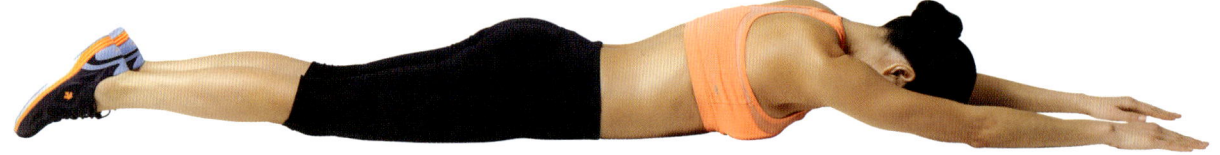

1 엎드려서 팔과 다리를 일자로 쭉 뻗는다.

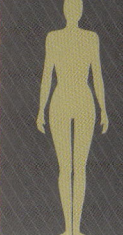
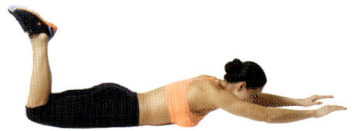 척추와 허리 주변 근육을 강화시키고 엉덩이 근육을 자극하는
동작으로 비뚤어진 좌우 균형을 맞추는 데 도움이 된다.

동작 중 고개를 숙이거나 무릎
을 구부리지 않는다.

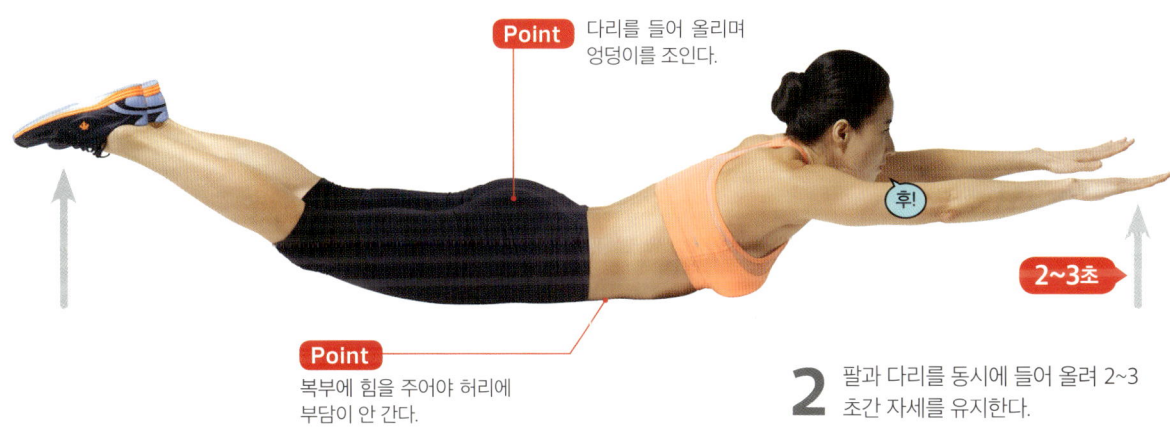

Point 다리를 들어 올리며
엉덩이를 조인다.

후!

2~3초

Point
복부에 힘을 주어야 허리에
부담이 안 간다.

2 팔과 다리를 동시에 들어 올려 2~3
초간 자세를 유지한다.

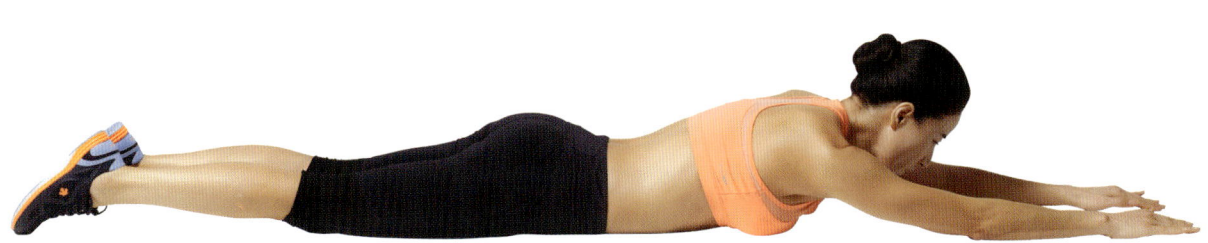

3 팔과 다리를 내려 1번 시작 자세로
돌아온다. 2~3번을 반복한다.

WORKOUT 1~8까지 3세트 실시

STEP 2

2주차 프로그램

마무리 스트레칭

고양이 자세와 누워서 전신 풀기

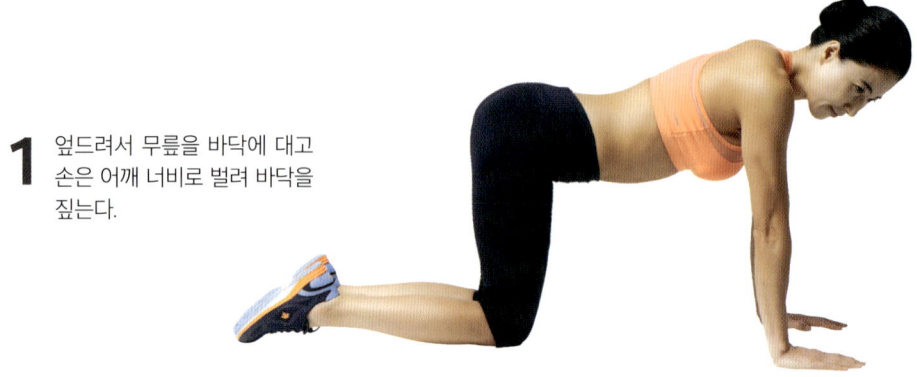

1 엎드려서 무릎을 바닥에 대고 손은 어깨 너비로 벌려 바닥을 짚는다.

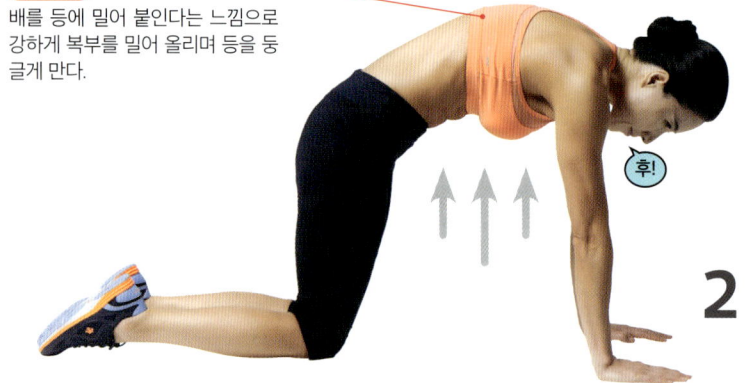

Point
배를 등에 밀어 붙인다는 느낌으로 강하게 복부를 밀어 올리며 등을 둥글게 만다.

후!

2 숨을 내쉬면서 등을 둥글게 말아 올린다.

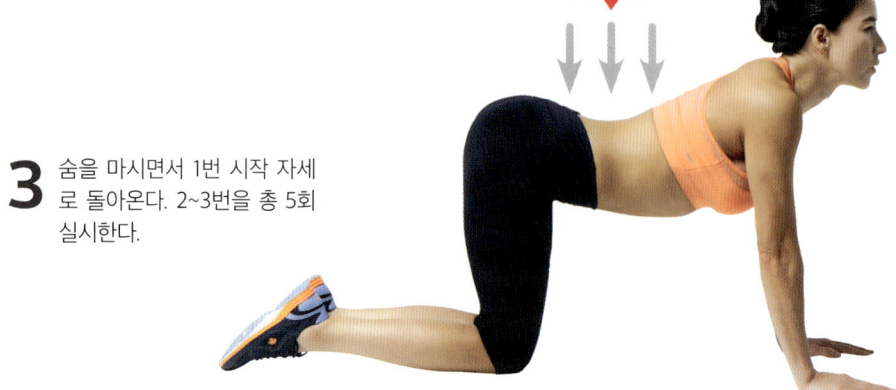

총 5회

3 숨을 마시면서 1번 시작 자세로 돌아온다. 2~3번을 총 5회 실시한다.

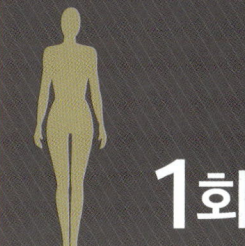

운동 효과 30분 동안 전신 근육 운동을 마친 후 스트레칭을 해주면 근육통을 예방할 수 있다. 간단한 동작으로 어깨, 등, 허리, 엉덩이, 허벅지까지 전신을 스트레칭할 수 있다.

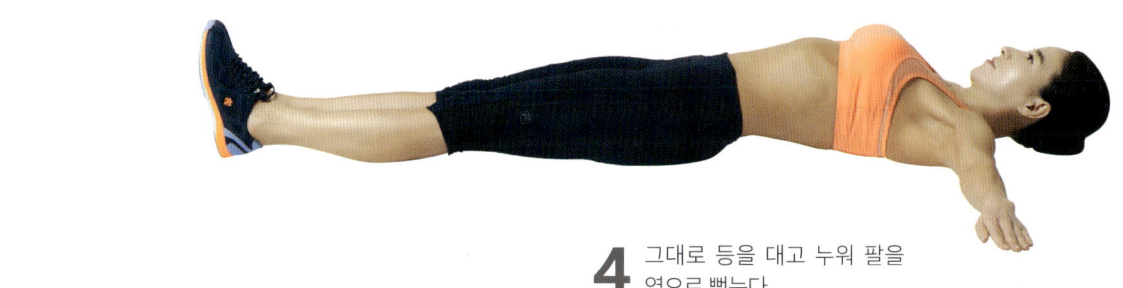

4 그대로 등을 대고 누워 팔을 옆으로 뻗는다.

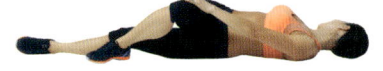

NG 무릎을 손으로 눌러 뜨지 않도록 한다.

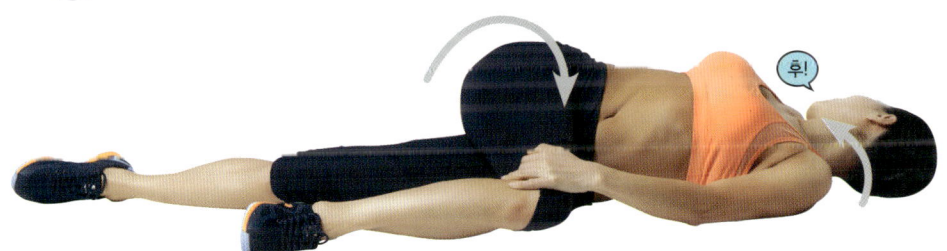

5 오른쪽 다리를 접어 왼손으로 무릎을 잡고 넘기면서 몸통을 비튼다. 시선은 오른쪽을 향한다. 호흡을 2~3번 하면서 숨을 내쉴 때마다 무릎을 더 깊게 누른다.

6 4번 시작 자세로 돌아와 같은 방법으로 왼쪽도 실시한다.

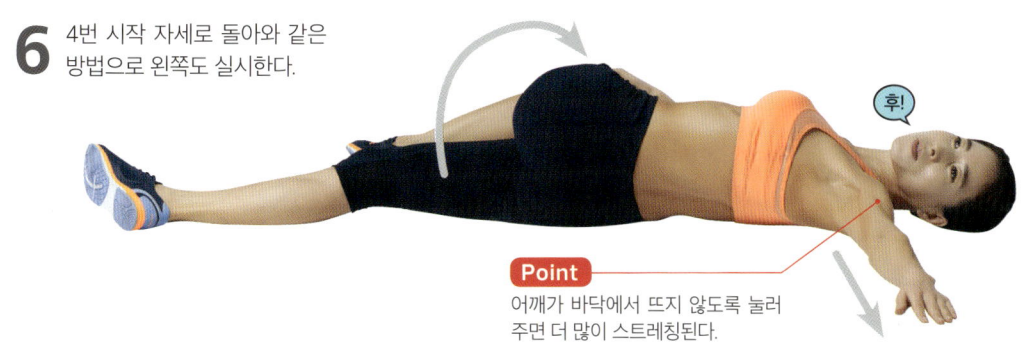

Point 어깨가 바닥에서 뜨지 않도록 눌러주면 더 많이 스트레칭된다.

121

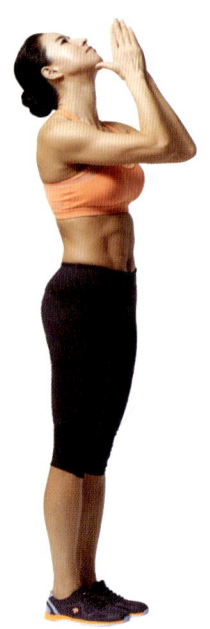
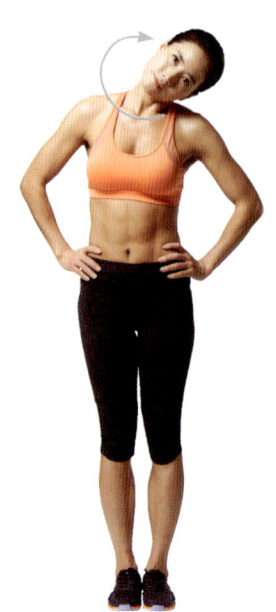
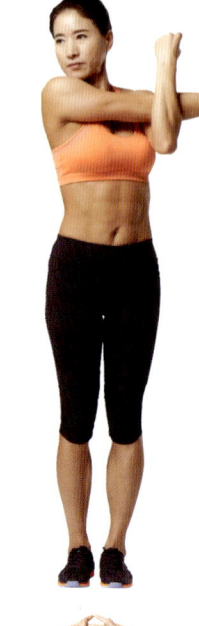

1 엄지로 턱을 받쳐 목을 뒤로 젖히면서 목 앞면을 늘려준다. 이어서 머리 뒤로 깍지를 끼고 아래로 지그시 눌러준다.

2 목을 왼쪽에서 오른쪽으로 돌린다. 반대 방향으로도 돌린다.

3 오른팔을 펴고 왼팔로 팔꿈치를 누르며 당긴다. 고개는 오른쪽으로 돌린다. 반대쪽도 실시한다.

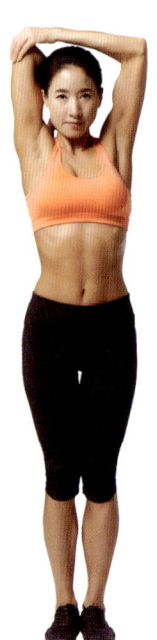
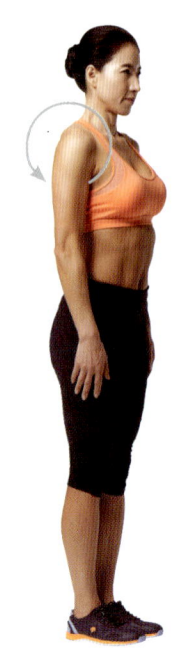
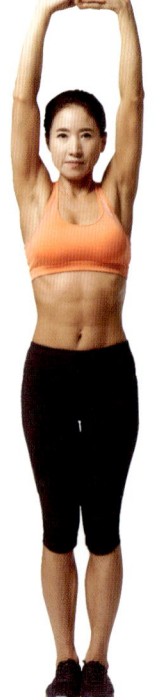

4 오른팔을 구부려 머리 뒤로 넘기고 왼손으로 오른쪽 팔꿈치를 밑으로 당긴다. 반대쪽도 실시한다.

5 몸통은 고정시키고 어깨만 뒤로 10회 돌린다. 앞으로도 10회 돌린다.

6 깍지 낀 손을 위로 뻗어 최대한 상체를 늘인다. 그 상태에서 상체를 오른쪽으로 기울여 전신을 이완시킨다. 반대쪽도 실시한다.

방법

1 숨은 동작 전에 들이마시고 근육을 늘려주면서 내쉰다. 동작을 유지할 때 호흡은 자연스럽게 한다.
2 모든 동작은 1회씩 실시한다. 5~10초씩 지그시 누르며 충분히 늘려준다.
3 반동을 주지 않고 천천히 실시한다. 평소 근육통이 있을 때 실시하면 통증 완화 효과가 있다.

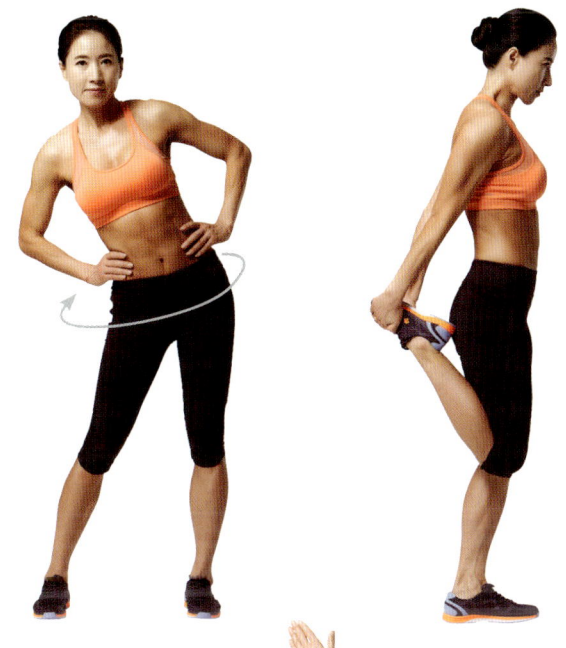

7 다리를 어깨 너비로 벌리고 크게 원을 그리며 허리를 5회 돌린다. 반대쪽으로 도 5회 돌린다.

8 오른쪽 다리를 뒤로 접어 양손으로 지그시 당긴다. 반대쪽도 실시한다.

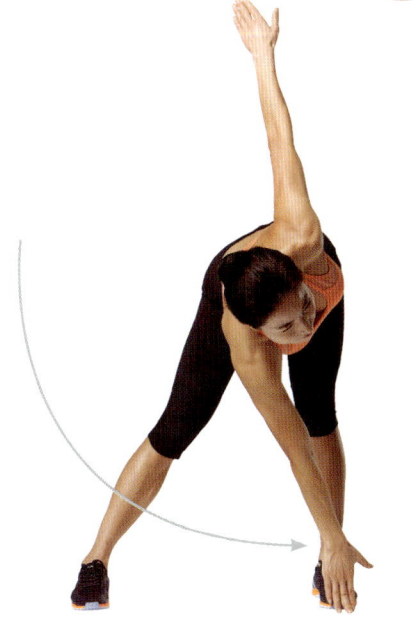

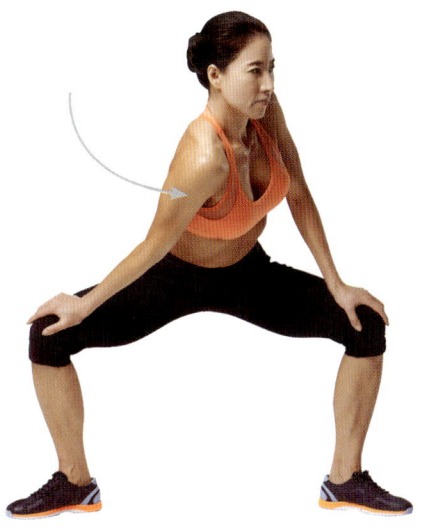

9 다리를 어깨 너비보다 넓게 벌린 상태에서 상체를 숙이며 오른손으로 왼발을 터치하고 왼손은 그대로 위로 뻗는다. 반대쪽도 실시한다.

10 다리를 넓게 벌린 후 양손으로 무릎을 잡고 오른쪽 어깨를 앞으로 비틀며 눌러준다. 반대쪽도 실시한다.

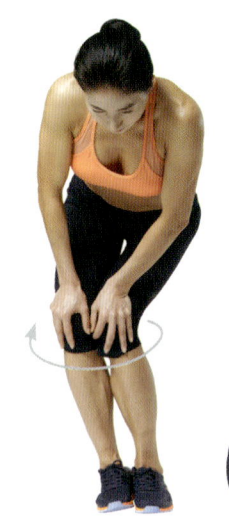

11 다리를 모으고 서서 양손으로 무릎을 잡고 5회 돌린다. 반대쪽으로도 5회 돌린다.

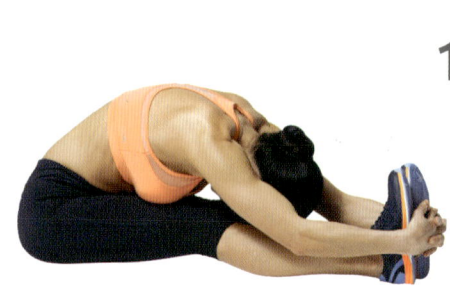

12 다리를 앞으로 쭉 뻗고 앉아 상체를 숙여 양손으로 발끝을 잡아당긴다.

13 다리를 옆으로 벌리고 앉아 상체를 숙여 가슴을 최대한 바닥에 붙인다.

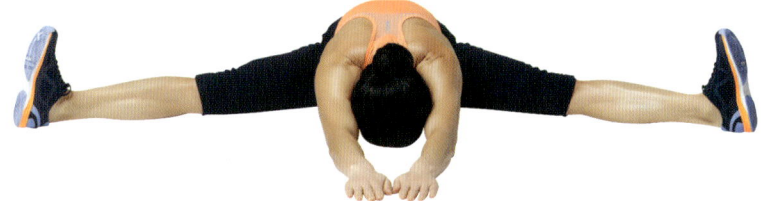

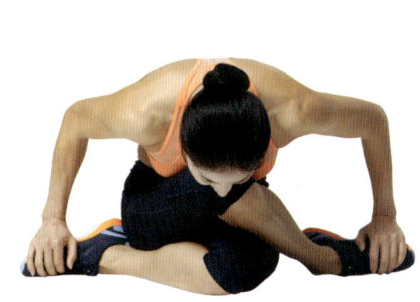

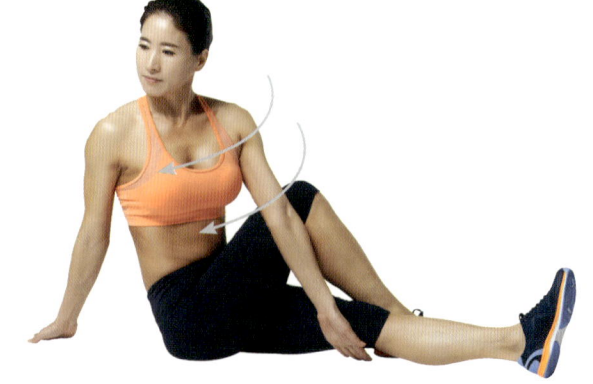

14 오른쪽 무릎이 왼쪽 무릎 위로 가도록 다리를 포개어 앉는다. 허리를 편 상태에서 손으로 발을 잡고 상체를 앞으로 숙인다. 다리를 반대로 포개고 앉아 1회 더 실시한다.

15 왼쪽 다리는 앞으로 뻗고 오른쪽 다리는 무릎을 세워 왼쪽 무릎 바깥쪽에 놓는다. 왼손은 오른쪽 무릎을 지탱하고 오른손은 엉덩이 뒤쪽에 놓는다. 그대로 상체를 오른쪽으로 튼다. 반대쪽도 실시한다.

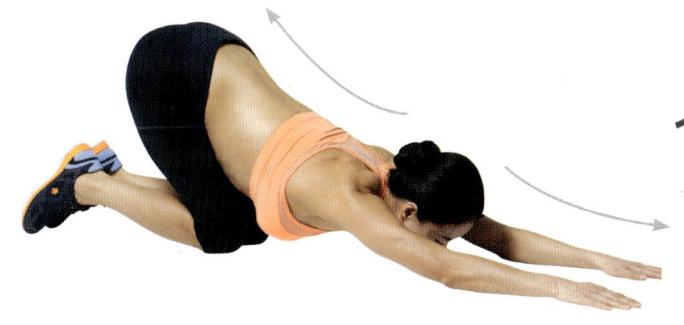

16 무릎을 바닥에 대고 양팔을 어깨 너비로 벌려 짚는다. 그 상태에서 엉덩이를 뒤로 쭉 빼면서 천천히 상체를 늘려준다.

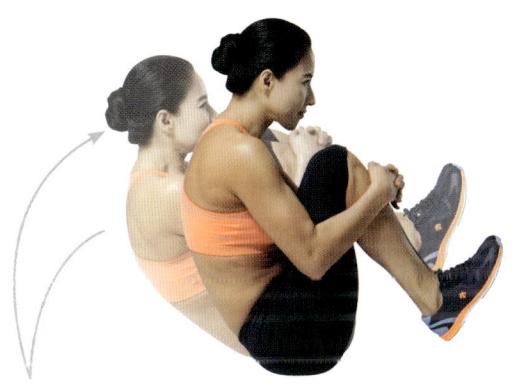

17 양손으로 무릎을 잡고 천천히 앞뒤로 구른다.

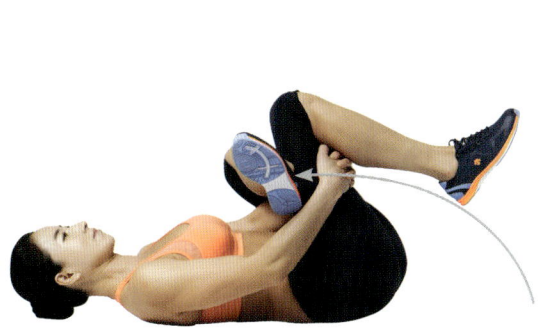

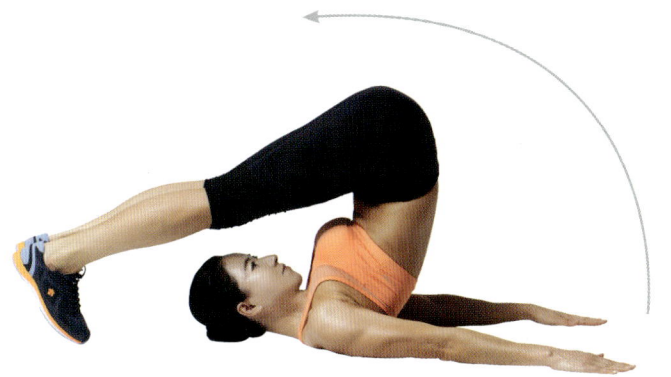

18 등을 대고 누워 무릎을 세운다. 왼쪽 다리를 접어 오른쪽 무릎 위에 올린다. 깍지 낀 손으로 오른쪽 허벅지 뒤쪽을 잡고 지그시 당긴다. 반대쪽도 실시한다.

19 등을 대고 누워 양팔은 몸통 옆에 붙이고 두 다리는 뻗는다. 복부의 힘을 이용해서 다리를 들어 머리 뒤로 넘긴다.

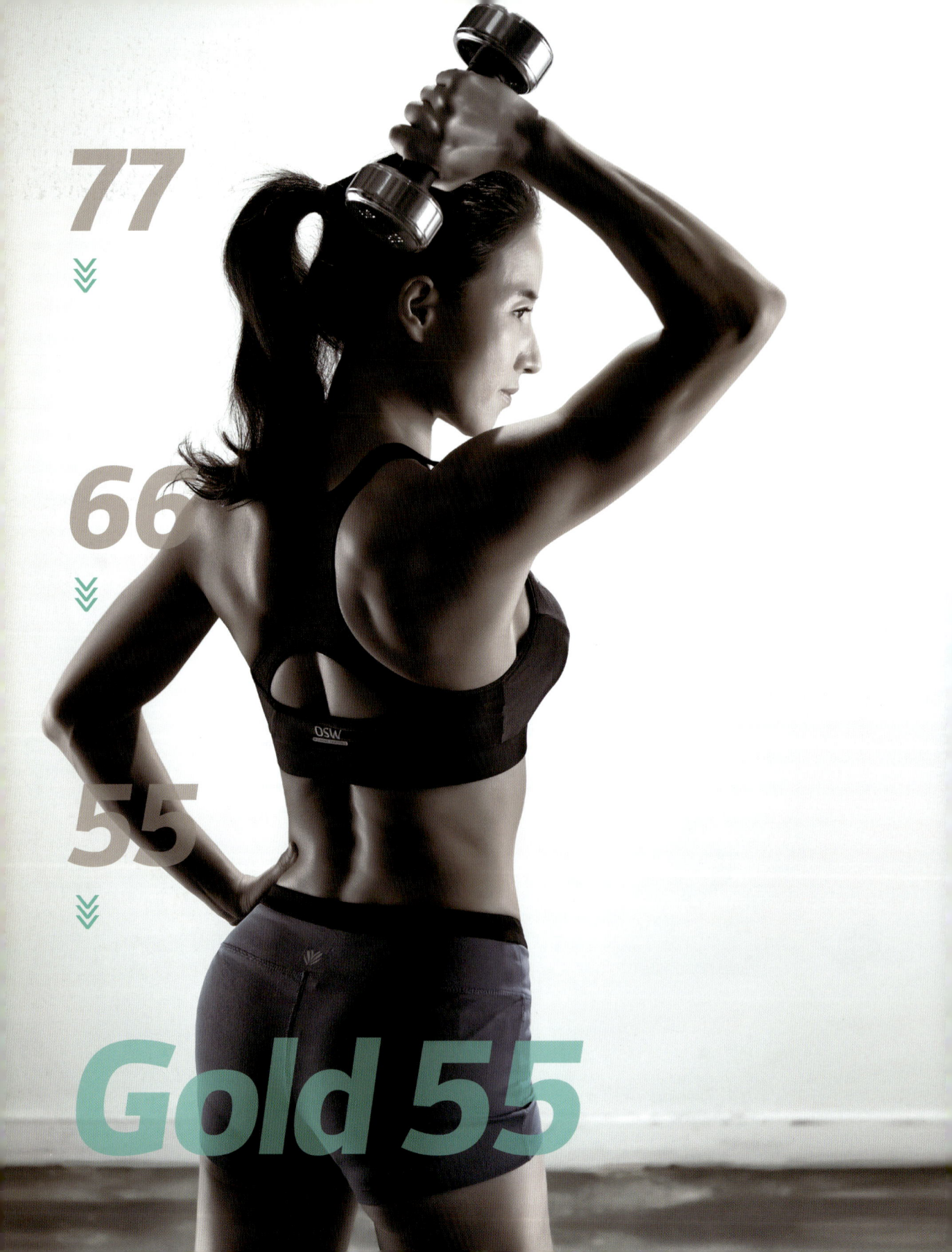

77

66

55

Gold 55

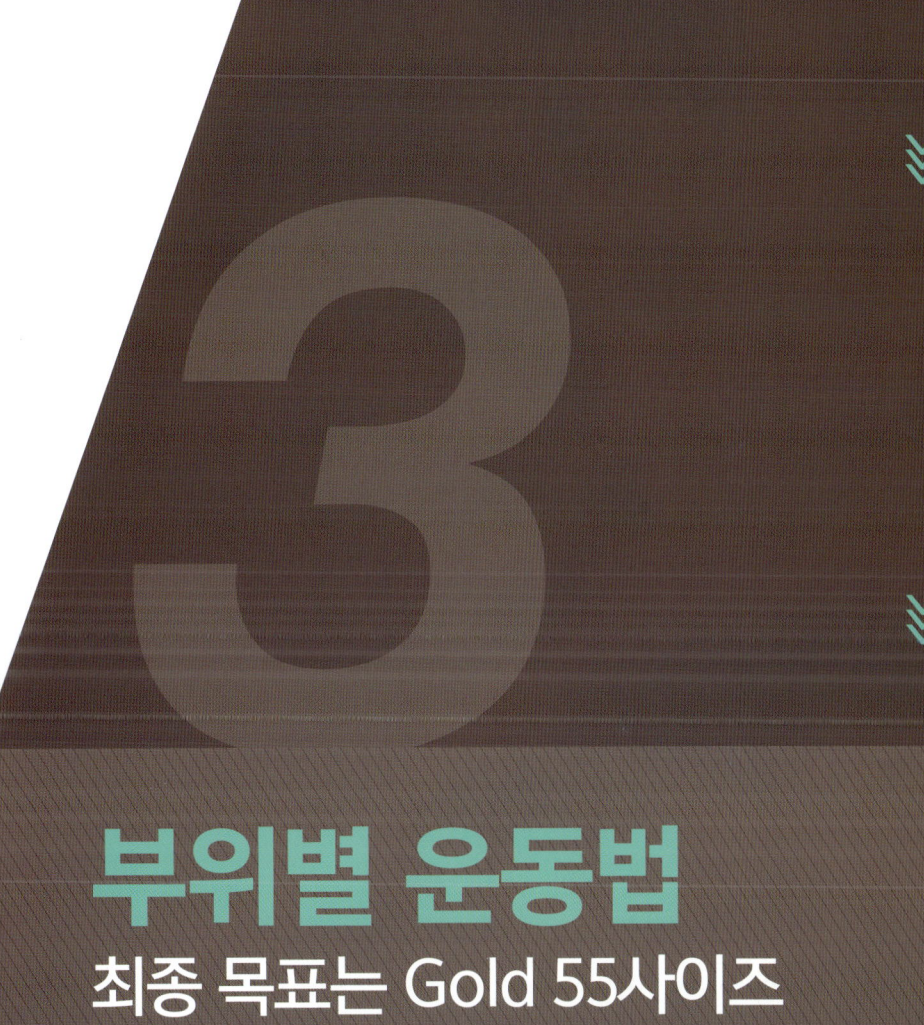

3

부위별 운동법
최종 목표는 Gold 55사이즈
완벽한 핫 바디!

원하는 라인으로
내 몸을 디자인한다!

들어갈 데 들어가고
나올 데 나온 몸매를 만든다

2주 동안 열심히 운동과 식이요법을 따른다면, 여러분은 한 사이즈 작은 옷을 입게 된다. 한 사이즈 감량에 만족한다면 이제부터는 조금 더 쉽게 살아도 된다. 월, 화, 수, 목, 금, 1주일에 5일 실시하던 운동을 월, 수, 금, 3일만 실시하고 뒤에 소개할 건강식이를 따르면 요요 없이 감소된 사이즈를 유지할 수 있다. 시간이 지날수록 근육량이 늘면서 몸이 더 탄력 있게 변하고 사이즈도 더 작아질 것이다.

2주간의 운동으로 한 사이즈가 준다고 해서 울퉁불퉁했던 보디라

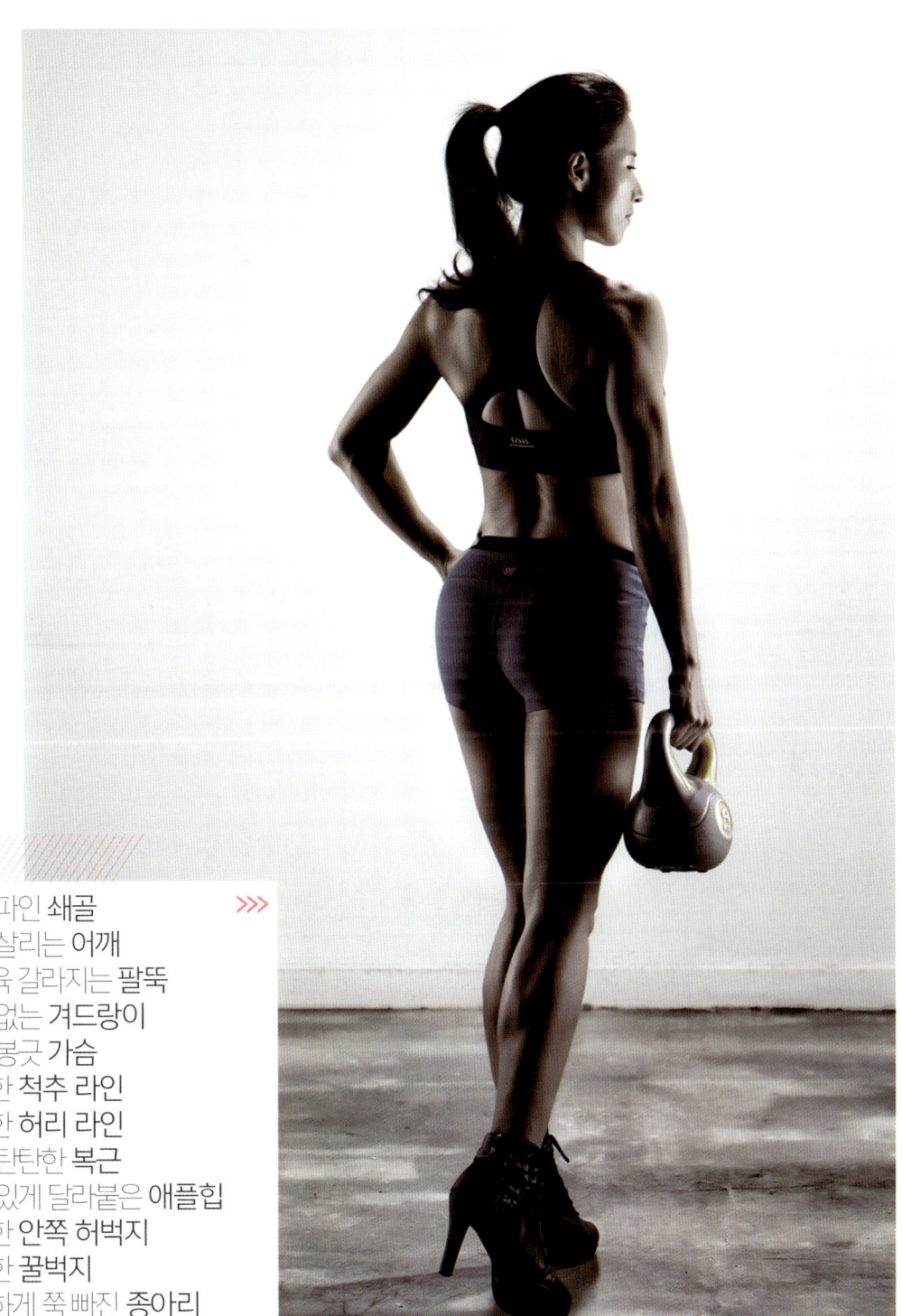

움푹 파인 **쇄골**
옷발 살리는 **어깨**
잔근육 갈라지는 **팔뚝**
군살 없는 **겨드랑이**
탱탱 봉긋 **가슴**
섹시한 **척추 라인**
잘록한 **허리 라인**
납작 탄탄한 **복근**
탄력 있게 달라붙은 **애플힙**
탄탄한 **안쪽 허벅지**
쫀쫀한 **꿀벅지**
매끈하게 쭉 빠진 **종아리**

인까지 완벽해지지는 않는다. 2주 집중 프로그램을 통해 전신의 근육을 골고루 발달시키고 체지방도 어느 정도 감량했다면, 이제는 좀 더 세밀하게 보디라인을 조각하는 데 시간과 노력을 투자해보자. 2주 집중 프로그램을 1주일에 3회 이상 실시하고 여기에 부위별 운동을 추가로 한다면 더욱 균형 잡힌 아름다운 몸매를 만들 수 있다.

근육 운동의 가장 큰 이점은 부족한 부분은 채우고, 불필요한 부분은 없애는 것이다. 앞서도 설명했지만 엉덩이가 빈약한 체형이라면 엉덩이 운동을 집중적으로 실시해 엉덩이 근육을 키우면 된다. 탄력 있게 달라붙은 애플힙을 만들 수 있다. 서 있을 때는 괜찮은데 앉기만 하면 볼록 튀어나오는 배가 고민이라면 복근을 키우면 된다. 복근이 방패가 되어 장기를 눌러주기 때문에 앉아 있어도 배가 납작하다.

통짜 허리가 고민이라면 옆구리 근육과 요추의 척추기립근을 강화해 잘록한 허리 라인을 만들 수 있다. 이때 엉덩이와 어깨 근육을 함께 키운다면 상대적으로 허리가 더 잘록해 보인다. 살이 빠질 때 유독 휜 다리가 도드라져 보인다면 허벅지 안쪽과 바깥쪽 라인을 정리해주면 된다. 비어있는 안쪽 허벅지를 단단하게 채우고 바깥쪽 허벅지를 일자로 잡아주면 탄력 있게 쭉 뻗은 허벅지로 보인다.

하나씩 자신의 몸을 조각해가는 기분, 한 번 맛들이면 절대 벗어날 수 없다. 내가 그랬던 것처럼 여러분도 매일 거울 앞에서 운동을 멈출 수 없게 될 것이다.

부위별 운동 실시 방법

1 시간 날 때 수시로 3~5세트씩 실시한다.

2 자신의 몸 상태에 따라 부족한 부위 위주로 실시한다.

3 단, 전체 균형을 위해 전신을 골고루 해주는 것이 좋다.

4 자신의 체력에 맞춰 10~15회로 횟수를 조절한다.

5 운동 중 자극이 가는 부위에 집중해야 더 큰 효과를 얻을 수 있다.

6 근육을 수축할 때와 힘을 줄 때 숨을 내쉰다.

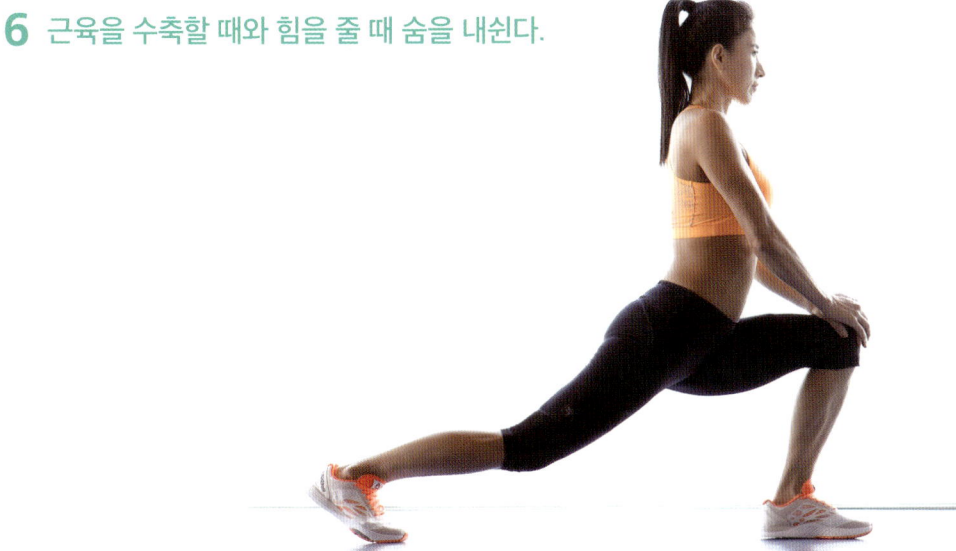

2주 후… 더 큰 목표를 향하여

1 감소된 사이즈에 만족한다면…

1주일에 5일 행하던 2주 집중 프로그램을 3회로 줄인다. 여기에 133쪽의 건강식이를 병행하면 감소된 사이즈를 계속 유지할 수 있다.

2 한 사이즈 더 줄이고 싶다면…

2주 집중 프로그램을 더 연장한다. 2주 다이어트 식단까지 병행하는 게 좋지만 음식 스트레스가 커서 지속하기 힘들다면 건강식으로 바꾼다.

3 Gold 55의 보디라인을 갖고 싶다면…

1주일에 3회, 2주 집중 프로그램을 실시하면서 부위별 운동을 매일 3~4개씩 실시한다. 가장 고민스러운 부위는 매일 실시하고 전체적인 균형을 위해 다른 부위도 1주일에 1~2번 실시한다.

4 잔근육을 만들고 싶다면…

팔뚝이나 허벅지의 잔근육이 보이려면 체지방을 좀 더 걷어내야 한다. 매일 부위별 운동을 5부위 이상 실시하고 1시간씩 유산소 운동을 실시한다. 시간이 날 때마다 특별히 다듬고 싶은 부위의 운동을 반복한다.

요요 없이
평생 55사이즈를 유지하는
건강식이

많이 먹으면서 몸매를 유지하는 방법은 없다

내가 다니는 피트니스센터는 주택가에 있어서 오래 다닌 주부 회원들이 많다. 10년 전 운동을 처음 시작했을 때부터 보아왔던 사람도 있다. 그렇게 운동을 오래 했어도 몸매의 변화는 크게 없다. 그래서 왜 운동해도 살이 빠지지 않느냐며 트레이너를 붙잡고 하소연을 한다.

그도 그럴 것이 볼 때마다 항상 삼삼오오 모여 앉아 간식을 먹고 있다. 거기다 운동이 끝나면 다들 모여 고지방, 고칼로리 음식을 먹으러 출발한다. 힘들게 운동을 했으니 그 정도는 먹어도 된다고 스스로 위로한다.

먹기 위해 운동을 한다는 사람들도 있으니 마냥 나쁘다고는 말할 수 없다. 하지만 먹으면서 스트레스를 받고 거울 앞에서 후회하고 있다면, 이제 자신에게 좀 더 솔직해져야 한다.

먹은 칼로리를 운동으로 다 소비할 수는 없다. 운동을 조금 했다고 더 먹어도 되는 것은 아니다. 현상 유지가 목표가 아니라면 먹는 양을 줄여야 한다. 특히 체지방 감량을 위해서는 무엇보다 식사량을 줄여야 한다. 제대로 차린 한정식 코스 요리를 먹으면 한 끼에 3000kcal도 섭취할 수 있다. 건강하고 좋은 음식이라고 해도 총 섭취 칼로리가 높으면 도움이 안 된다.

단, 반복된 다이어트로 기초대사량이 많이 떨어진 상태라면 평소 식사량이 매우 적어도 체중이 빠지지 않을 수 있다. 이런 경우에는 식사량을 더 줄이는 것은 바람직하지 않다. 양보다는 식사 종류를 건강한 메뉴로 바꾸고 근육 운동을 통해 근육량을 늘려야 한다.

식단을 짜지 마라

인터넷을 검색하면 체중 조절을 위한 갖가지 식단들을 어렵지 않게 볼 수 있다. 비만 클리닉을 가거나 운동센터에 가도 체중 감량이 목적이라고 하면 운동 프로그램과 식단을 함께 제시해준다. 물론 사람들도 전문가가 짜준 하루 세끼 식단을 원한다. 묻거나 따지지 않고 그냥 그대로 따라 하는 게 편하다고 느껴지기 때문이다.

하지만 나는 '어떻게 먹어야 되냐?'고 물어보는 사람에게 식단을 짜지 말라고 조언한다. 나 역시 처음 운동을 시작했을 때 트레이너가 식단을 짜줬다. 그런데 그 식단을 그대로 실천한다는 게 거의 불가능했다. 조금씩 골고루 다양한 식품을 섭취하는 것은 당연히 좋은 일이지만, 끼니마다 그 메뉴들을 만들어야 된다는 게 여간 고역이 아니었다. 장도 자주 봐야 했고, 식재료비도 만만치 않았다. 별식을 만드는 것도 아닌데, 식사 준비 시간은 왜 그렇게 오래 걸리던지…. 모임이라도 있으면 식단과는 상관없는 식사를 해야 했기 때문에 아무리 식단을 철저히 지키려고 노력해도 3일을 넘기기가 힘들었다.

인정할 것은 인정하자. 삼시 세끼를 전문가가 제시해순 식단대로 먹는 것은 거의 불가능하다. 체중 감량에 대한 불타는 의지를 갖고 식단을 실천해도 결국 하루 이틀 만에 포기할 수밖에 없다. 도시락으로 싸 갖고 다닐 수 있는 간단한 메뉴라고 해도 매일매일 그대로 지키기 위해 노력하는 것은 에너지 낭비에 가깝다. 그러면 어떻게 해야 할까?

몇 가지 원칙만 기억하라!

식이요법에서 중요한 것은 원칙이다. 즉, 먹어야 될 것, 먹지 말아야 될 것만 정해놓고 상황에 따라 조절하면 된다. 복잡하면 지킬 수 없다. 누구나 쉽게 기억할 수 있고, 쉽게 지킬 수 있는 몇 가지면 충분하다.

일단 먹어야 될 것은 단백질과 채소, 물이나. 그리고 먹지 말아야 될 것은 단 것, 짠 것, 기름진 것, 3가지다. 참 간단하다. 구체적으로 식단을 짜지 않아도, 금지 식품 리스트를 외우지 않아도 큰 원칙만 기억하면 어떤 음식을 먹어야 할지 헷갈리지 않는다. 그리고 헷갈린다 싶으면 안 먹으면 된다. 먹는 게 문제지 안 먹는 게 뭐가 문제겠는가.

먹어야 할 것 3가지

단백질 식품

단백질은 근육을 만드는 원료이기 때문에 다른 어떤 영양소보다 중요하다. 한 번에 많이 먹지 말고 아침, 점심, 저녁으로 나눠 먹어야 흡수가 잘된다. 단백질은 포만감을 주는 효과도 크기 때문에 섭취 칼로리를 줄이는 데도 도움이 된다. 단, 콩류는 훌륭한 단백질 식품이지만 지방 함량이 높으므로 두부의 경우 한 번에 1/6~1/4모 정도만 먹는다. 육류도 최대한 지방이 없는 부위를 먹도록 한다. 삼겹살은 단백질 식품이 아니라 지방 식품에 가깝다.

채소

채소는 칼로리가 낮기 때문에 많이 먹어도 살이 찌지 않는 대표적인 식품이다. 또한 원활한 신진대사를 위해 필수적인 비타민과 무기질이 풍부하다. 섬유질도 풍부해 매 끼 충분한 채소 반찬을 곁들이면 포만감을 얻을 수 있고 변비도 예방할 수 있다. 단, 샐러드로 먹을 때는 드레싱에 주의해야 한다. 올리브오일에 발사믹 식초만 섞어 간단하게 뿌려 먹는 것이 좋다. 채소는 마음껏 먹어도 좋지만 과일은 당 성분이 높아 칼로리가 꽤 되므로 무작정 먹으면 안 된다. 하루 1~2개 정도가 적당하다.

물

근육을 만들고 유지하려면 충분한 수분 섭취가 필수다. 물을 많이 마시면 신진대사율이 높아지고 혈액순환도 잘되어 몸매 유지에 도움이 된다. 하루 1.5~2ℓ 정도의 물을 마시도록 한다. 단, 커피, 차, 탄산음료는 더 많은 수분을 배출시키므로 마신 양보다 더 많은 물을 마셔야 한다.

먹지 말아야 할 것 3가지

단 것

이유를 설명하지 않아도 잘 알 것이다. 일단 칼로리가 높다. 밥 대신 초콜릿이나 케이크를 먹으면 되지 않나 싶겠지만 그게 최악이다. 단 음식은 칼로리만 높고 영양소는 거의 없다. 또한 단 음식은 중독성이 있다. 단 음식을 먹으면 기분을 좋게 만드는 호르몬이 분비되어 일시적으로 행복해지지만 혈당이 떨어지면 또 다시 단 음식을 찾게 된다. 더욱이 설탕은 비타민과 무기질을 과다 소모시켜 신진대사에 큰 부담을 주며, 쉽게 피곤해지고 집중력도 떨어지게 만든다. 단 음식에는 '딱 한 번만'이 해당되지 않는다. 최대한 먹지 않는 것이 현명하다.

짠 것

다이어트를 할 때 가장 먼저 바꿔야 할 식습관이 짠 음식을 끊는 것이다. 소금은 지방 분해를 억제하고 근육으로 가는 수분을 빼앗아 근육 발달을 방해한다. 또한 식욕을 촉진해 식사량을 늘린다. 간장게장이 밥도둑인 이유이기도 하다. 집에서는 간 조절이 가능하지만 외식을 할 때는 쉽지 않다. 그래도 최대한 노력해야 한다. 나는 냉면이나 비빔밥을 먹을 때는 양념을 반쯤 덜어내고, 국이나 찌개, 탕을 먹을 때도 젓가락으로 건더기만 건져 먹는다.

기름진 것

당연히 피해야 할 음식이다. 지방이 3대 영양소 중 칼로리가 가장 높다. 단백질 섭취를 위해 닭고기나 육류를 매끼 먹어야 하지만 지방은 철저히 피해야 한다. 특히 닭껍질과 삼겹살은 절대 금지. 닭을 먹을 때는 껍질을 떼어내고, 고기를 먹을 때도 살코기만 먹는다. 당연히 기름에 튀기거나 부친 음식도 금지. 굽거나 찌는 조리법을 이용하고 채소를 볶을 때는 수분이 나오므로 기름을 조금만 사용한다.

단백질 식품이 언제나 메인이다

먹어야 할 것, 먹지 말아야 할 것은 있는데 식단은 짜지 말라니, 그럼 어떤 방법으로 먹어야 하나 헷갈릴 것이다. 우선, 식사 메뉴를 정하는 기준은 단백질 식품이다. 육류, 어류, 두부 종류를 메인 메뉴로 잡고, 여기에 잡곡밥을 1/3 정도 곁들인다. 그리고 나머지는 채소 반찬으로 채운다. 이 원칙은 집에서 밥을 먹을 때나 밖에서 회식을 할 때, 모두 똑같이 적용된다. 그럼 이제부터 내가 실제로 어떻게 먹고 있는지 알려주겠다. 여러분도 이런 식으로 생활에 응용하길 바란다.

집에서 밥을 해 먹을 때

일단 냉장고 속 식재료를 확인한 다음 그중 단백질 식품을 메인 메뉴로 잡는다. 1순위는 언제나 닭가슴살이다. 닭가슴살은 순단백질 양이 높으면서도 지방 함량이 거의 없고 저렴해 가장 선호하는 단백질 식품이다. 닭가슴살 가격이 부담스럽다면 좀 더 저렴한 대안이 있다. 달걀이다. 노른자는 지방 함량이 높으므로 하루 2개 정도만 먹고, 2개 이상 먹을 때는 흰자만 먹는다. 그다음 순위가 생선, 마지막이 육류다. 육류의 경우, 기름기가 없는 부위는 훌륭한 단백질 공급원이지만 육류의 맛있는 성분은 지방질에 많기 때문에 기름기가 없으면 맛이 없다. 게다가 가격도 비싸다. 그래서 육류는 늘 마지막 대안이다.

조리법은 간단하다. 소금만 약간 뿌려 구워 먹거나 심심하게 채소와 볶아 먹는다. 채소에서 수분이 나오기 때문에 기름을 조금만 사용해도 볶음 요리를 만들 수 있다.

단백질 식품 선택 순위

닭가슴살 ❯ 달걀 ❯ 생선 ❯ 육류

밖에서 외식을 할 때

밖에서 식사를 해야 할 때도 나는 집에서와 같은 원칙에 맞춰 메뉴를 고른다. 간혹 다른 사람들에게 맞춰 메뉴를 정해야 할 때도 있지만, 내가 보디피트니스 선수라는 점을 배려해 대부분 메뉴 선택권은 나에게 돌아온다. 당연히 메뉴는 무조건 단백질 음식이고, 모임의 성격이나 식사 가격에 맞춰 종류를 선택한다. 비싼 음식을 먹어도 되는 날에는 생선회나 소고기를 먹고, 부담 없이 먹고 싶은 날에는 오리고기나 샤브샤브를 선택한다.

간단한 간식을 싸 갖고 다니자

과식을 하게 만드는 가장 큰 범인은 허기다. 바빠서 점심을 못 먹었거나 간단하게 때웠다면 저녁때 폭식을 하게 될 확률이 높다. 저녁을 너무 일찍 먹었거나 조금만 먹은 경우에도 밤 11시에 라면을 끓이게 된다. 아침과 점심, 점심과 저녁 사이에 간단하게 간식을 먹으면 다음 식사 때 식사량을 조절하는 데 큰 도움이 된다. 그래서 나는 쉽게 먹을 수 있는 견과류 한 주먹이나 방울토마토 10개 정도는 가방에 늘 챙겨 다닌다.

다이어트의 가장 무서운 적 중 하나는 단 음식이다. 식사 시간에 조심했다고 해도 단 음식의 유혹이 지뢰처럼 생활 곳곳에 숨어있다. 커피를 마시러 가도 단 커피가 즐비하고, 단 커피의 유혹을 이기고 아메리카노를 들고 자리에 앉아도 일행이 케이크나 쿠키를 사 오면 또 한 번 인내해야 한다. 그런 이유로 나는 사람들과 카페에 갈 일이 있으면 간단한 주전부리를 준비해 간다.

내가 가장 좋아하는 간식은 피스타치오다. 견과류는 간식으로 좋은 식품이지만 지방 함량이 높기 때문에 많이 먹으면 오히려 다이어트를 방해한다. 이때 좋은 것이 피스타치오다. 피스타치오는 일일이 손으로 껍질을 벗겨 먹어야 하기 때문에 호두나 아몬드처럼 무의식적으로 먹지 않게 되고, 벗겨진 껍질 양이 상당하기 때문에 굉장히 많이 먹은 것 같은 시각적 효과를 준다.

어렵지 않아야 평생 습관이 될 수 있다

나는 대회 기간이 아닐 때도 나만의 식사 원칙에 맞춰 식사한다. 그랬더니 어느 순간부터 그 식습관이 처음부터 내 것이었던 것처럼 아주 편안해졌다. 억지로 참는 것도 아닌데 오랜만에 자극적인 음식을 먹으면 간이 너무 강해 맛있다는 생각이 들지 않는다. 간혹 먹고 싶을 때는 조금씩 먹기도 하지만 많이는 먹지 못한다. 해 먹을 수 있는 음식은 내가 집에서 해 먹는 게 훨씬 입맛에 맞고 맛있다. 내 입에만 그런지는 몰라도 나는 이미 입맛이 완전히 변해버렸다. 건강한 음식이 가장 맛있다고 느껴진다.

물론 나도 가끔 나쁜 음식이 먹고 싶을 때가 있다. 그럴 때는 치킨도 1~2조각 먹고 피자도 한 쪽씩 먹는다. 하지만 즐기지는 않는다. 솔직히 이야기하면 이제는 패스트푸드나 가공식품이 특별히 맛있지도 않고 먹고 싶은 생각도 들지 않는다.

금지 음식을 먹을 때도 큰 원칙은 지키려고 노력한다. 막국수나 냉면을 먹을 때는 소스를 덜어내고, 기름기나 염분을 뺀 조리법을 선택한다. 치킨이 먹고 싶을 때는 프라이드 대신 오븐에 구운 치킨으로 대체한다.

이와 같은 식사 원칙은 평생 습관이 되어야 한다. 하나씩 지켜가다 보면 전혀 어렵지 않다. 식단이 운동보다 확실히 바꾸기도 어렵고 실천하기도 힘들지만, 생각해보면 식이요법이란 게 별것 아니다. 몸에 좋은 것 먹고, 몸에 나쁜 것 먹지 않으면 된다. 건강한 습관을 들인다는 생각으로 실천해야 한다.

평생 55사이즈를 유지하는 식단의 룰

첫째, 단 것, 짠 것, 기름진 것은 먹지 않는다.

둘째, 탄수화물(밥, 국수 등)은 1/3만 먹는다.

셋째, 매끼 고단백 식품을 먹는다.

넷째, 나머지는 채소와 과일로 채운다.

다섯째, 식사 사이에 허기를 달래줄 간식을 섭취한다.

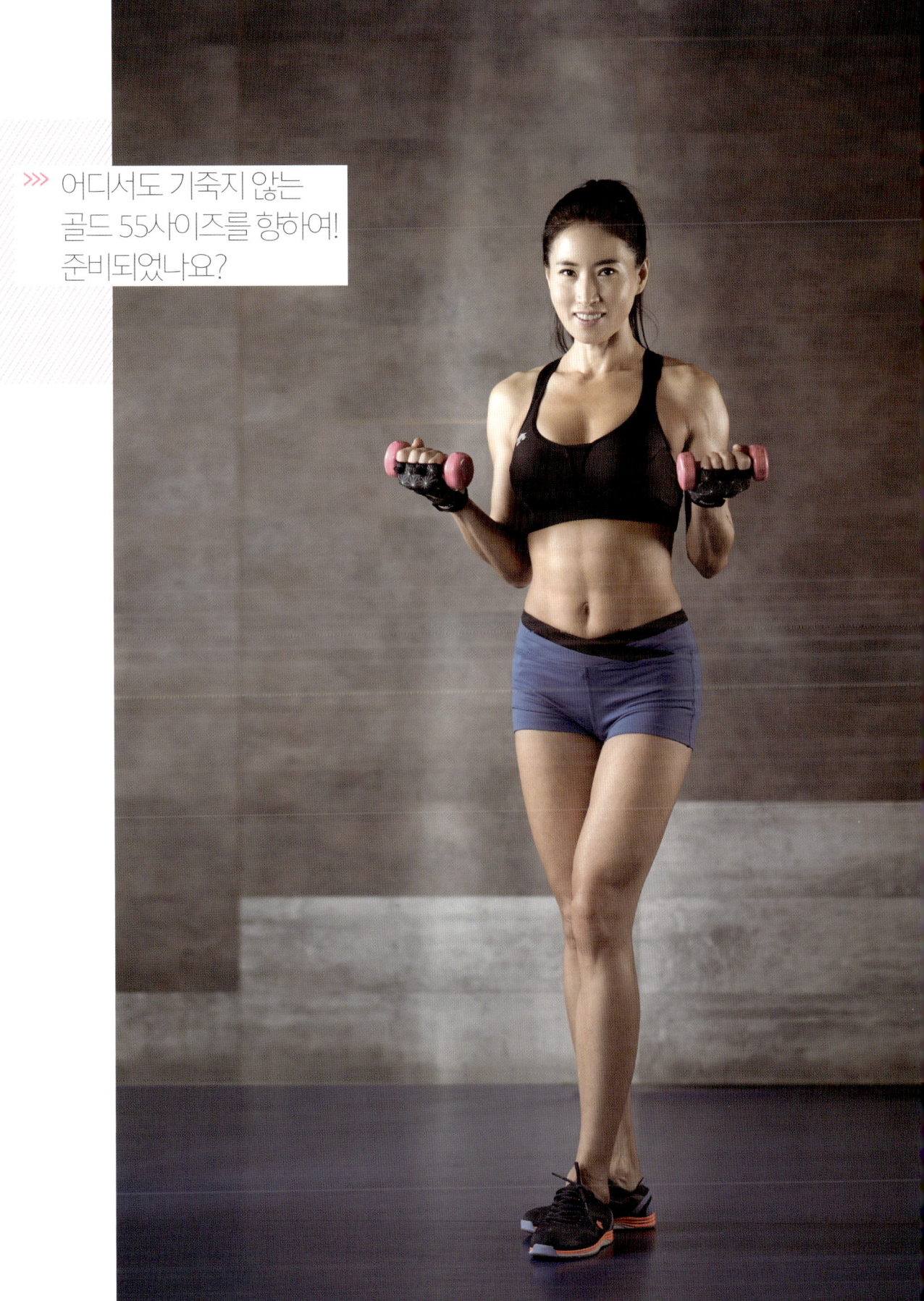

>> 어디서도 기죽지 않는
골드 55사이즈를 향하여!
준비되었나요?

상체

움푹 파인 쇄골

양발 꼬고 팔굽혀펴기

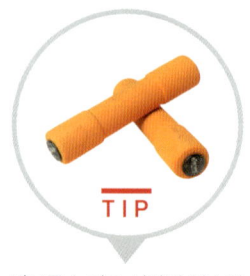

TIP

강도를 높이고 싶다면 양손에
덤벨을 들고 한다.

Point
머리부터 무릎까지
일직선을 만든다.

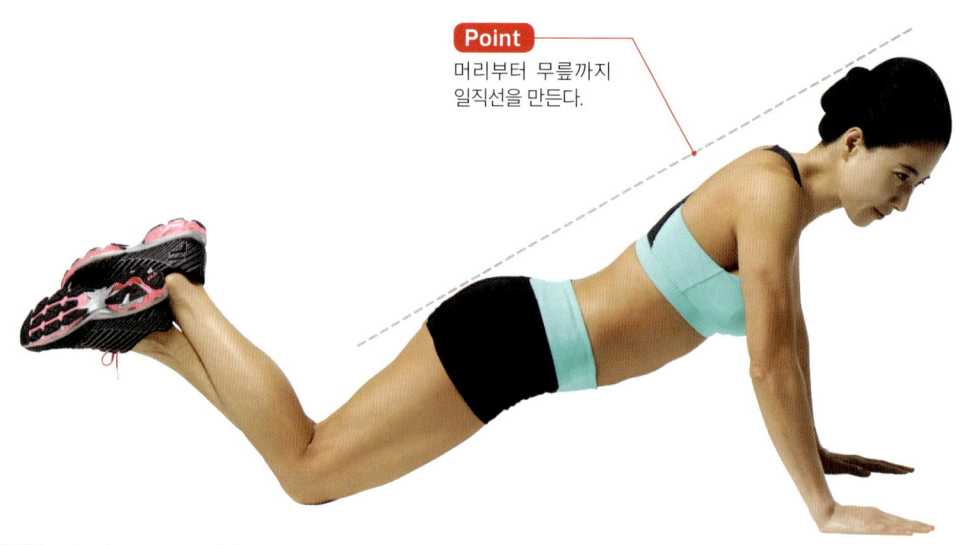

TIP 동작이 안 나오면 양발
을 바닥에 대고 한다.

1 엎드려서 바닥에 양 무릎을 붙이고 손은 어
깨 너비로 벌려 바닥을 짚는다. 그 상태에서
양발을 꼬아서 든다.

운동 효과 팔꿈치를 펴서 상체를 밀어 올리는 동작을 통해 쇄골 라인이 정리되는 효과를 얻을 수 있다. 더불어 가슴 전체와 어깨, 팔뚝, 복부까지 강화시킬 수 있다.

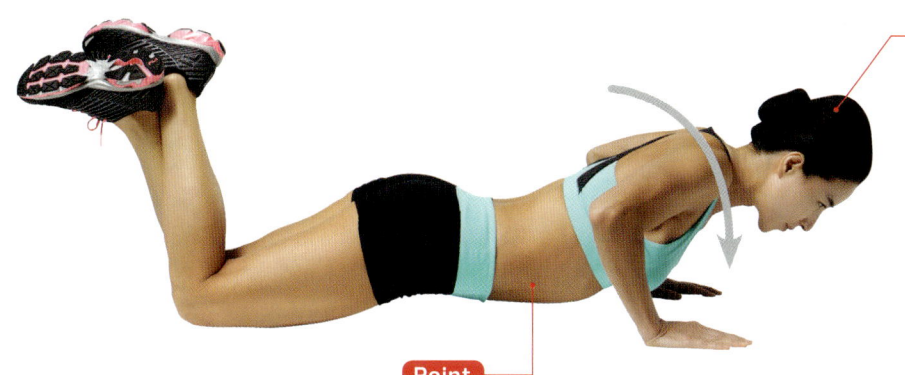

Point
고개를 숙이거나 젖히지 않는다.

Point
복부에 힘을 주어 머리부터 무릎까지 일직선을 유지한다.

2 팔꿈치를 바깥쪽으로 구부리며 상체를 최대한 낮춘다.

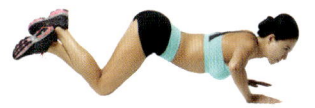

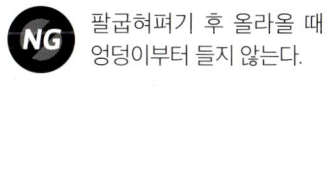 **NG** 팔굽혀펴기 후 올라올 때 엉덩이부터 들지 않는다.

후!

Point
팔 힘이 아니라 가슴 힘으로 밀어 올린다는 느낌으로 실시한다.

3 팔을 펴면서 천천히 1번 시작 자세로 돌아온다. 2~3번을 반복한다.

상체

움푹 파인 쇄골

덤벨 벌렸다 모으기

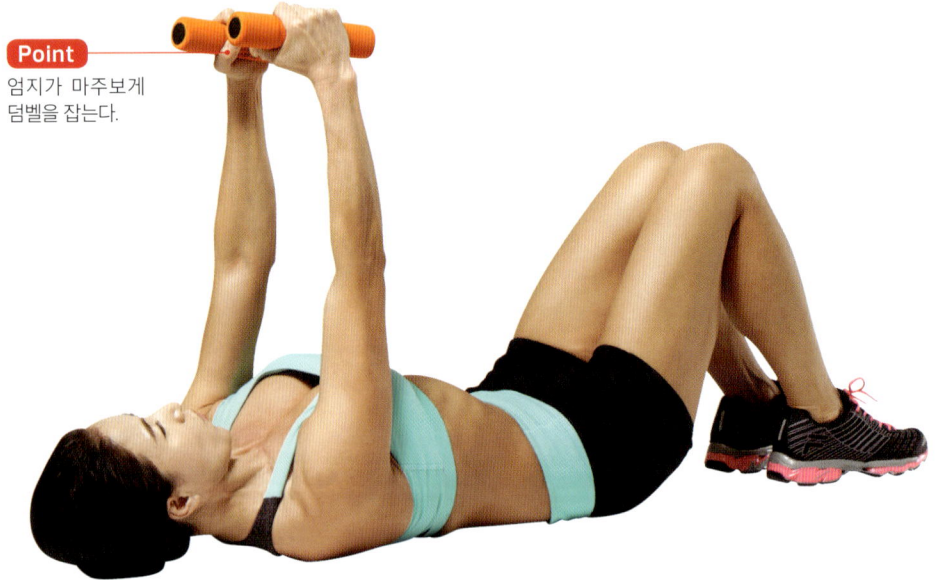

Point
엄지가 마주보게
덤벨을 잡는다.

1 등을 대고 누워 무릎을 세운다. 덤벨을 잡고
팔을 가슴 위로 뻗어 올린다.

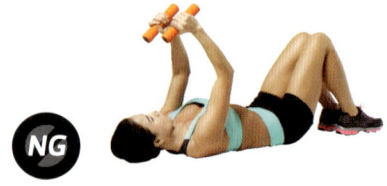

NG

팔이나 손목이 꺾이지 않는다.

운동 효과 가슴 윗부분을 강하게 자극하기 때문에 쇄골 라인을 두드러지게 만들어주며, 벌어진 가슴을 모으는 데도 효과적인 동작이다.

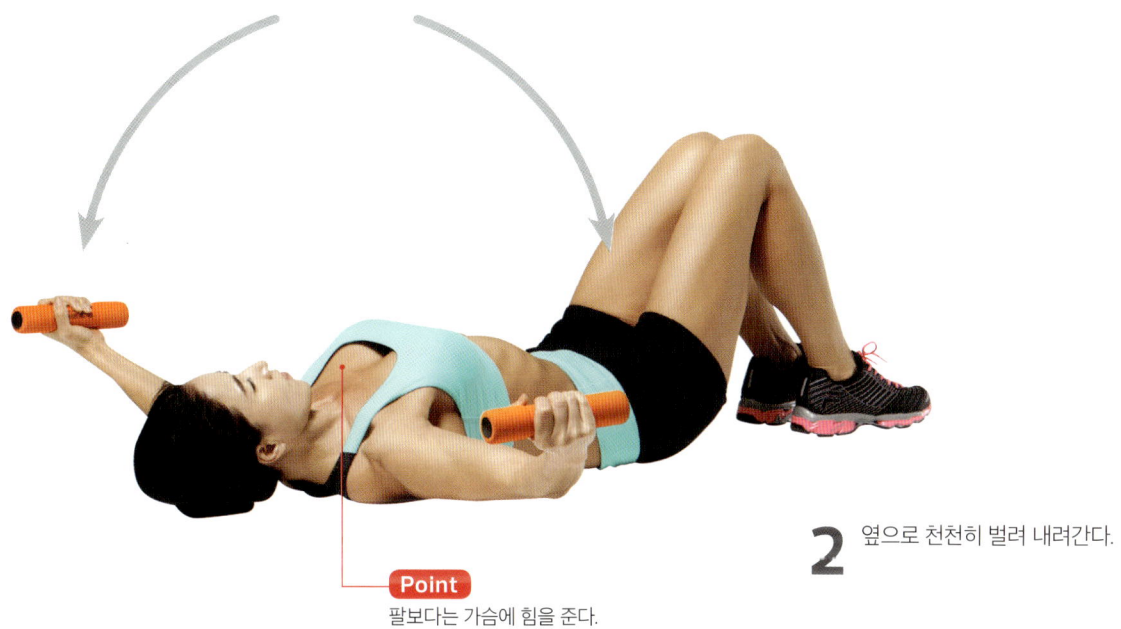

Point
팔보다는 가슴에 힘을 준다.

2 옆으로 천천히 벌려 내려간다.

3 팔꿈치가 바닥에 닿기 직전에 다시 천천히 들어 올린다. 2~3 번을 반복한다.

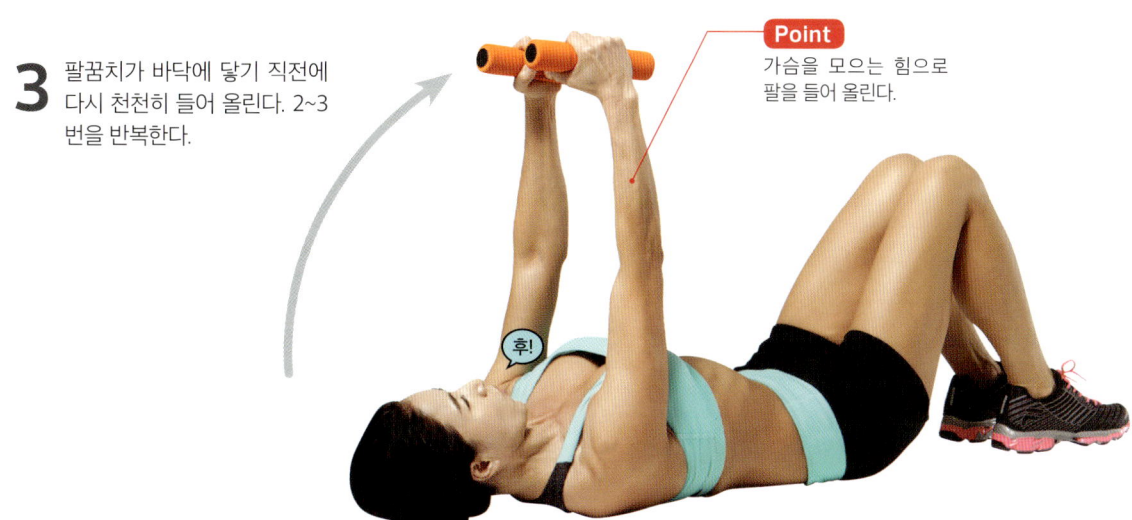

Point
가슴을 모으는 힘으로 팔을 들어 올린다.

후!

두루뭉술 어깨

상체

옷발 살리는 어깨

덤벨 위로 밀어 올리기

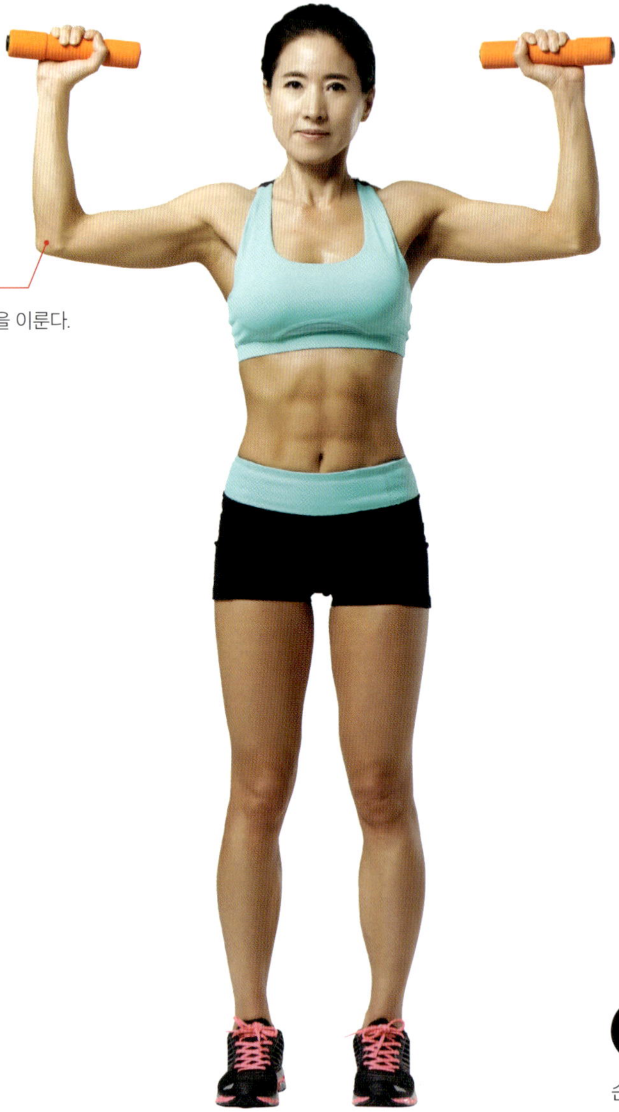

Point
팔꿈치가 직각을 이룬다.

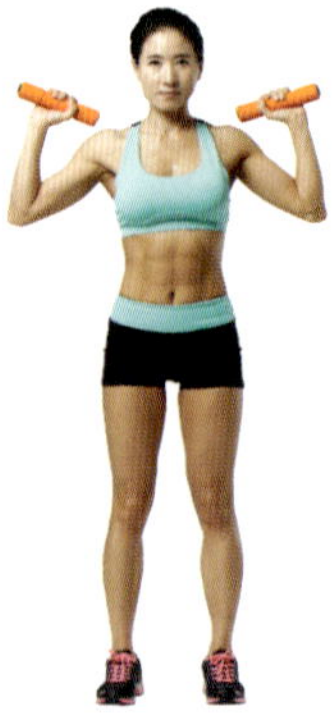

NG
손목과 팔꿈치의 각도를 끝까지 유지한다.

1 다리를 어깨 너비로 벌리고 서서 양손에 덤벨을 들고 팔꿈치를 직각으로 구부려 옆으로 벌린다.

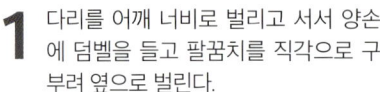

148

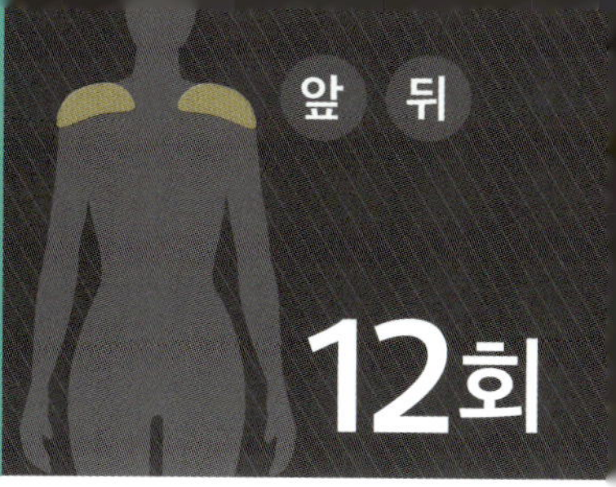

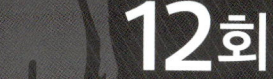

운동 효과 어깨 위쪽 근육을 자극해 어깨 라인을 살려준다.

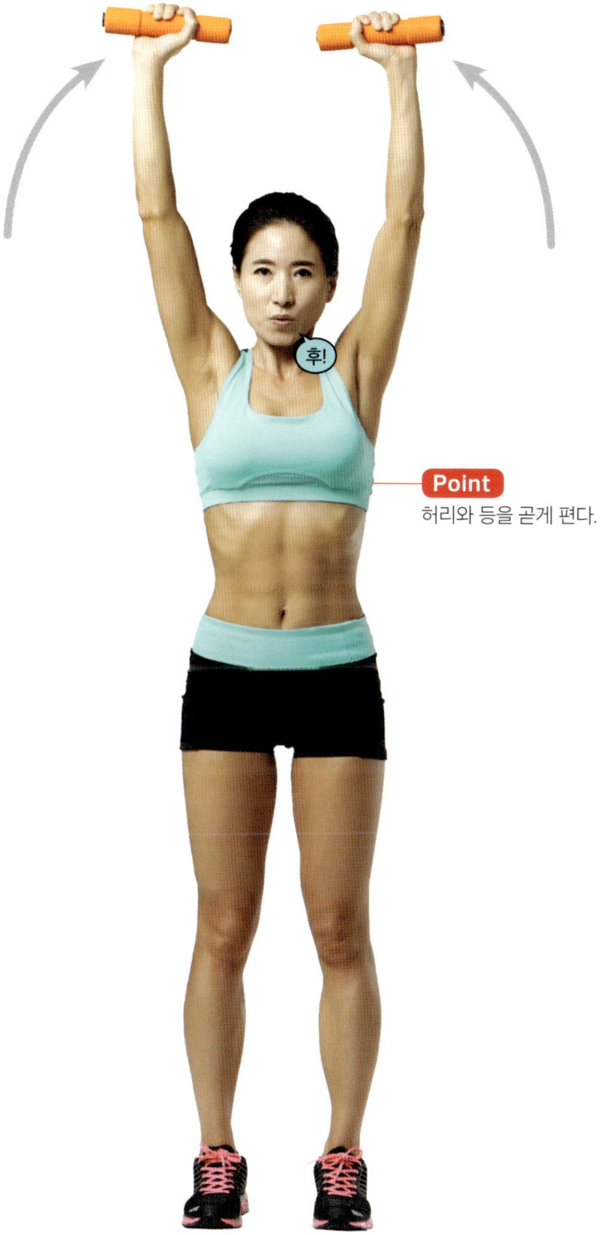

후!

Point
허리와 등을 곧게 편다.

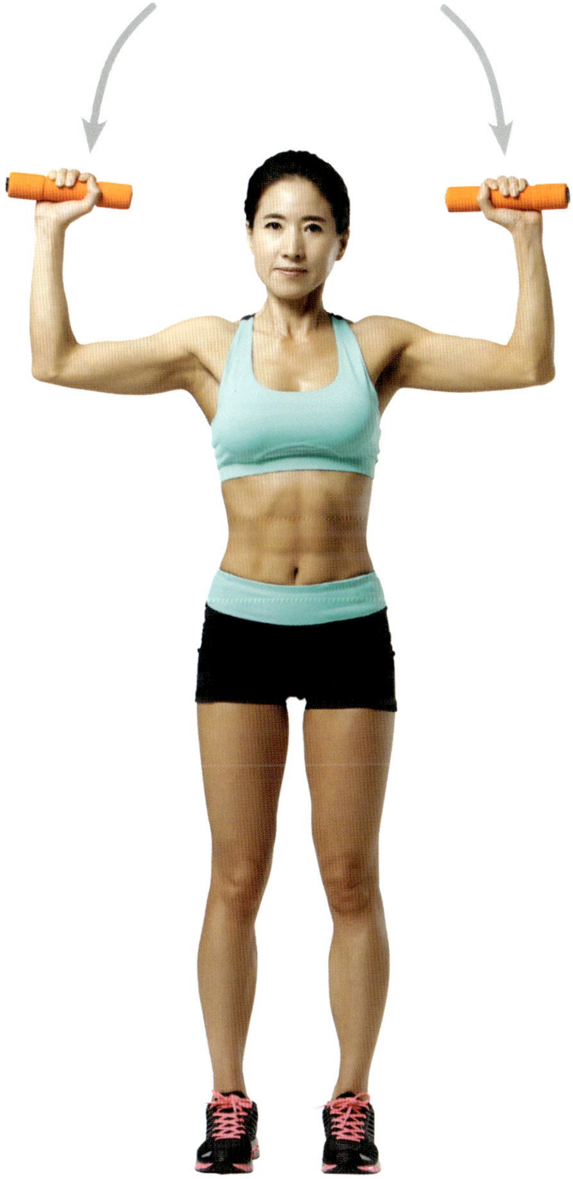

2 양팔을 쭉 펴면서 덤벨을 어깨 위로 밀어 올린다.

3 덤벨을 내려 1번 시작 자세로 돌아온다. 2~3번을 반복한다.

상체

옷발 살리는 어깨
덤벨 앞, 옆으로 들어 올리기

Point
어깨가 들썩이지
않는다.

후!

Point
복부에 힘을 주며 덤
벨을 들어 올린다.

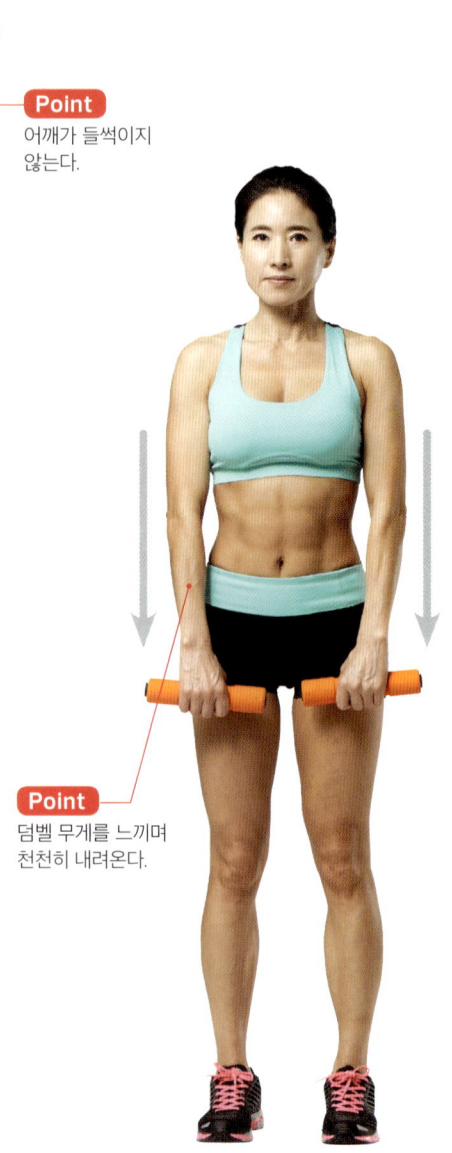

Point
덤벨 무게를 느끼며
천천히 내려온다.

2 덤벨을 어깨 높이까지 앞으로
들어 올린다.

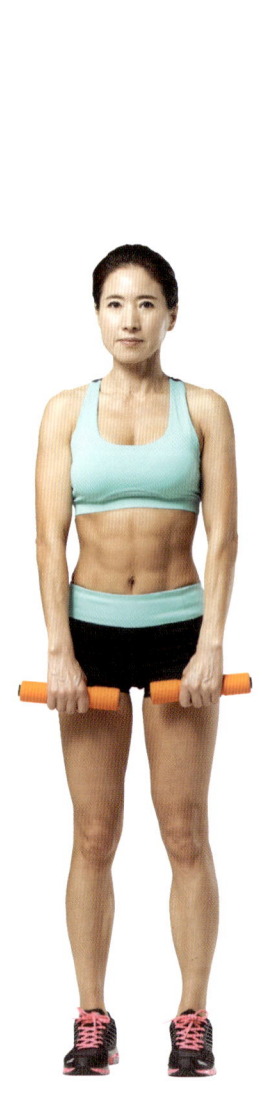

1 다리를 어깨 너비로 벌리고 서
서 양손으로 덤벨을 들어 허벅
지 앞에 놓는다.

3 덤벨을 내리며 1번 시작 자세
로 돌아온다.

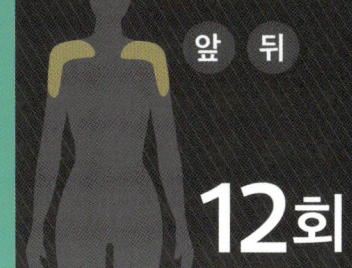

운동 효과 덤벨을 앞으로 들어 올리면 앞쪽 어깨, 옆으로 들어 올리면 옆쪽 어깨를 자극해 어깨 라인이 매끈하게 다듬어진다. 비틀어지거나 처진 어깨를 바로잡는 효과도 있다.

Point
팔꿈치를 살짝 구부린다.

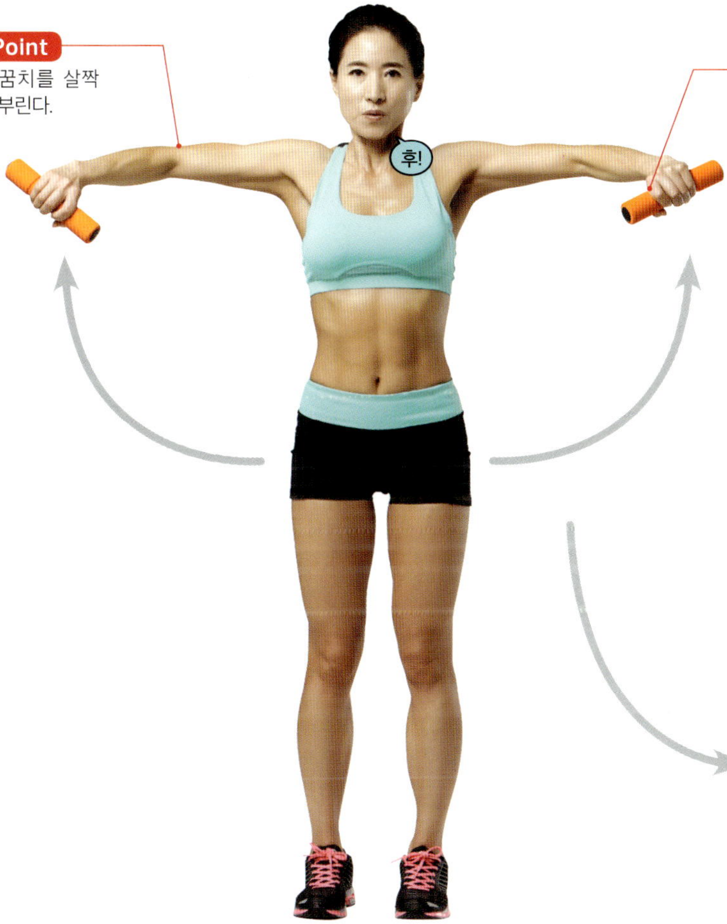

Point
엄지를 몸통을 향하도록 살짝 비틀면 어깨에 더 큰 자극이 간다.

후!

4 이번에는 덤벨을 어깨 높이까지 옆으로 들어 올린다.

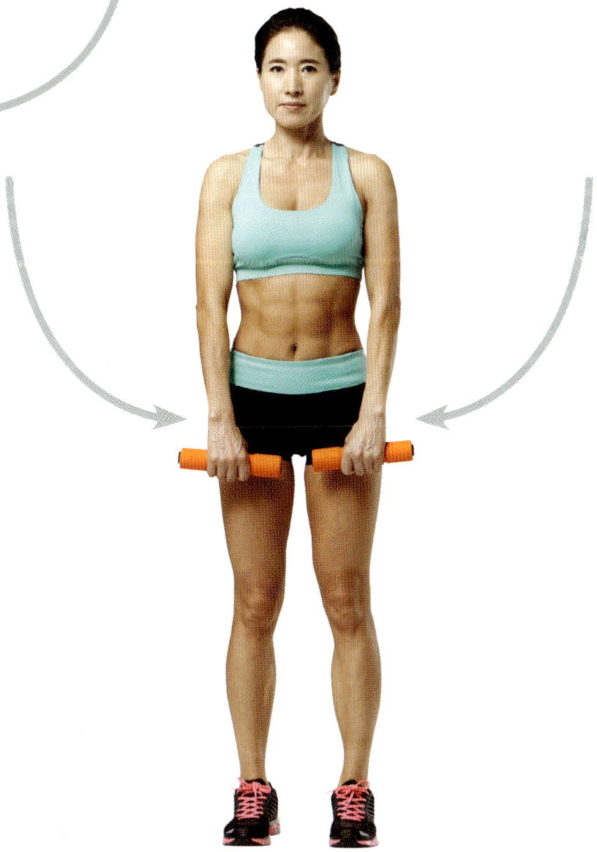

5 덤벨을 내리며 1번 시작 자세로 돌아온다. 2~5번을 반복한다.

151

상체

옷발 살리는 어깨
상체 숙이고 덤벨 벌리기

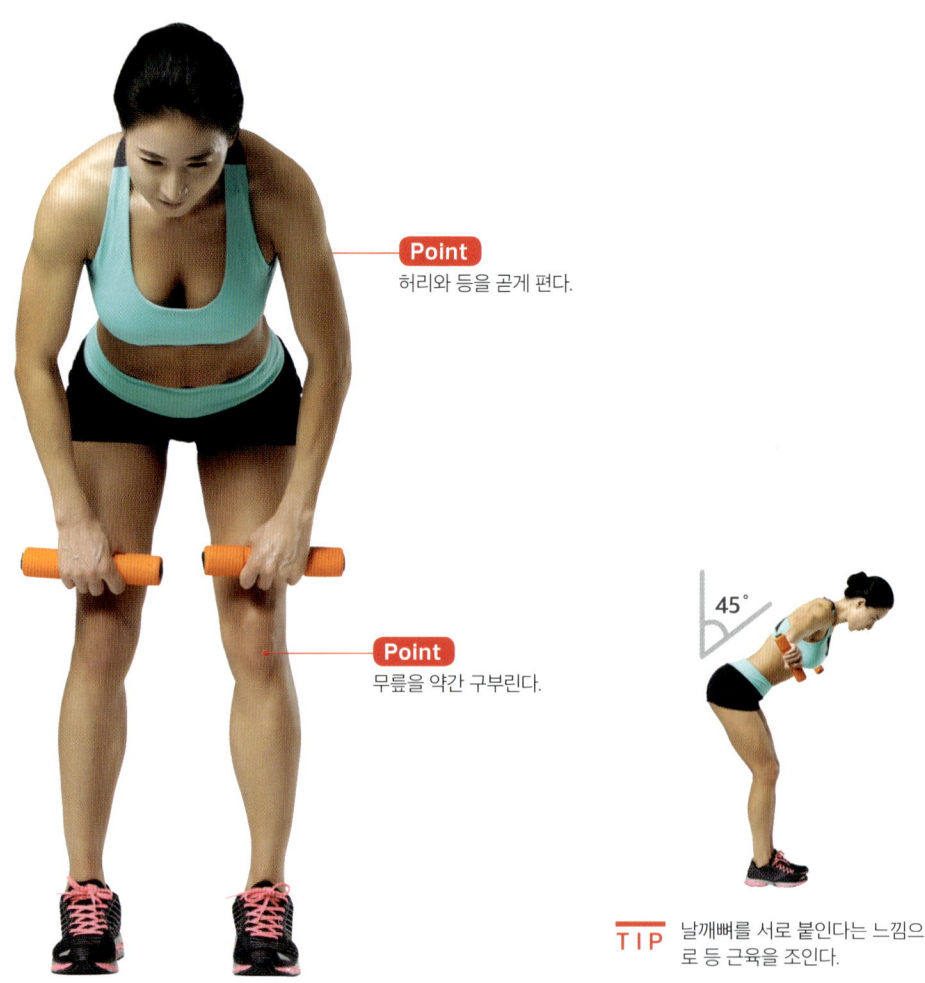

Point
허리와 등을 곧게 편다.

Point
무릎을 약간 구부린다.

45°

TIP 날깨뼈를 서로 붙인다는 느낌으로 등 근육을 조인다.

1 다리를 어깨 너비로 벌리고 서서 양손으로 덤벨을 잡는다. 그대로 엉덩이를 뒤로 빼고 상체를 앞으로 45도 숙인다.

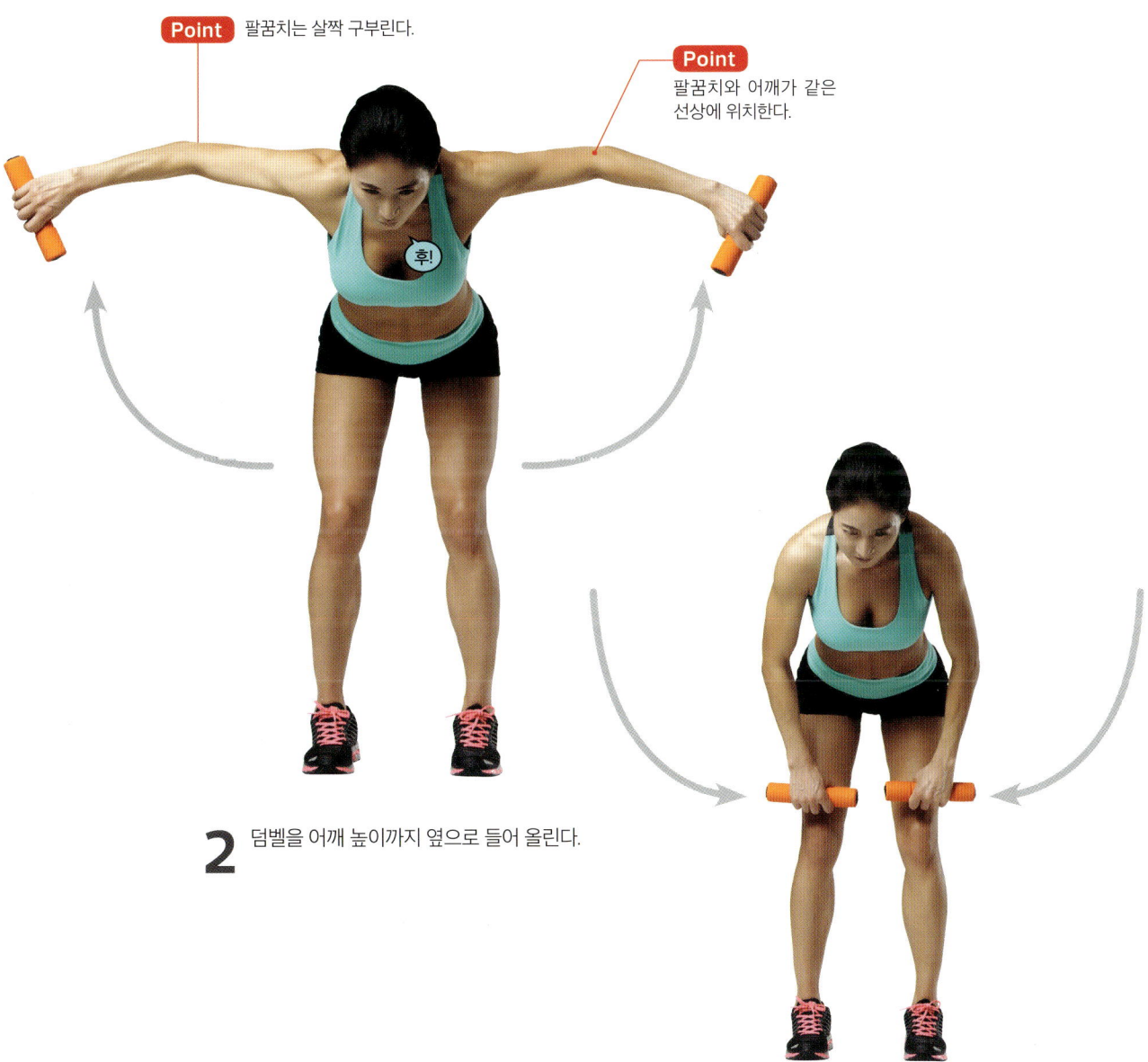

운동 효과 어깨 뒷면은 힘이 부족해 균형 있게 발달하기 어려운 부위다. 이 동작을 통해 어깨 뒷면 근육을 키워 동그랗고 매끄러운 어깨를 만들 수 있다.

Point 팔꿈치는 살짝 구부린다.

Point 팔꿈치와 어깨가 같은 선상에 위치한다.

후!

2 덤벨을 어깨 높이까지 옆으로 들어 올린다.

3 덤벨을 허벅지 앞으로 내려 1번 시작 자세 로 돌아온다. 2~3번을 반복한다.

153

상체

잔근육 갈라지는 팔뚝

덤벨 올렸다 내리기

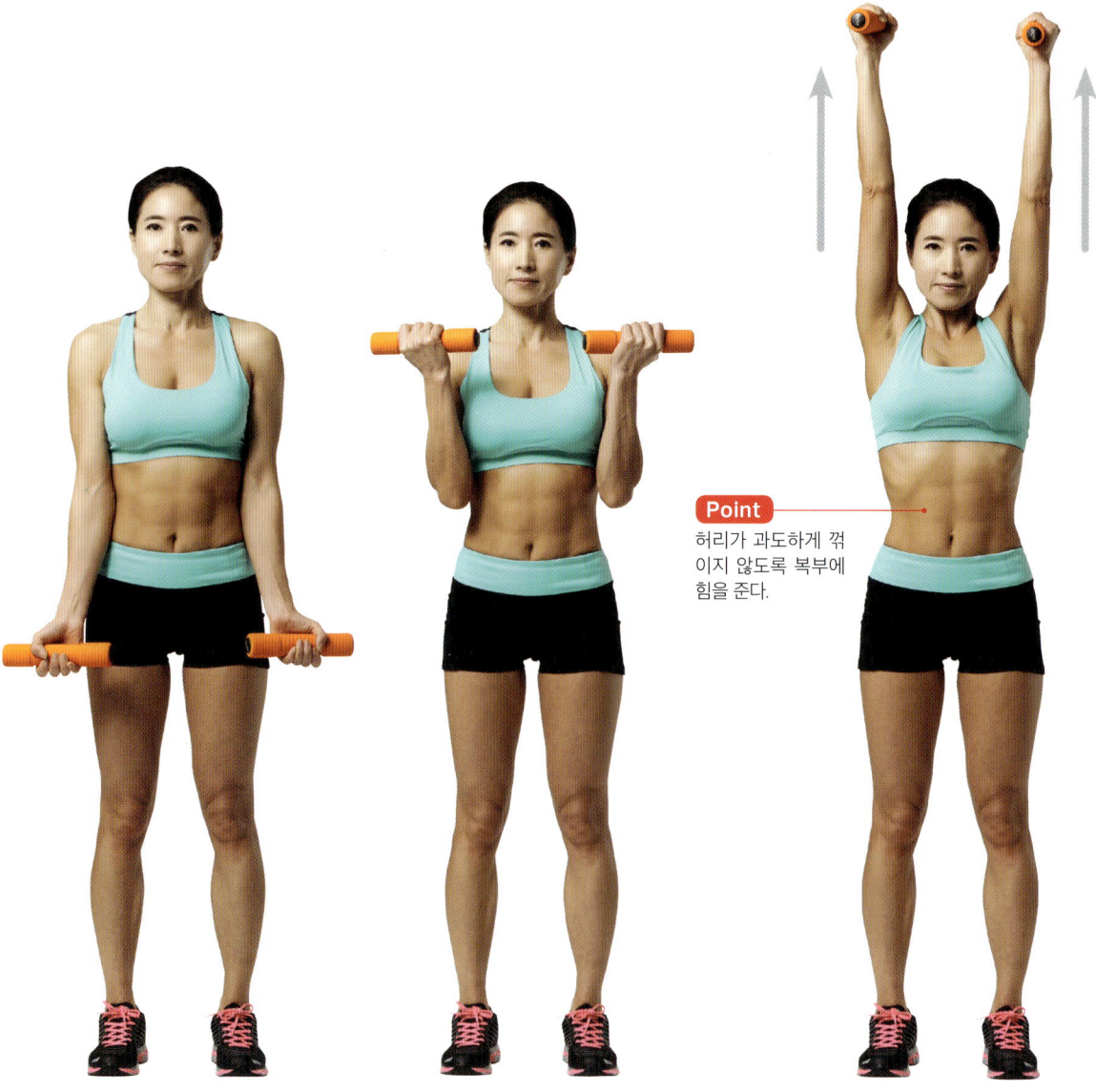

Point
허리가 과도하게 꺾
이지 않도록 복부에
힘을 준다.

1 다리를 어깨 너비로 벌리
고 양손에 덤벨을 잡아 허
벅지 앞에 둔다.

2 그대로 가슴까지 덤벨을
들어 올린다.

3 손바닥이 마주 보도록 손
목을 돌려 그대로 머리 위
로 밀어 올린다.

운동 효과 어깨와 팔 근육 전체를 동시에 강화시킬 수 있다. 어깨부터 팔 라인을 매끄럽고 탄탄하게 만들어주는 동작이다.

Point
팔꿈치는 움직이지 않도록 고정시킨다.

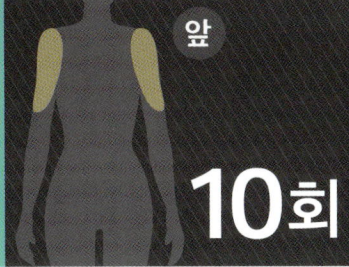

NG 덤벨을 머리 뒤로 넘 길 때 양팔이 벌어지 지 않는다.

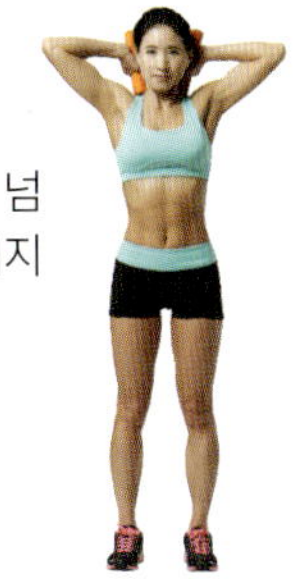

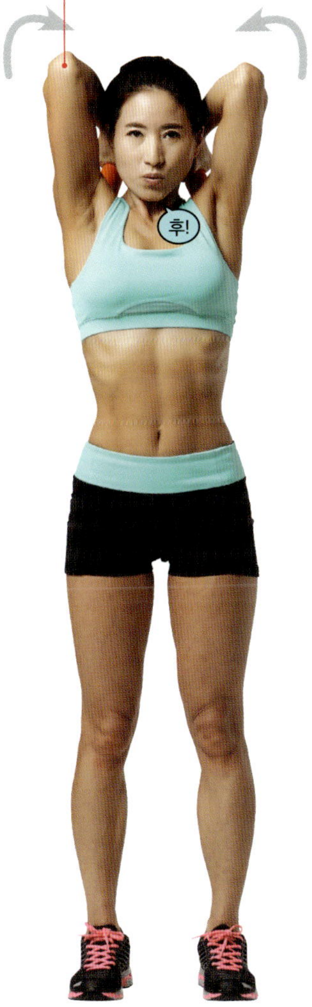

후!

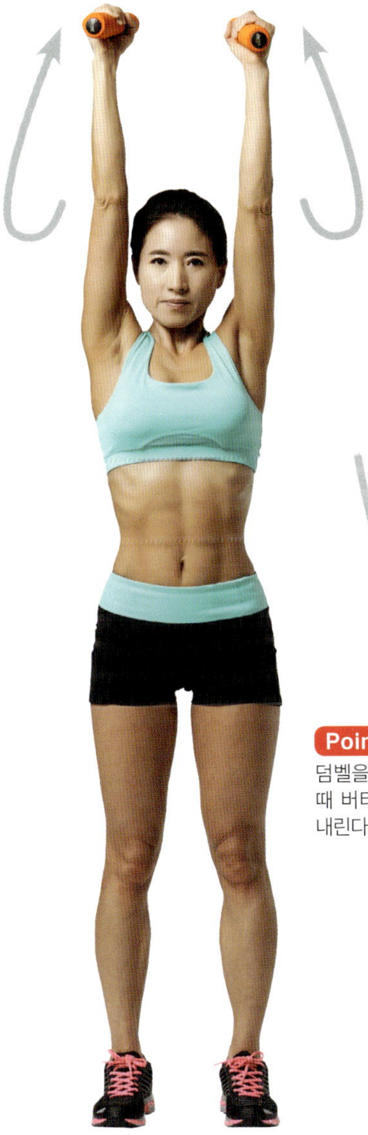

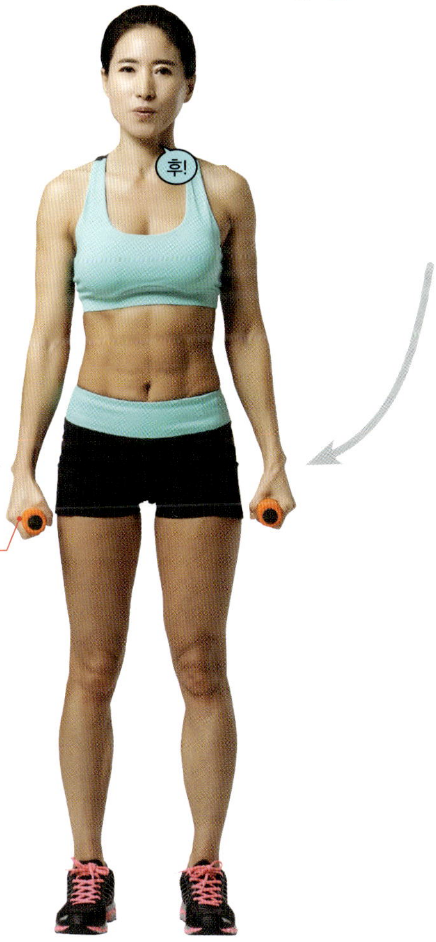

후!

Point
덤벨을 옆으로 내릴 때 버티면서 천천히 내린다.

4 팔꿈치를 접어 덤벨을 머 리 뒤로 넘긴다.

5 다시 덤벨을 위로 들어 올 린다.

6 손목을 바깥쪽으로 틀고 덤벨을 천 천히 옆으로 내린다. 1번 시작 자세 로 돌아가 2~6번을 반복한다.

상체

잔근육 갈라지는 팔뚝
덤벨 등 뒤로 뻗기

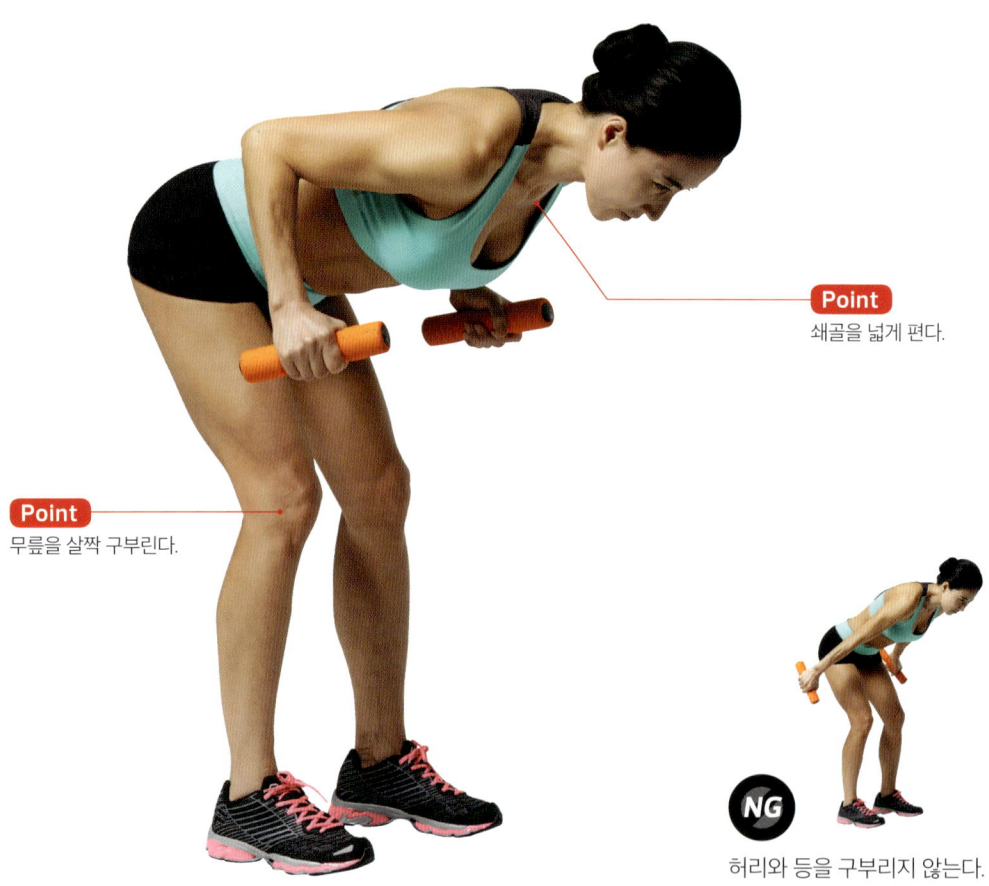

Point
쇄골을 넓게 편다.

Point
무릎을 살짝 구부린다.

NG
허리와 등을 구부리지 않는다.

1 다리를 어깨 너비로 벌리고 서서 엉덩이를 뒤로 빼면서 상체를 앞으로 숙인다. 그 상태에서 양손에 덤벨을 들고 팔을 직각으로 구부려 몸통 옆에 둔다.

운동 효과 팔 뒤쪽 살은 물렁살이 되기 쉬운 부위로 운동을 해도 탄탄하게 만들기 쉽지 않다. 가장 효과적인 운동이 팔을 등 뒤로 뻗는 동작으로, 늘어진 날갯살을 없애는 데 도움이 된다.

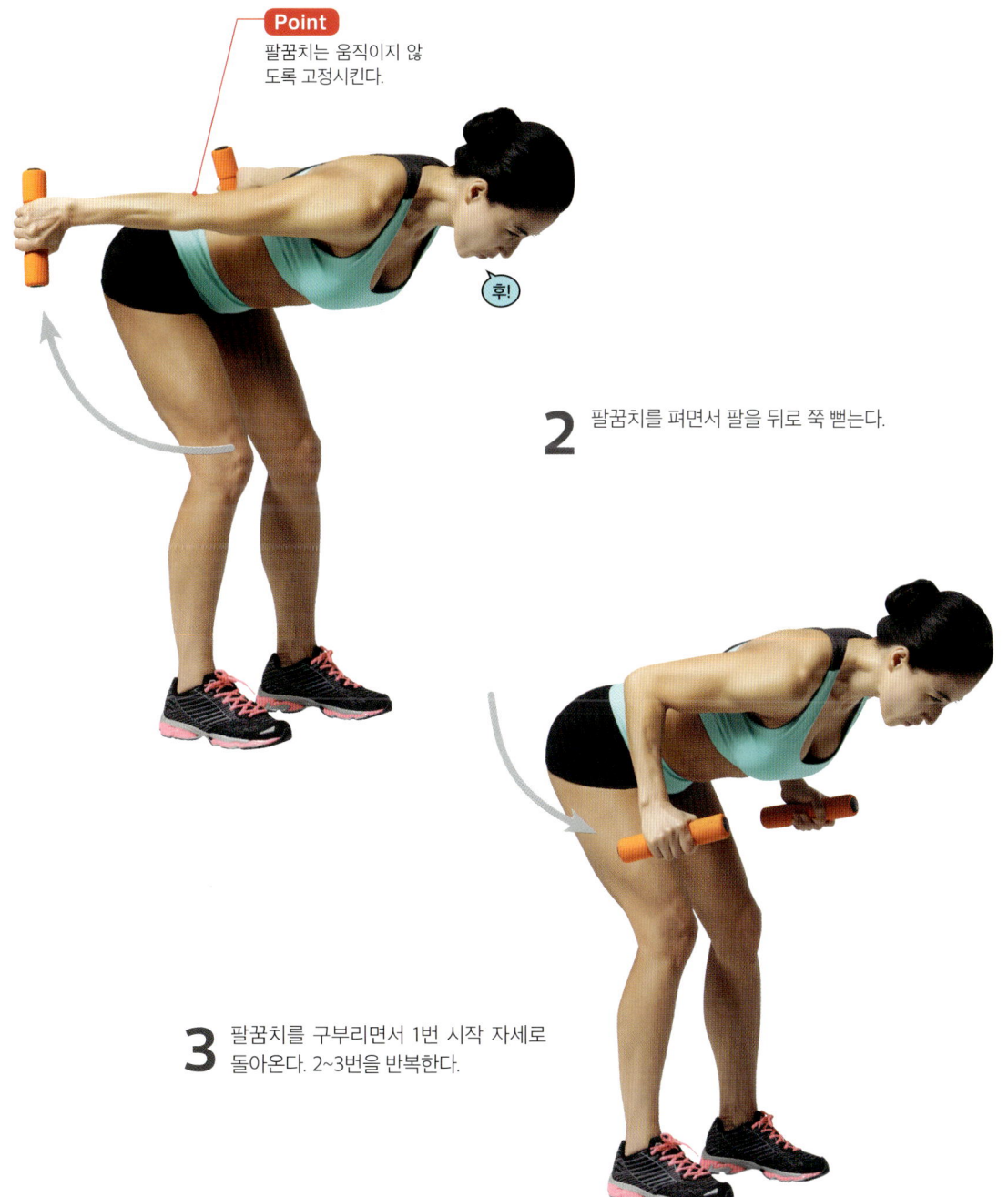

Point 팔꿈치는 움직이지 않도록 고정시킨다.

후!

2 팔꿈치를 펴면서 팔을 뒤로 쭉 뻗는다.

3 팔꿈치를 구부리면서 1번 시작 자세로 돌아온다. 2~3번을 반복한다.

157

군살 없는 겨드랑이
팔 벌려 손바닥 뒤집기

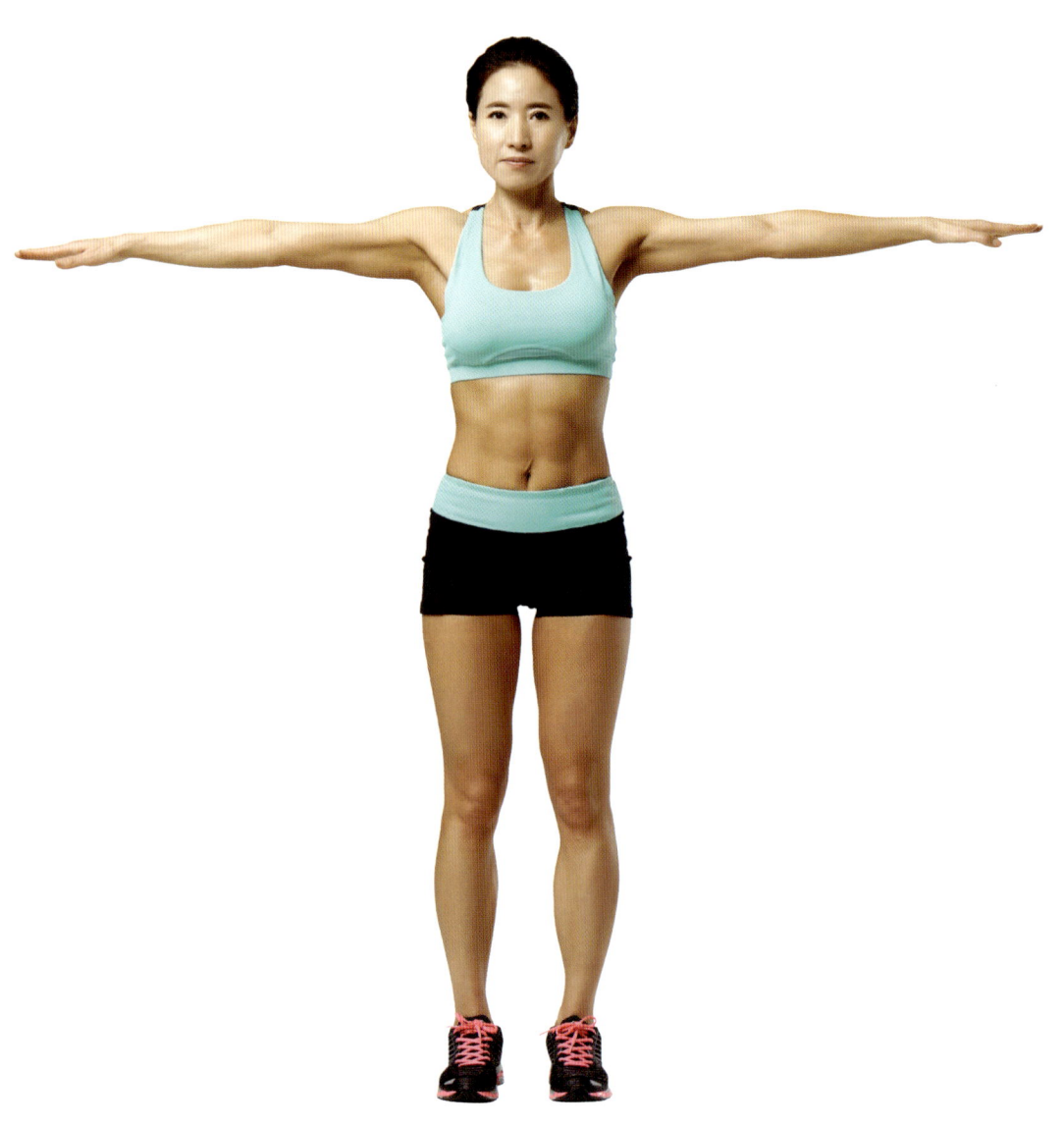

1 다리를 약간 벌리고 서서 양팔을 옆으로 어
깨 높이까지 들어 올린다.

운동 효과 겨드랑이는 혈액순환이 정체되어 노폐물이 쌓이기 쉬운 부위라서 군살이 붙기 쉽다. 이 동작을 통해 브래지어 사이로 튀어나오는 군살과 늘어진 팔뚝살까지 정리할 수 있다.

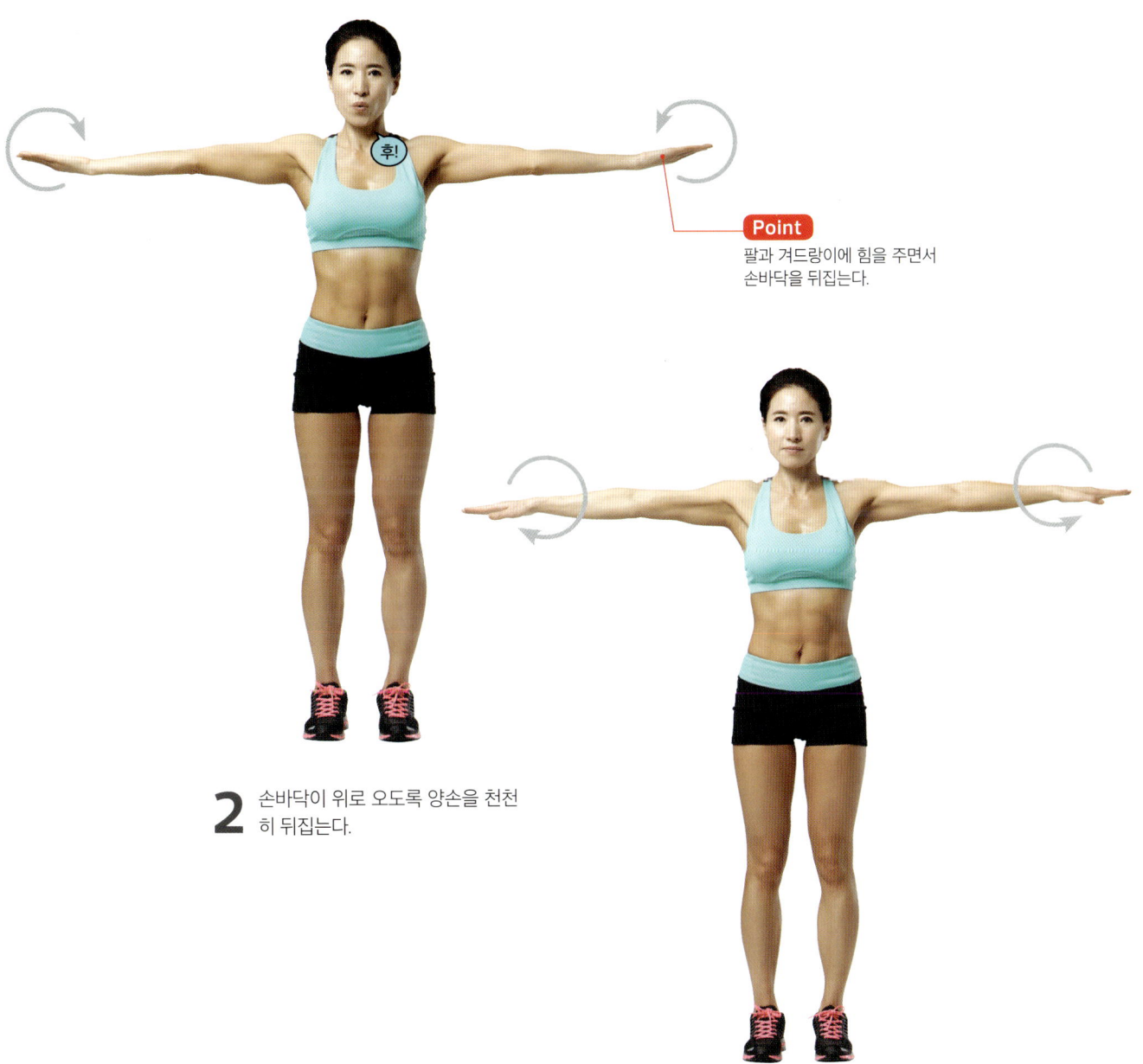

후!

Point
팔과 겨드랑이에 힘을 주면서
손바닥을 뒤집는다.

2 손바닥이 위로 오도록 양손을 천천히 뒤집는다.

3 다시 양손을 뒤집어 1번 손 모양으로 돌아간다. 2~3번을 반복한다.

159

상체

군살 없는 겨드랑이

팔 벌려 손으로 원 그리기

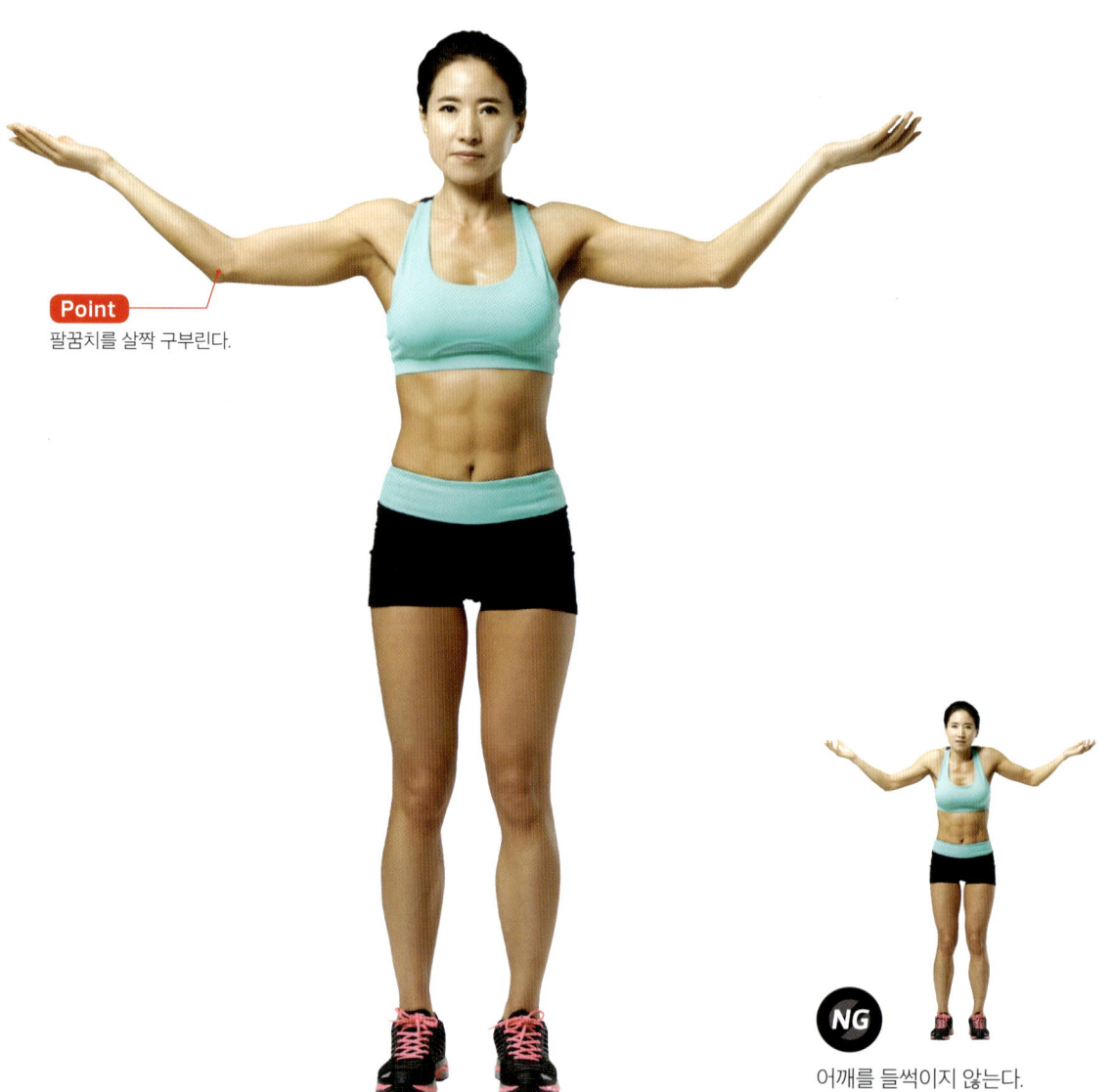

Point
팔꿈치를 살짝 구부린다.

NG
어깨를 들썩이지 않는다.

1 다리를 약간 벌리고 서서 손바닥이 위로 가
도록 팔을 옆으로 뻗는다.

운동 효과 겨드랑이 주변의 근육을 자극해 물렁한 살을 정리해주고 팔을 전체적으로 비틀며 스트레칭하기 때문에 팔 라인이 슬림해진다.

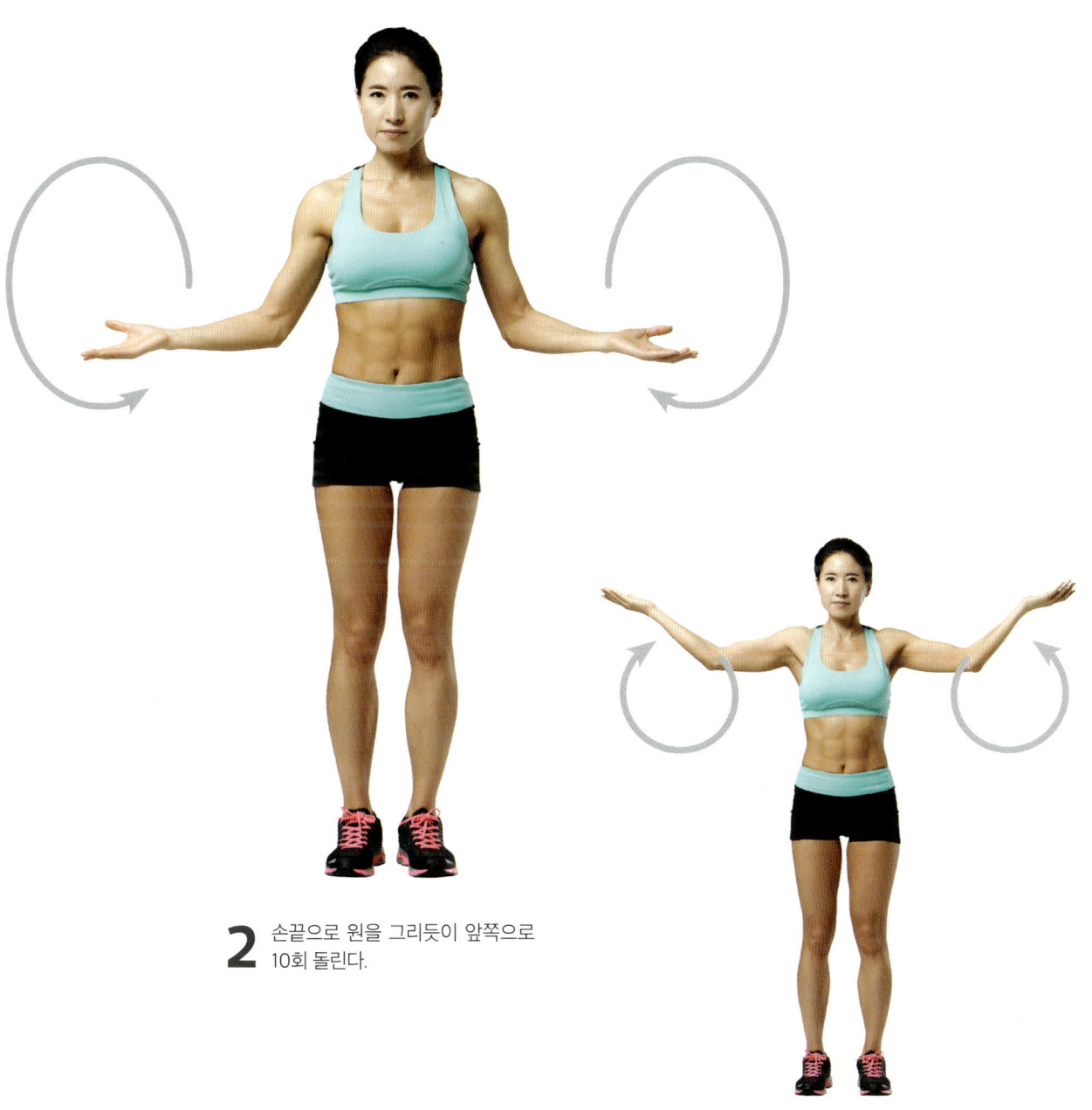

2 손끝으로 원을 그리듯이 앞쪽으로 10회 돌린다.

3 뒤쪽으로도 10회 돌린다.

161

상체

탱탱 봉긋 가슴
양팔로 가슴 모으기

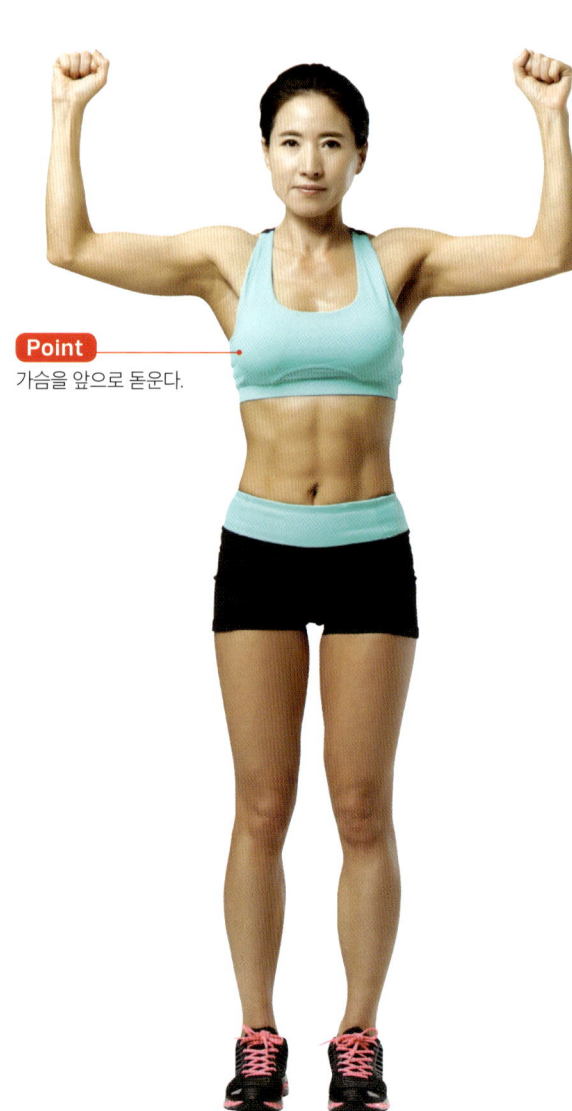

Point
가슴을 앞으로 돋운다.

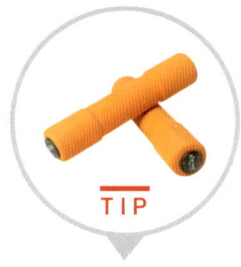

TIP

강도를 높이고 싶다면 양손에
덤벨을 들고 한다.

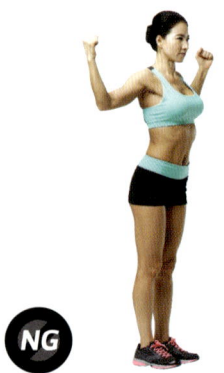

NG

팔을 어깨 뒤까지 벌리지 않는다.

1 다리를 약간 벌리고 서서 팔꿈치를 직
각으로 구부려 팔을 옆으로 벌린다.

12회

운동 효과 윗가슴을 강하게 자극하는 동작으로 벌어진 가슴을 모아주는 효과가 있다. 탄력 있는 가슴을 만들고 싶다면 반드시 실시해야 한다.

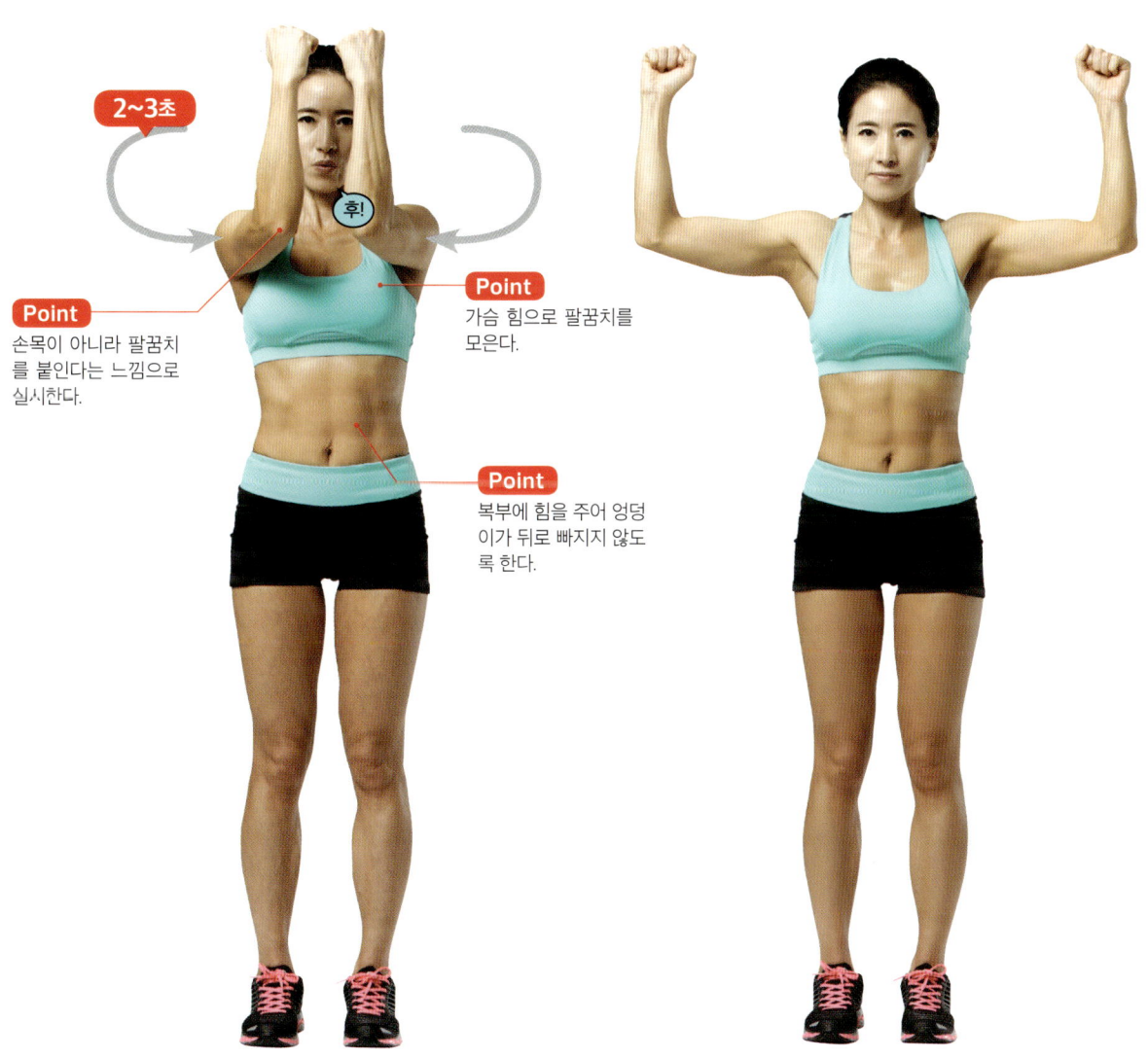

2~3초

후!

Point
손목이 아니라 팔꿈치를 붙인다는 느낌으로 실시한다.

Point
가슴 힘으로 팔꿈치를 모은다.

Point
복부에 힘을 주어 엉덩이가 뒤로 빠지지 않도록 한다.

2 가슴에 힘을 주며 두 팔꿈치를 앞으로 모은다. 팔꿈치를 모으고 2~3초간 자세를 유지한다.

3 팔을 벌려 1번 시작 자세로 돌아간다. 2~3번을 반복한다.

163

탱탱 봉긋 가슴

상체 가슴 앞에서 팔 모아 올리기

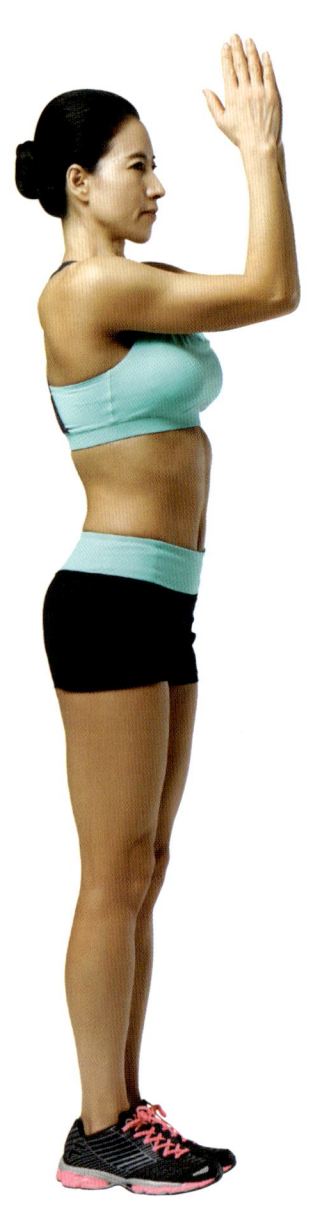

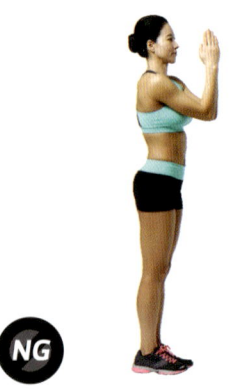

NG

동작 중 팔꿈치가 가슴 아래로
내려가지 않는다.

1 다리를 모으고 반듯하게 서서 손바닥
을 마주 대고 가슴 앞에서 팔꿈치를 붙
인다.

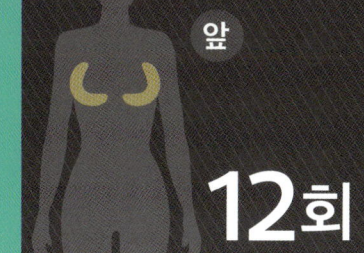

앞

12회

앞

운동 효과　탄력 없이 벌어지고 처진 가슴을 모아서 올려준다. 가슴은 지방이 대부분이라 운동으로 크기 자체를 키우기는 힘들지만 가슴 주변 근육을 강화시키면 봉긋하게 볼륨감을 살릴 수 있다.

Point
어깨가 들썩이지 않는다.

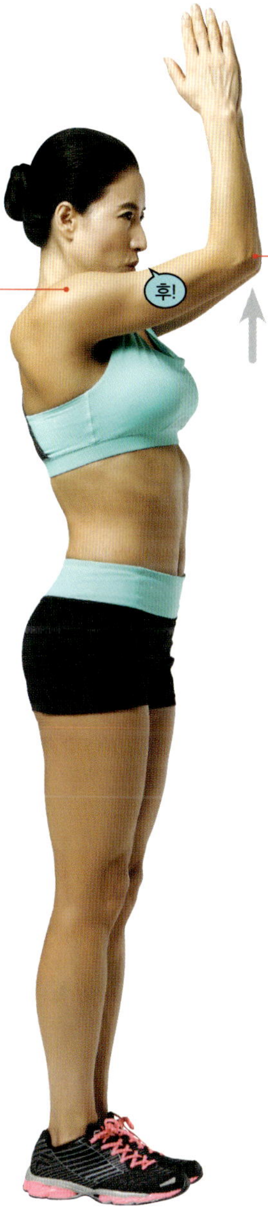

후!

Point
팔꿈치를 붙인 상태를 유지한다.

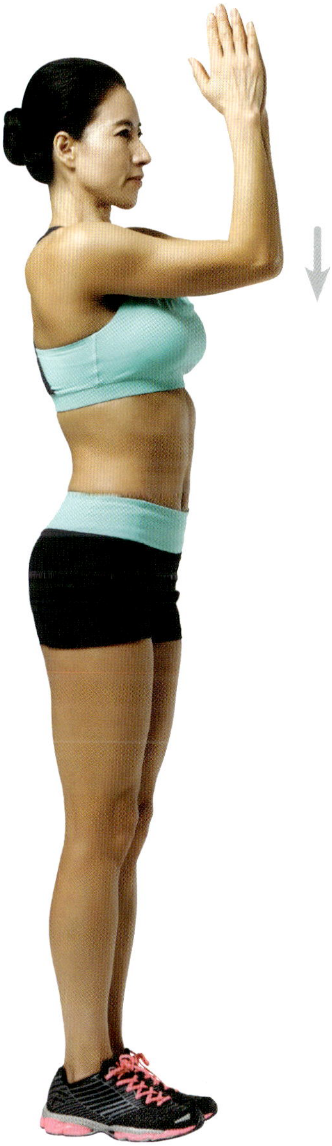

2　가슴을 끌어당기듯이 양손을 위로 올린다.

3　팔을 내려 1번 시작 자세로 돌아간다. 2~3번을 반복한다.

165

탱탱 봉긋 가슴

상체 누워서 덤벨 밀어 올리기

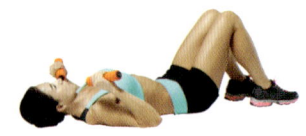

 덤벨을 잡은 손과 팔이 구부러지지 않는다.

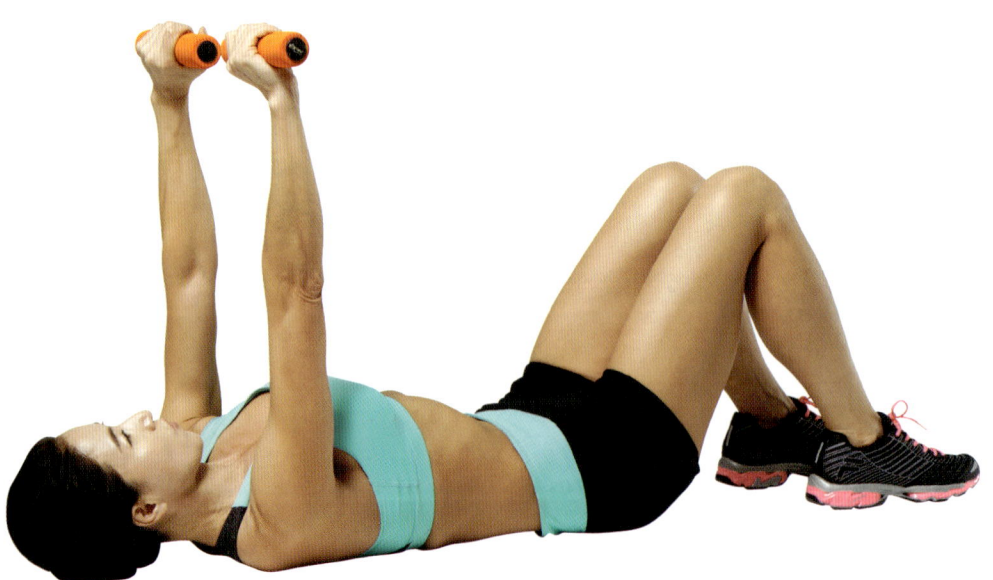

1 등을 대고 누워 무릎을 세운다. 손등이 위로 가게 덤벨을 잡고 가슴 위로 밀어 올린다.

운동 효과 가슴에서 가장 큰 근육인 대흉근을 자극하는 동작으로 가슴에 전체적으로 탄력을 줄 수 있다.

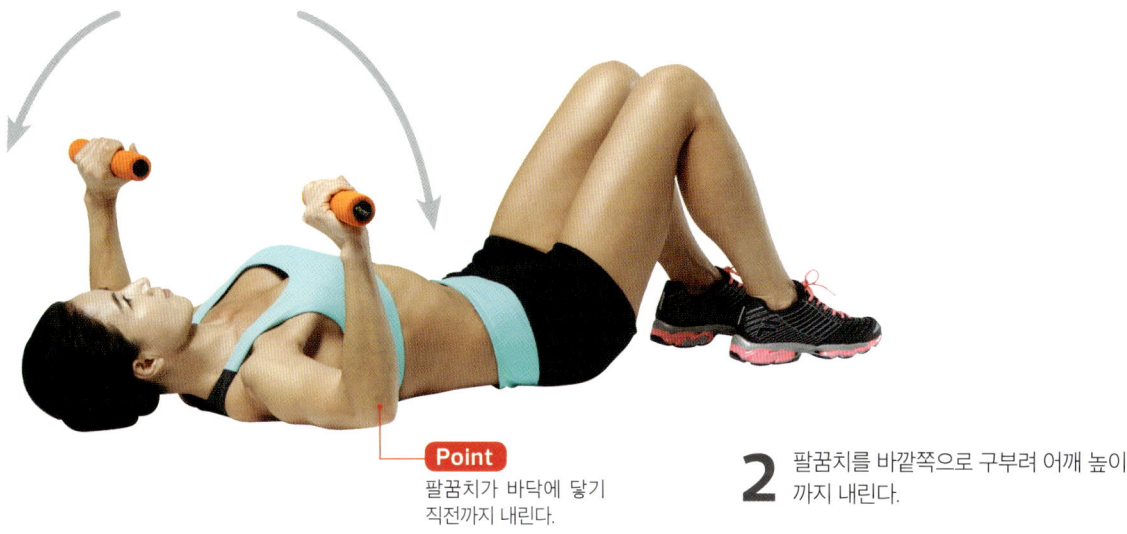

Point
팔꿈치가 바닥에 닿기
직전까지 내린다.

2 팔꿈치를 바깥쪽으로 구부려 어깨 높이
까지 내린다.

Point 반동을 이용하지 않고
가슴 힘으로 천천히 밀
어 올린다.

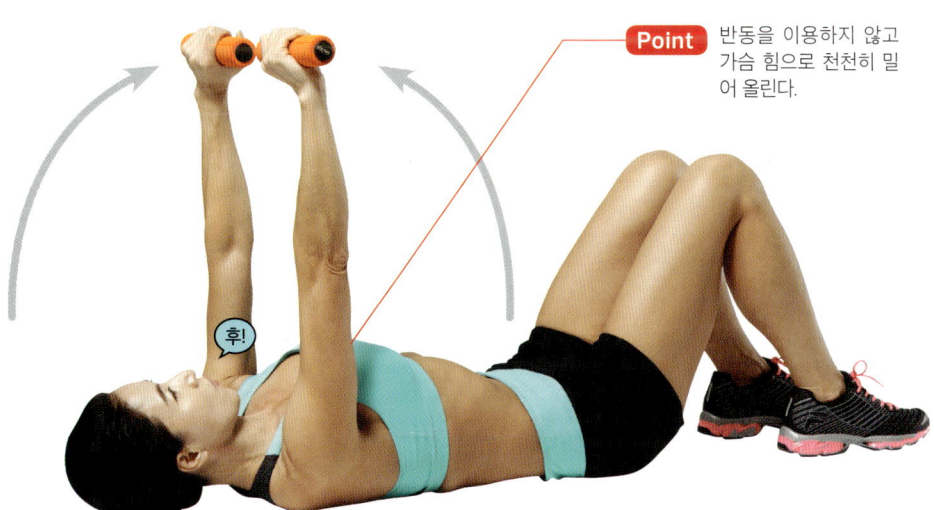

후!

3 그대로 덤벨을 가슴 위로 천천히 밀어
올려 1번 시작 자세로 돌아간다. 2~3번
을 반복한다.

섹시한 척추 라인

팔 당기며 상체 들기

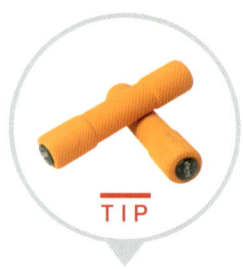

TIP

강도를 높이고 싶으면 덤벨을
든다.

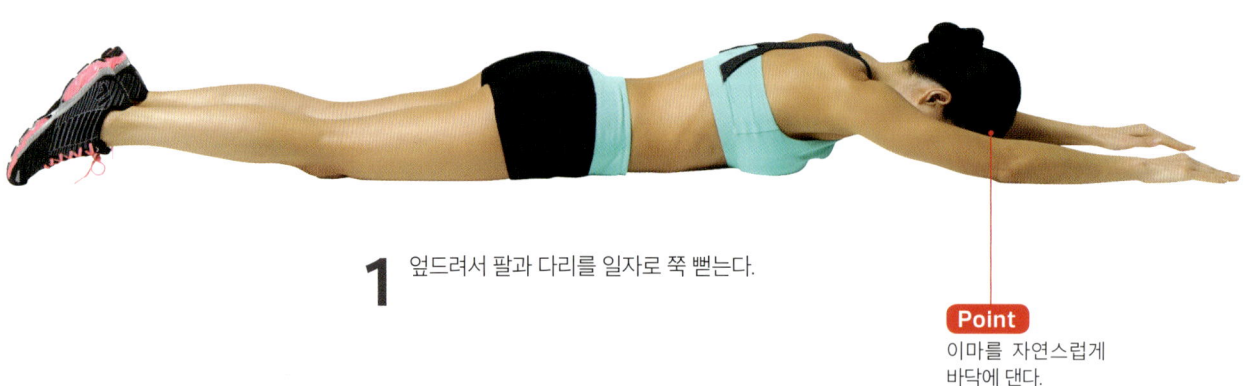

1 엎드려서 팔과 다리를 일자로 쭉 뻗는다.

Point
이마를 자연스럽게
바닥에 댄다.

운동 효과 등 근육을 강화시키는 동시에 어깨와 팔 라인도 매끄럽게 만든다. 굳은 어깨와 등, 팔 근육을 이완시키는 효과도 있다.

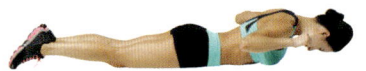

NG 상체를 들지 못하면 효과가 떨어진다.

Point
날개뼈와 겨드랑이를 허리 쪽으로 끌어당긴다는 느낌으로 실시한다.

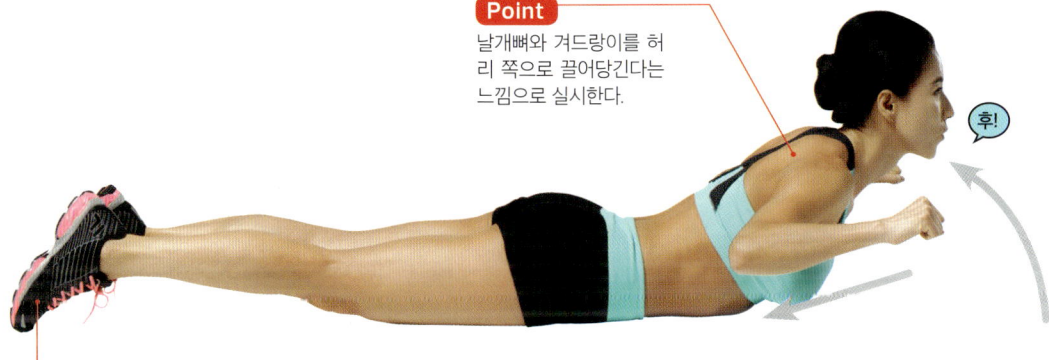

후!

Point
발끝은 바닥에서 조금 들려도 된다.

2 주먹을 쥐어 천천히 팔꿈치를 가슴 쪽으로 당기면서 상체를 들어 올린다.

Point
시작 자세로 돌아와서는 등 근육과 복부의 힘을 뺀다.

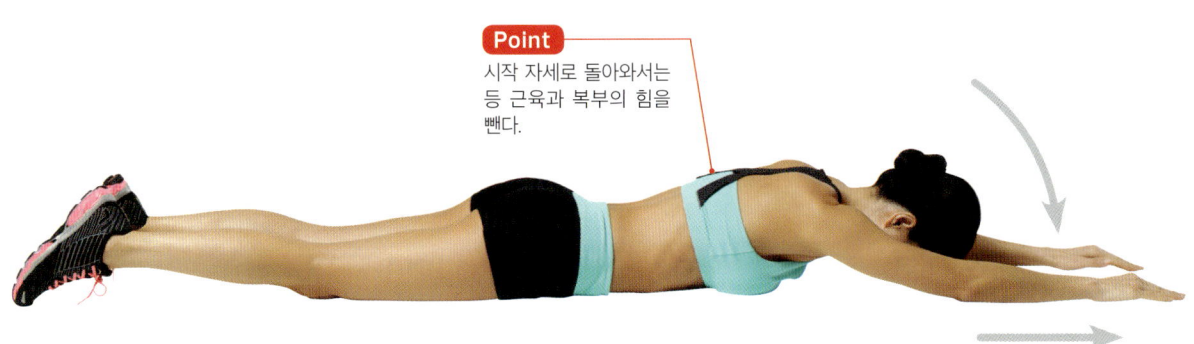

3 등 근육을 한 번 조여주고 천천히 상체를 내리면서 1번 시작 자세로 돌아온다. 2~3번을 반복한다.

상체

섹시한 척추 라인

덤벨 뒤로 잡아당기기

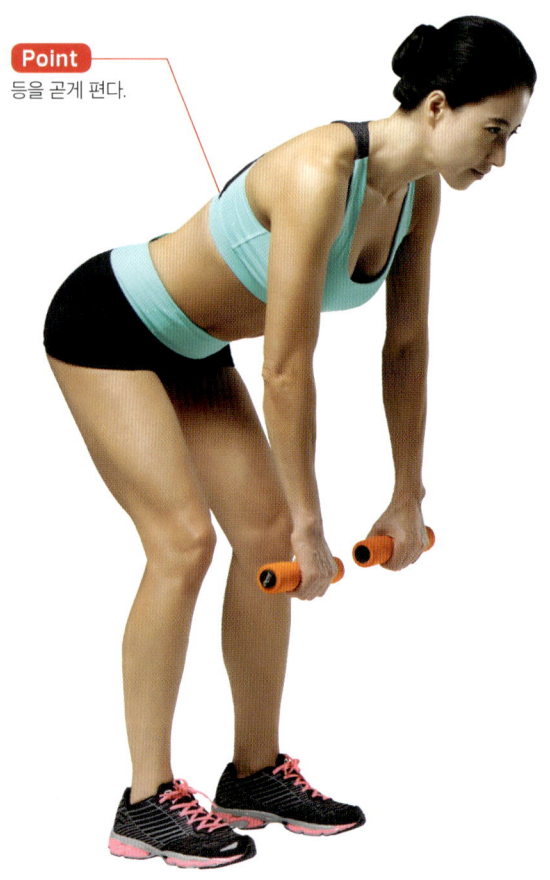

Point
등을 곧게 편다.

1 다리를 어깨 너비로 벌리고 서서 손등이 위를 향하
게 덤벨을 잡는다. 이 상태에서 무릎을 구부리고 엉
덩이를 최대한 뒤로 빼면서 상체를 숙인다.

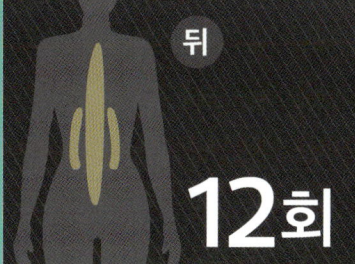

운동 효과 등과 어깨, 팔로 이어지는 부위를 강하게 자극해준다. 뭉친 등과 어깨 근육을 풀어주는 효과도 있어 구부정한 자세도 교정된다.

Point
양쪽 날개뼈를 중앙으로 모은다는 느낌으로 등 근육을 강하게 조인다.

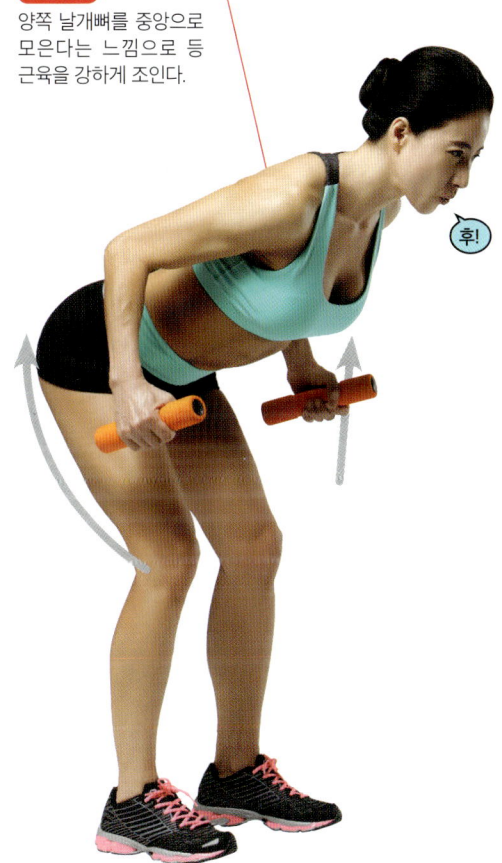

후!

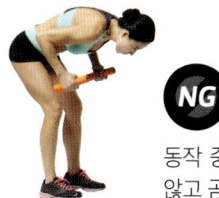

NG
동작 중 등은 굽지 않고 곧게 편다.

Point
동작 중 몸통은 움 직이지 않는다.

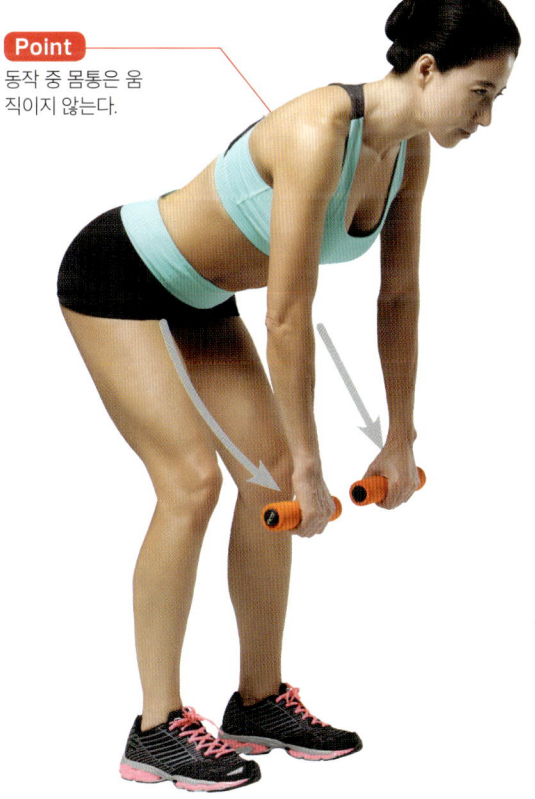

2 손바닥이 몸통 쪽으로 향하게 비틀면서 팔 꿈치를 구부려 덤벨을 잡아당긴다.

3 등 근육을 강하게 한 번 조인 후 천천히 팔 을 펴면서 1번 시작 자세로 돌아온다. 2~3 번을 반복한다.

상체

섹시한 척추 라인

덤벨 들고 상체 숙였다 펴기

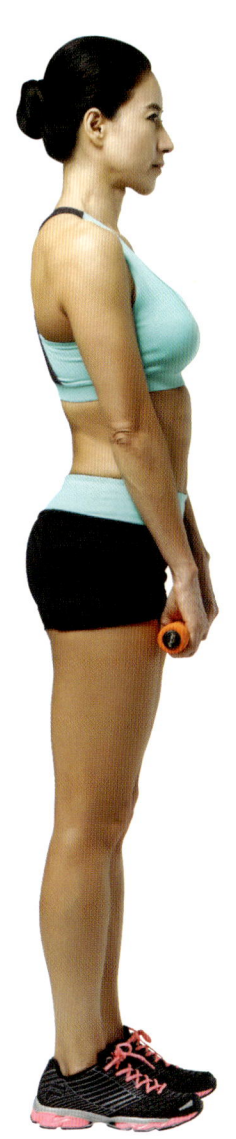

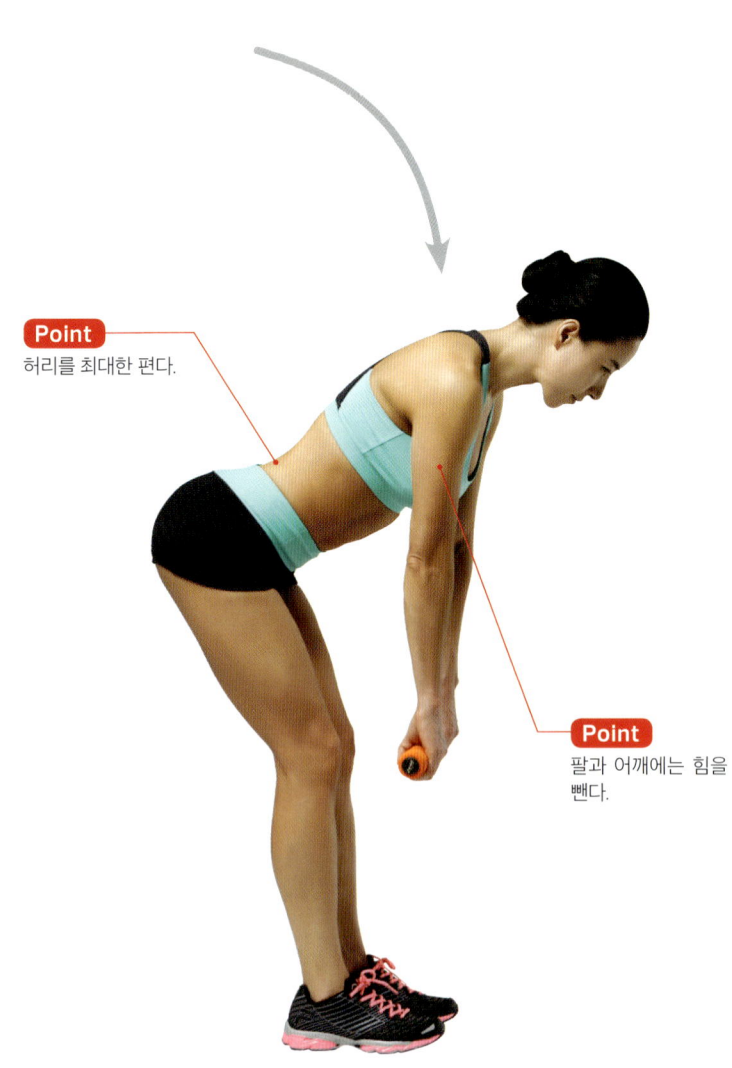

Point
허리를 최대한 편다.

Point
팔과 어깨에는 힘을 뺀다.

1 다리를 살짝 벌리고 서서 손등이 위를 향하게 덤벨을 잡고 허벅지 앞에 둔다.

2 엉덩이를 뒤로 빼면서 상체를 숙여 덤벨이 다리를 스치듯 내려가게 한다.

172

운동 효과 등, 허리, 엉덩이, 허벅지 뒤쪽 근육을 강하게 자극하는 동작으로 아름다운 뒤태를 완성할 수 있다.

뒤

12회

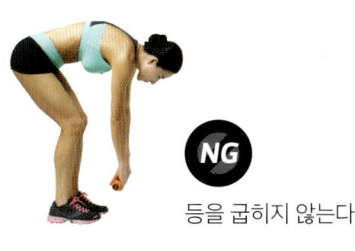

NG

등을 굽히지 않는다.

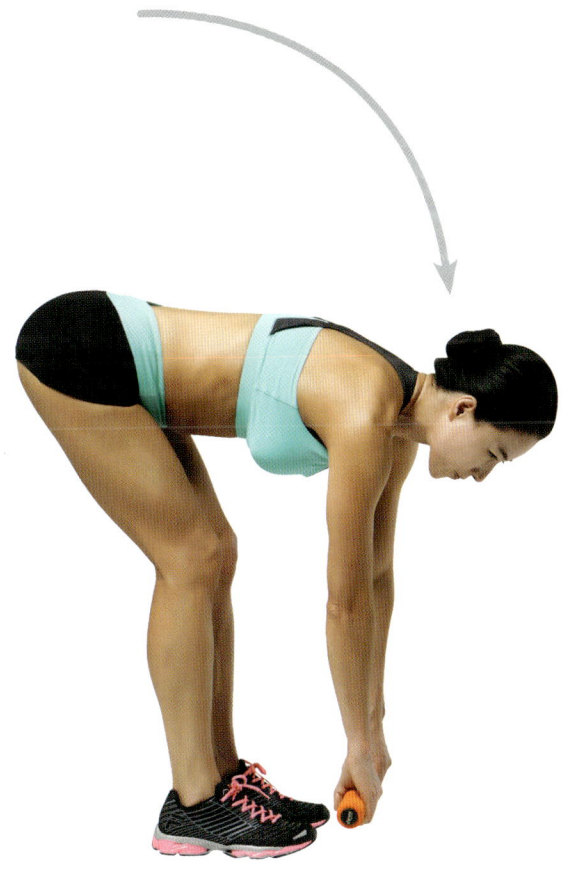

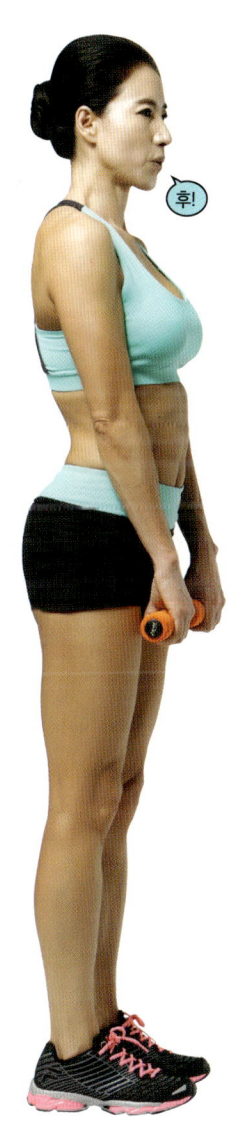

후!

3 덤벨을 발끝까지 최대한 내린다.

4 천천히 상체를 일으켜 1번 시작 자세로 돌아간다. 2~4번을 반복한다.

173

상체

잘록한 허리 라인

상체 뒤로 젖혀 좌우로 비틀기

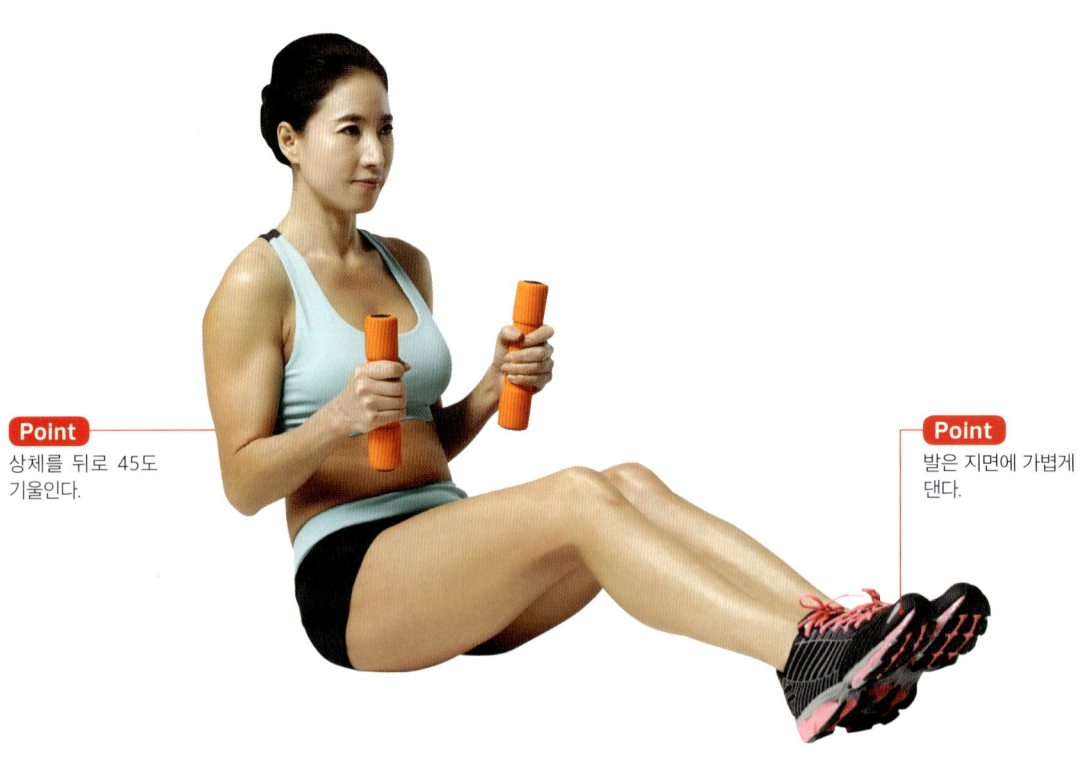

Point

상체를 뒤로 45도
기울인다.

Point

발은 지면에 가볍게
댄다.

1 바닥에 무릎을 세우고 앉아 다리를 모으고
양손으로 덤벨을 잡는다. 이 상태에서 상체
를 45도 뒤로 기울인다.

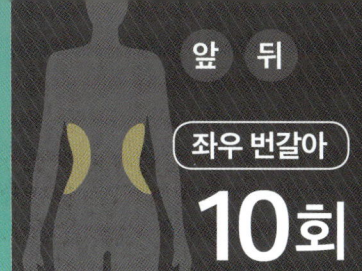

앞 뒤

좌우 번갈아

10회

운동 효과 옆구리를 강하게 자극해 '튜브살'이라고 불리는 옆구리살을 정리해준다. 잘록한 허리 라인을 만들고 싶다면 꼭 실시해야 하는 동작이다.

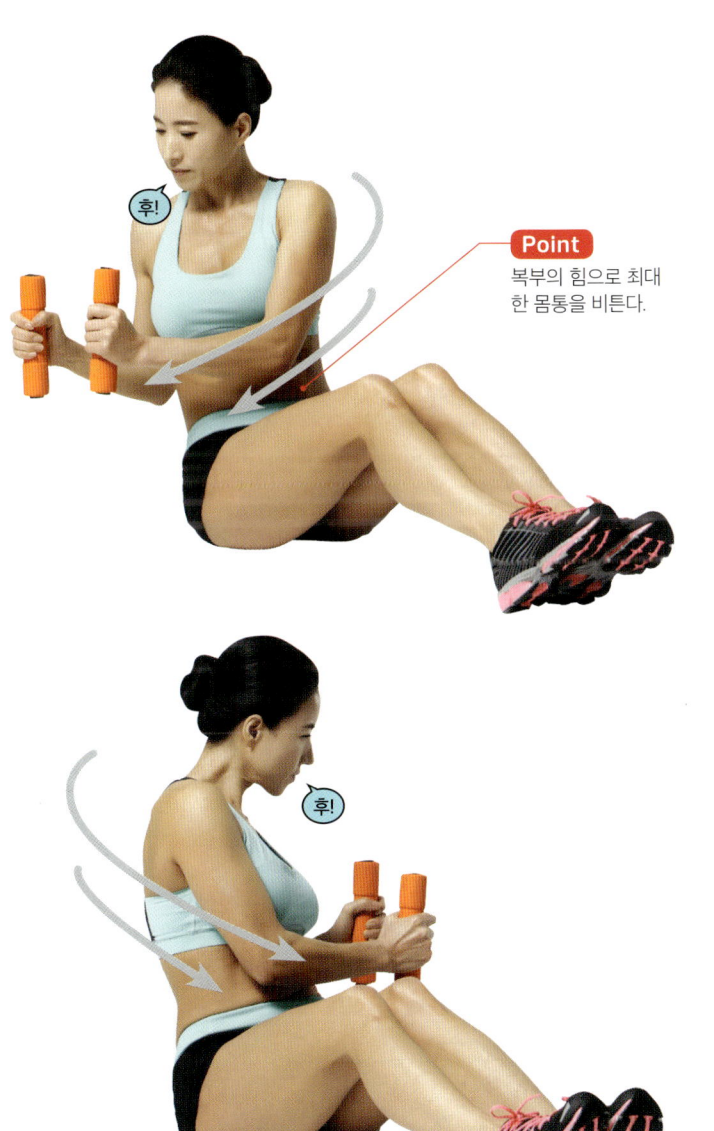

후!

Point
복부의 힘으로 최대한 몸통을 비튼다.

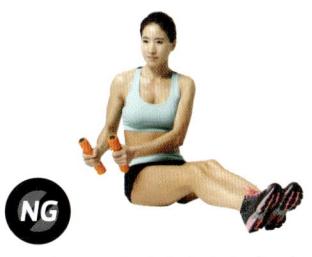

NG

몸통을 두고 손만 움직이지 않는다.

2 발과 골반은 고정시킨 상태에서 몸통을 오른쪽으로 비튼다.

후!

3 1번 자세로 돌아와서 바로 몸통을 왼쪽으로 비튼다. 2~3번을 반복한다.

175

상체

잘록한 허리 라인
옆구리 접어 무릎과 팔꿈치 터치하기

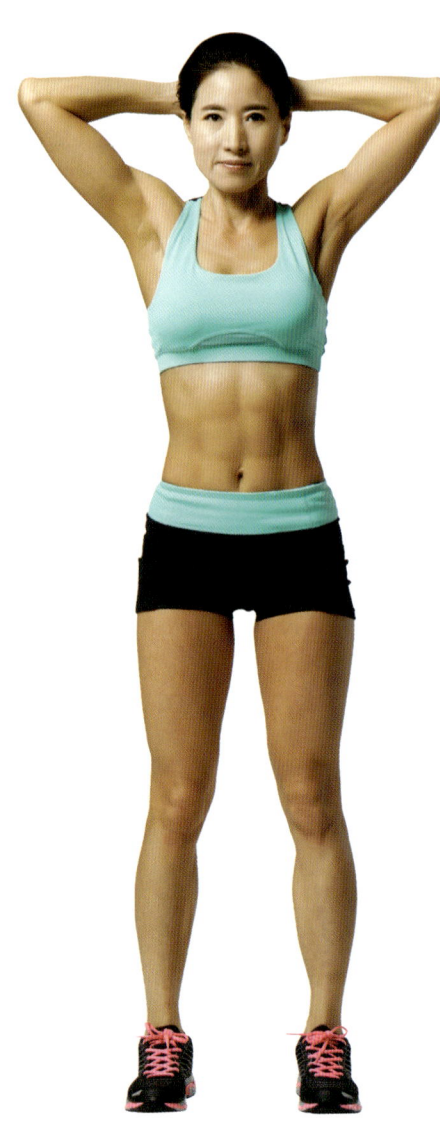 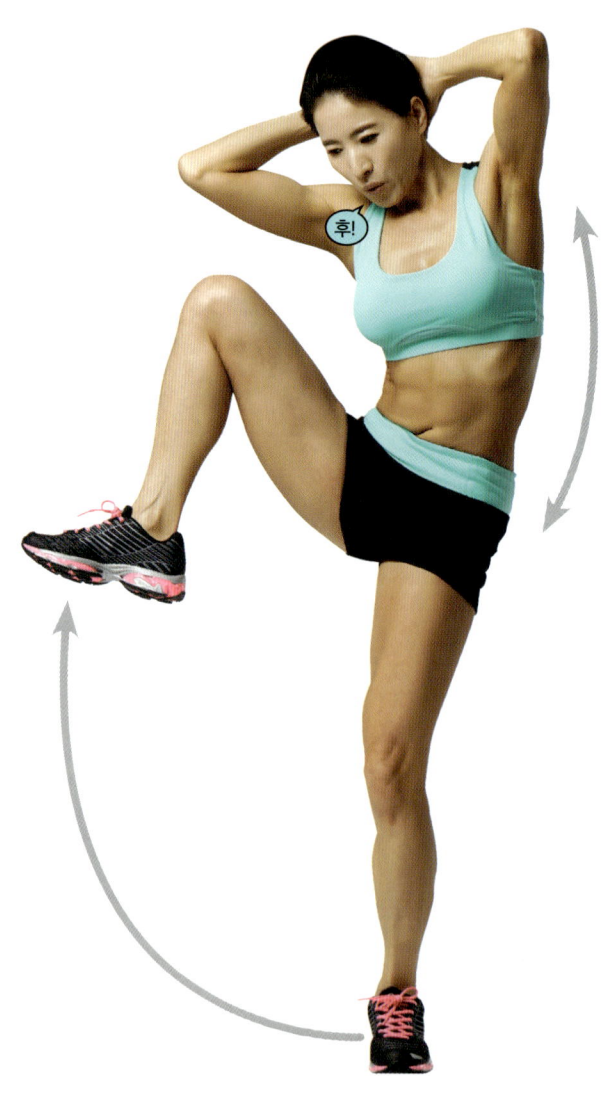

후!

1 다리를 어깨 너비만큼 벌리고 서서 양 손을 머리 뒤에서 깍지 낀다.

2 오른쪽 무릎을 접어 다리를 옆으로 들 어 올리면서 오른쪽 팔꿈치를 오른쪽 무릎에 터치한다.

운동 효과 옆구리를 조이는 동작을 통해 잘록한 허리 라인을 만들 수 있고, 다리를 들어 올리면서 골반과 허벅지까지 강화시킬 수 있다.

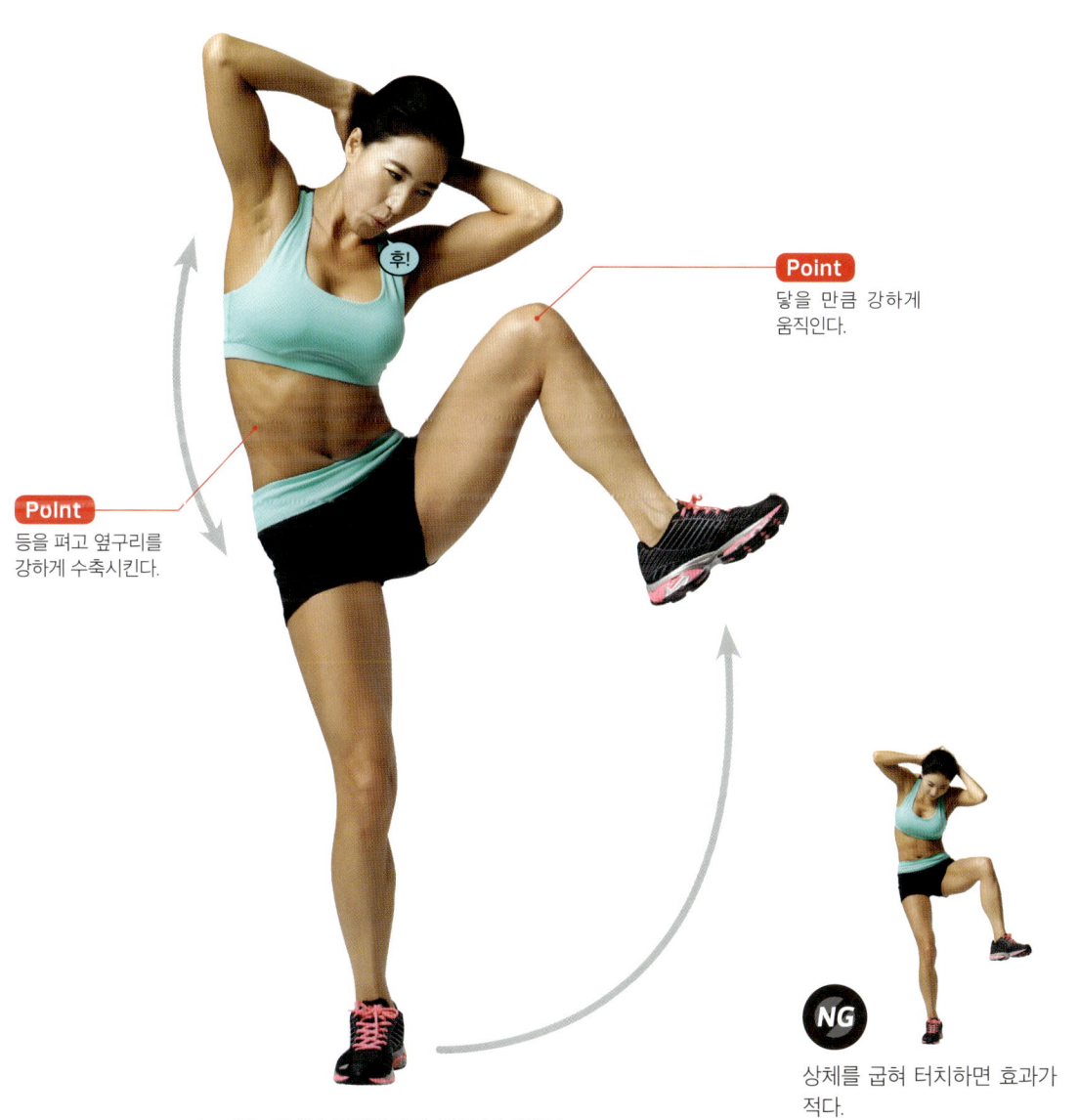

후!

Point
닿을 만큼 강하게
움직인다.

Point
등을 펴고 옆구리를
강하게 수축시킨다.

NG

상체를 굽혀 터치하면 효과가
적다.

3 1번 자세로 돌아왔다가 바로 반대쪽도
같은 방법으로 실시한다. 2~3번을 반복
한다.

177

상체

한 발 앞으로 나가 몸통 비틀기

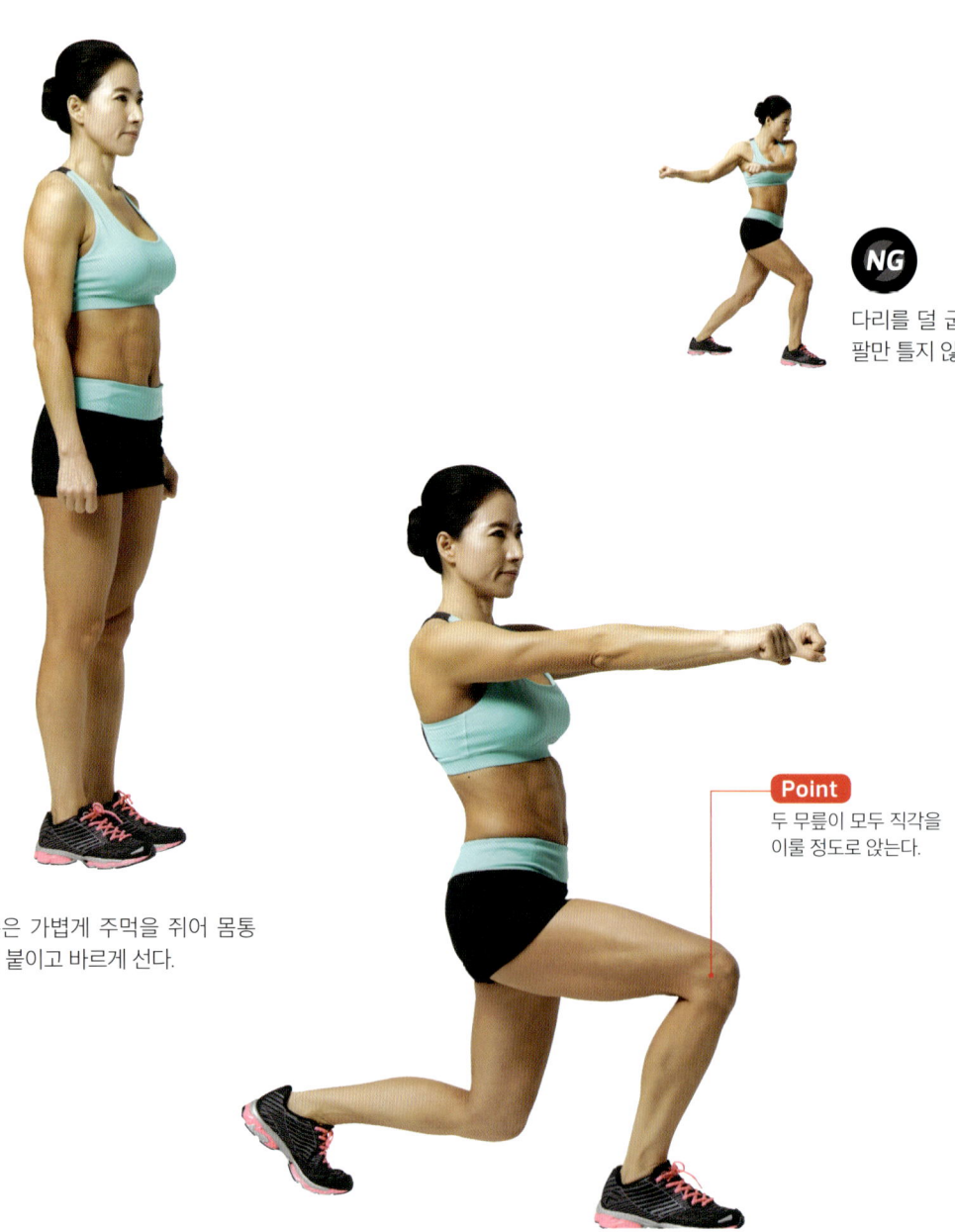

NG

다리를 덜 굽히거나
팔만 틀지 않는다.

Point

두 무릎이 모두 직각을
이룰 정도로 앉는다.

1 양손은 가볍게 주먹을 쥐어 몸통
옆에 붙이고 바르게 선다.

2 오른발을 앞으로 크게 한 발 내디디며 무릎
을 굽혀 앉는다. 동시에 팔을 어깨 높이까지
앞으로 들어 올린다.

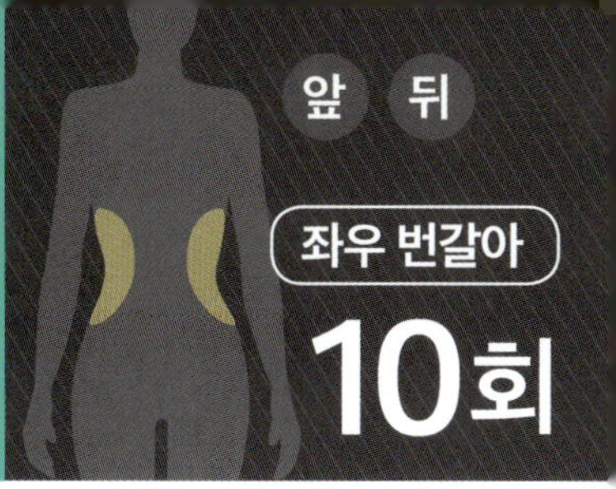

운동 효과 한 발씩 앞으로 나가 앉았다 일어나는 동작은 하체 라인을 아름답게 만드는 대표적인 운동인데, 여기에 몸통을 비트는 동작을 추가해 옆구리 군살을 제거하는 효과를 더했다.

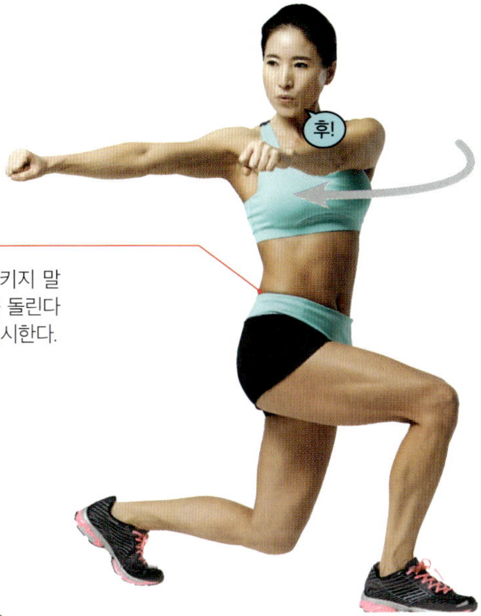

후!

Point
어깨만 회전시키지 말고 몸통 전체를 돌린다는 느낌으로 실시한다.

3 골반은 정면을 향한 상태를 유지하면서 몸통을 오른쪽으로 비튼다.

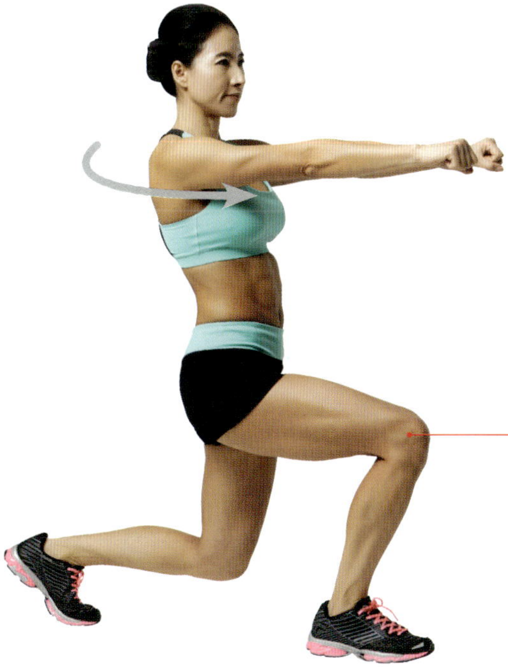

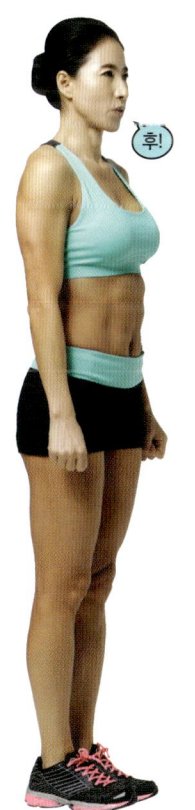

후!

Point
무릎이 발끝 앞으로 넘어오지 않는다.

4 몸통을 풀어 2번 자세로 돌아온다.

5 오른발을 제자리로 가져오면서 1번 시작 자세로 돌아온다. 반대쪽도 같은 방법으로 실시한다. 2~5번을 반복한다.

복부

납작 탄탄한 복근
의자에 다리 올리고 상체 말기

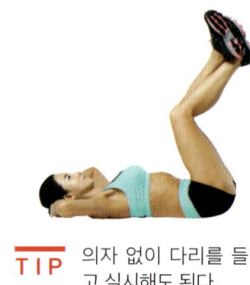

TIP 의자 없이 다리를 들고 실시해도 된다.

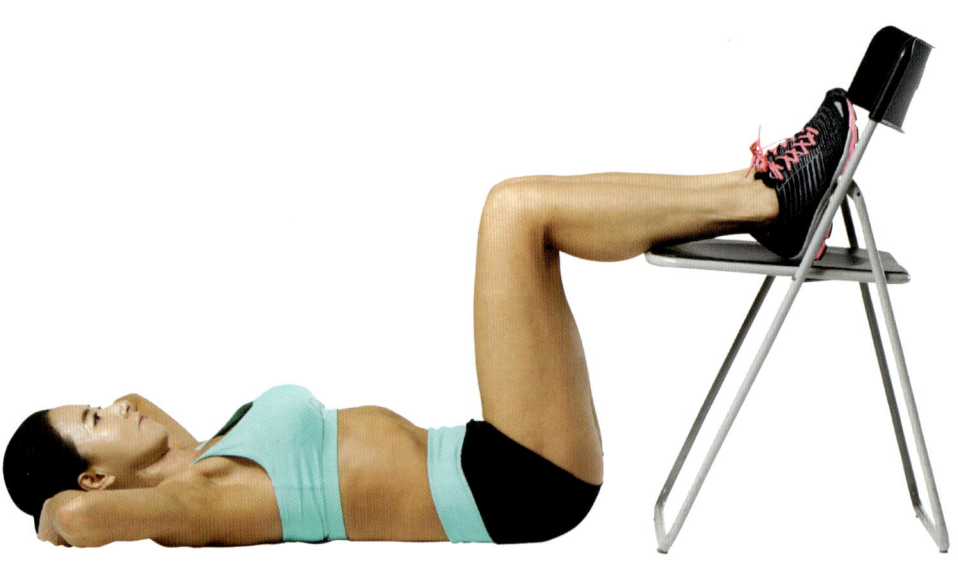

1 등을 대고 누워 다리를 의자 위에 올린다. 양손은 머리 뒤에 댄다.

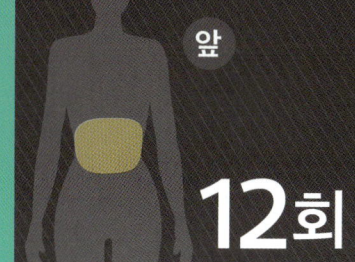

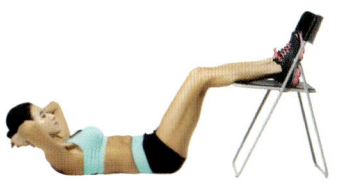 의자에 다리를 올리고 상체를 말아 올리면 발을 바닥에 대고 할 때보다 복부에 더 큰 자극이 간다. 윗배를 탄탄하게 만들고 싶을 때 매우 효과적인 동작이다.

 반동으로 상체를 들어 올리지 않는다.

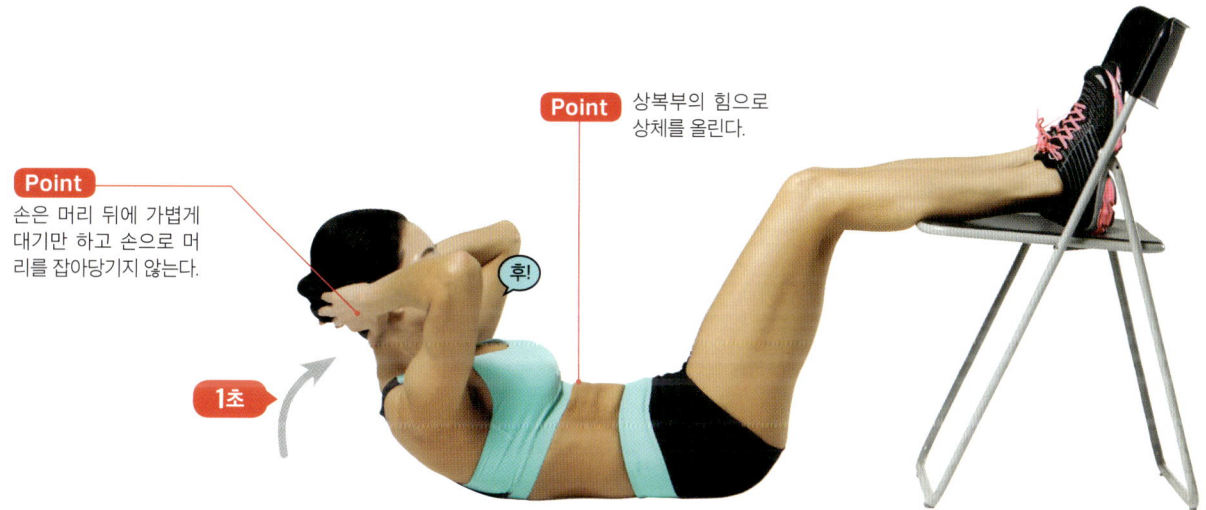

Point
상복부의 힘으로 상체를 올린다.

Point
손은 머리 뒤에 가볍게 대기만 하고 손으로 머리를 잡아당기지 않는다.

후!

1초

2 날개뼈가 바닥에서 약간 떨어질 정도 까지 상체를 말아 올린다. 1초간 자세를 유지한다.

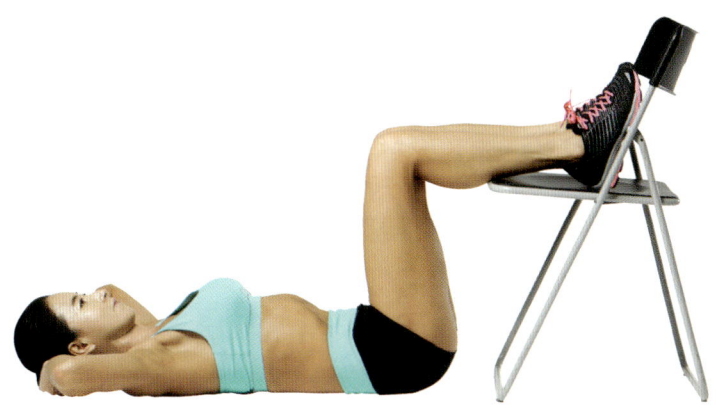

3 상체를 내려 1번 시작 자세로 돌아간다. 2~3번을 반복한다.

181

납작 탄탄한 복근

복부 다리 들고 엉덩이 들어 올리기

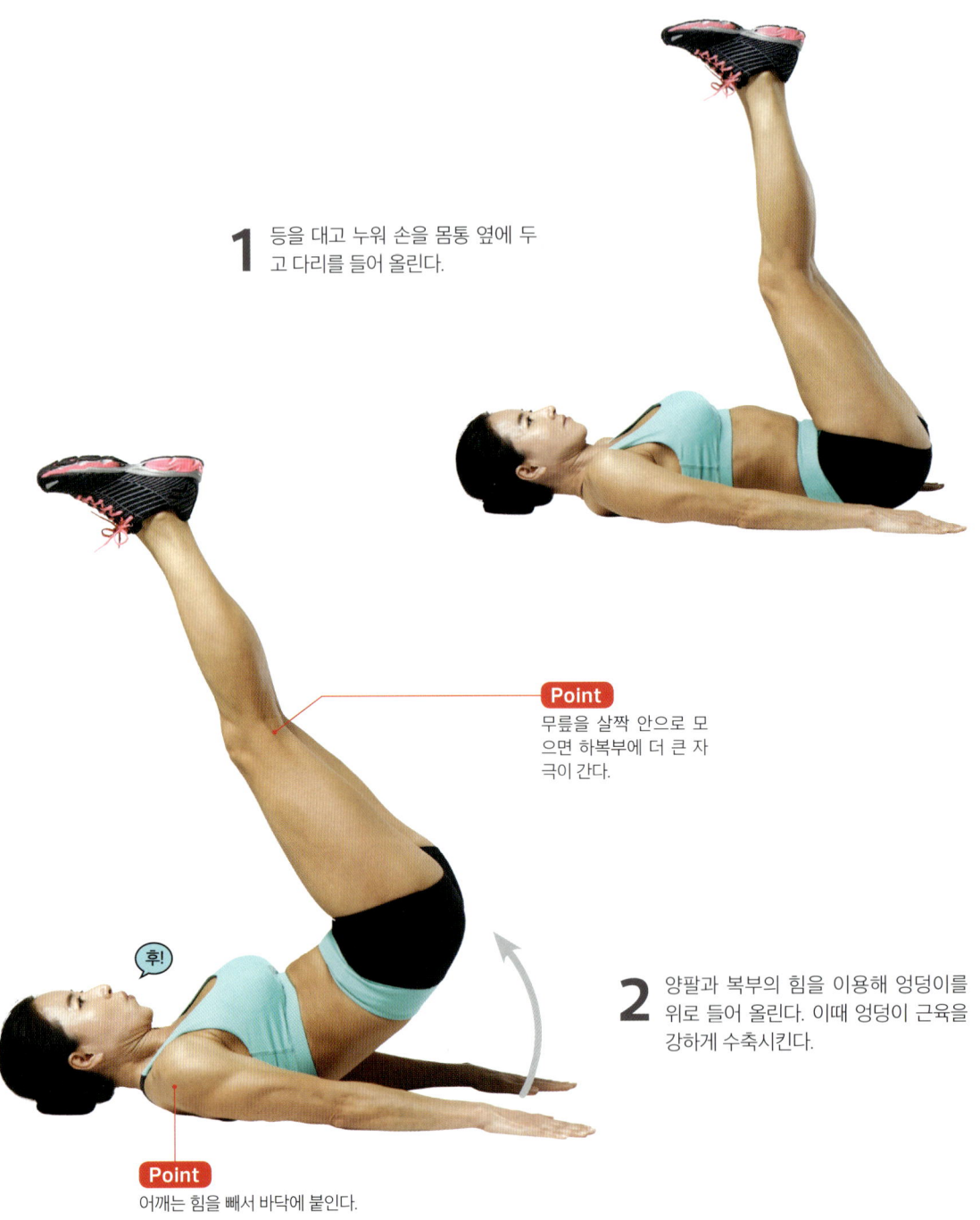

1 등을 대고 누워 손을 몸통 옆에 두고 다리를 들어 올린다.

Point
무릎을 살짝 안으로 모으면 하복부에 더 큰 자극이 간다.

후!

2 양팔과 복부의 힘을 이용해 엉덩이를 위로 들어 올린다. 이때 엉덩이 근육을 강하게 수축시킨다.

Point
어깨는 힘을 빼서 바닥에 붙인다.

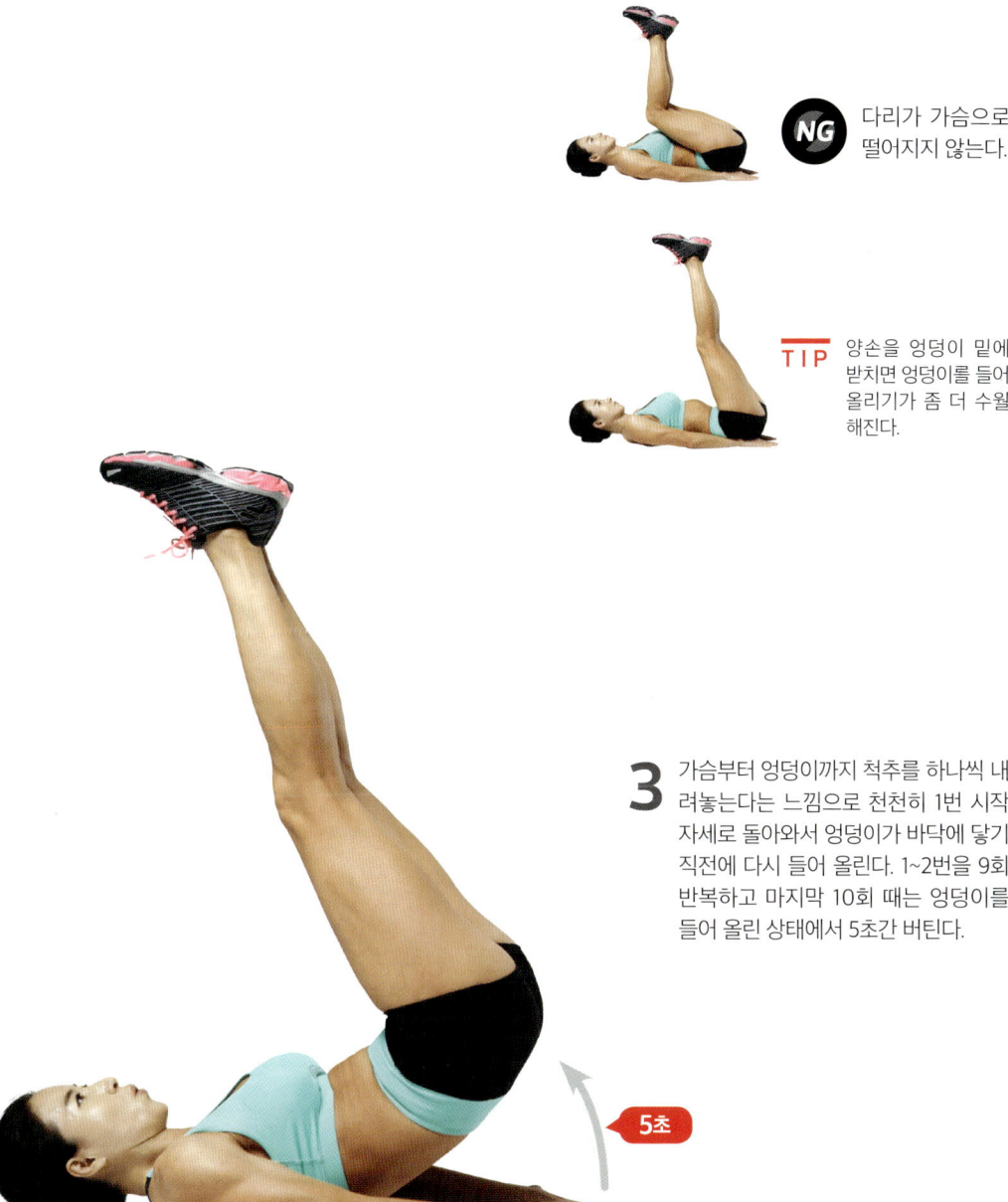

운동 효과 하복부 전체를 단련시키며 중심(코어) 근육을 강화시키는 데 효과적이다.

NG 다리가 가슴으로 떨어지지 않는다.

TIP 양손을 엉덩이 밑에 받치면 엉덩이를 들어 올리기가 좀 더 수월해진다.

3 가슴부터 엉덩이까지 척추를 하나씩 내려놓는다는 느낌으로 천천히 1번 시작 자세로 돌아와서 엉덩이가 바닥에 닿기 직전에 다시 들어 올린다. 1~2번을 9회 반복하고 마지막 10회 때는 엉덩이를 들어 올린 상태에서 5초간 버틴다.

5초

복부

납작 탄탄한 복근
누워서 다리 교차시키기

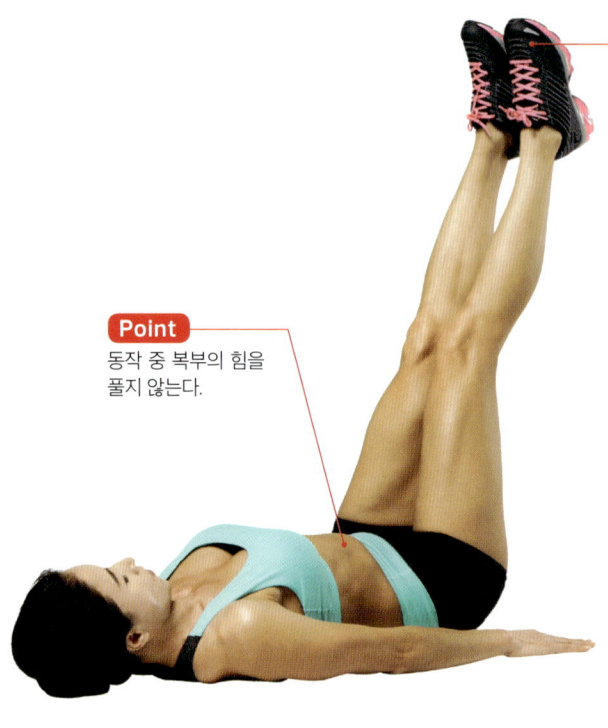

Point
다리는 발끝까지 일
자로 쭉 편다.

Point
동작 중 복부의 힘을
풀지 않는다.

1 등을 대고 누워 팔은 몸통 옆에 자연스럽게
내려놓고 다리는 모아 45도 사선으로 들어
올린다.

Point
양 무릎을 벌렸다 모
은다는 느낌으로 실
시한다.

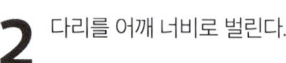

2 다리를 어깨 너비로 벌린다.

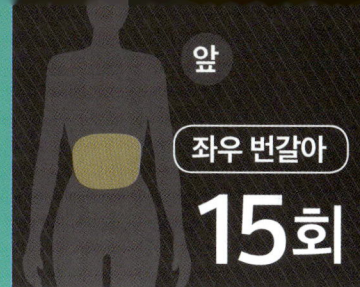
좌우 번갈아
15회

운동 효과 하복부 전체에 자극이 된다. 늘어진 아랫배를 탄탄하게 만들어 주는 강력한 동작으로 누워서 다리를 사선으로 들어 올리면 아랫배에 매우 강한 자극이 간다.

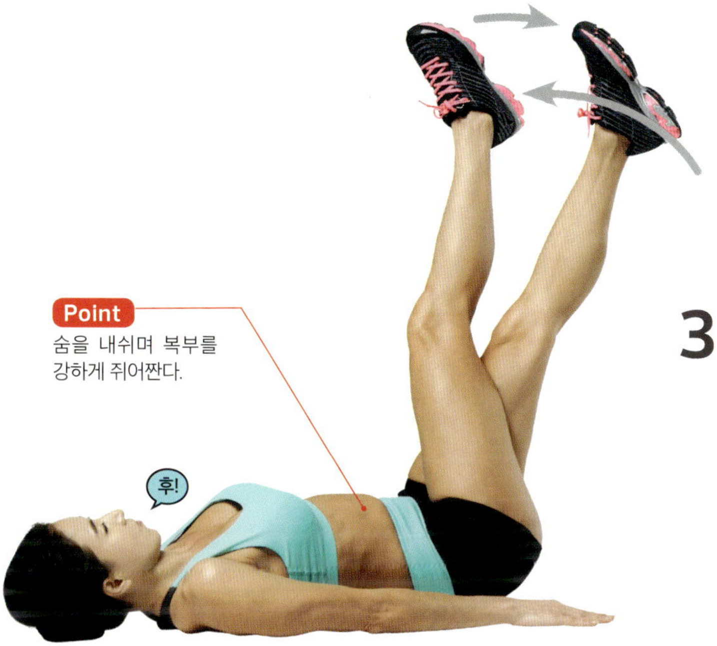

Point
숨을 내쉬며 복부를 강하게 쥐어짠다.

후!

3 오른쪽 다리가 위에 가도록 두 다리를 교차시킨다.

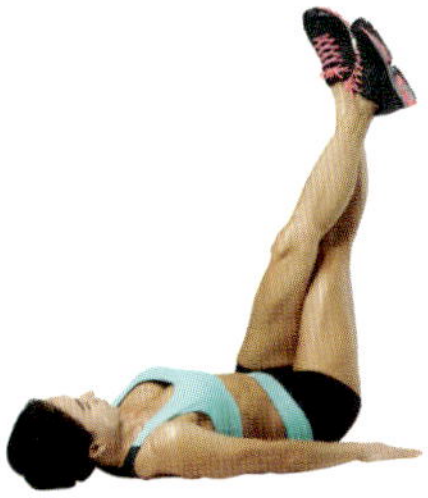

후!

NG 발끝만 걸쳐서 교차 하지 않는다.

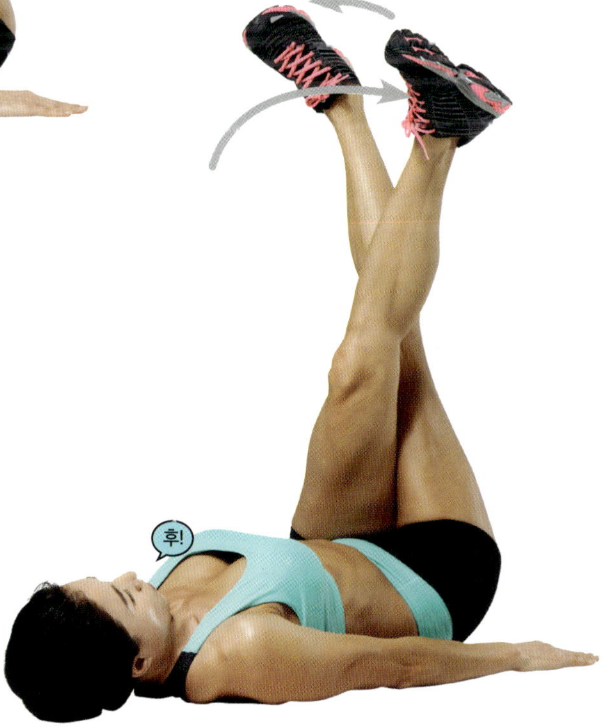

4 2번 자세로 돌아가서 이번에는 왼쪽 다리가 위에 가도록 교차시킨다. 2~4번을 반복한다.

하체

탄력 있게 달라붙은 애플힙
누워서 엉덩이 들어 올리기

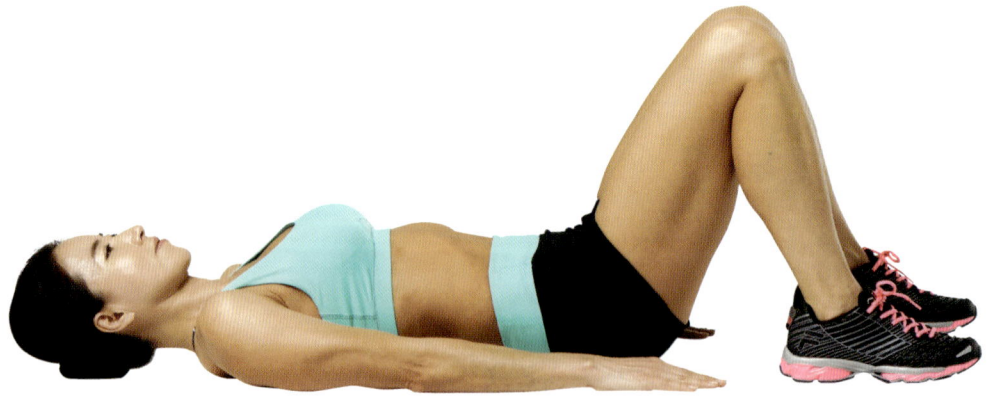

1 등을 대고 누워 양손은 몸통 옆에 내려놓고 다리는
무릎을 세운다.

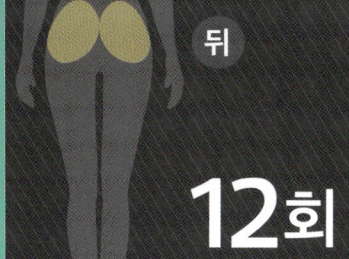

12회

운동 효과 허리와 엉덩이에 강한 자극을 주는 동작으로 허리에서 엉덩이로 이어지는 라인을 아름답게 변화시킨다.

Point 동작 중 허리에 계속 힘을 준다.

TIP 동작을 실시하기 힘들다면 양손을 엉덩이 '바로 밑'에 놓아서 받친다.

후!

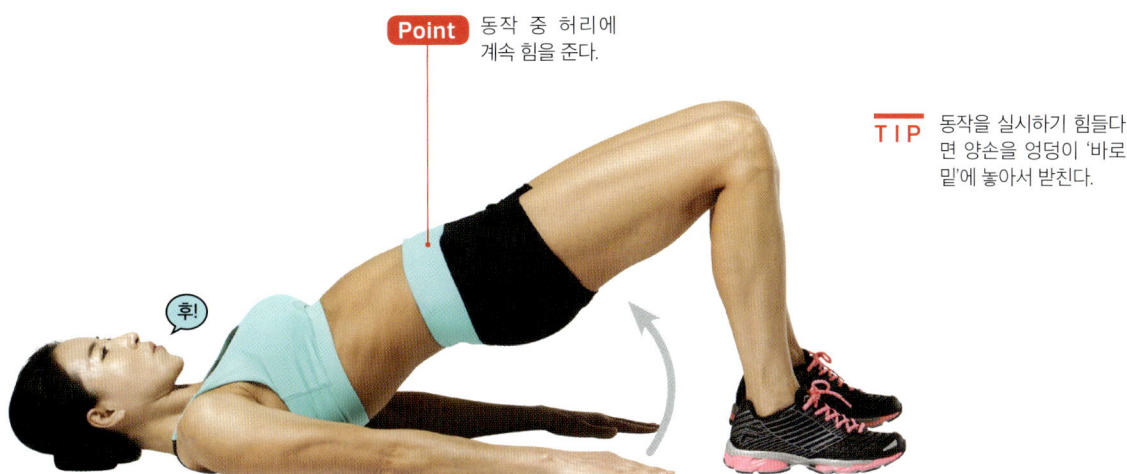

2 엉덩이 근육을 조이면서 그대로 엉덩이를 들어 올린다.

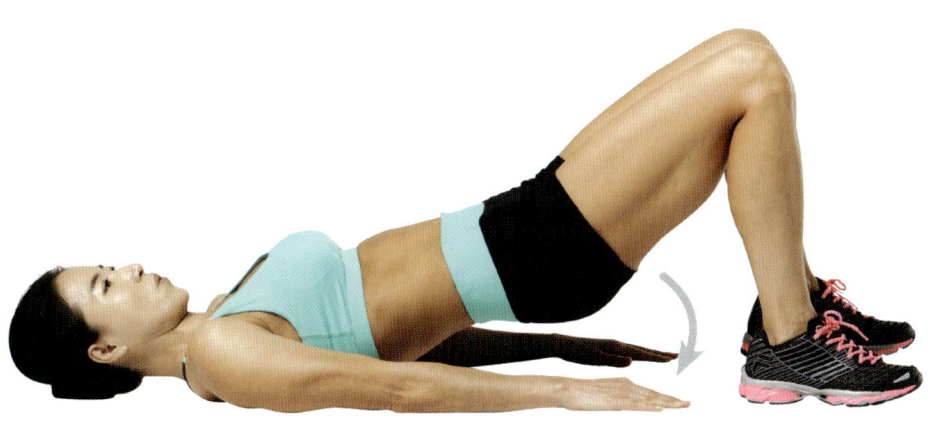

3 천천히 꼬리뼈부터 바닥에 내려놓는다. 엉덩이가 바닥에 닿기 전에 다시 들어 올린다. 2~3번을 반복한다.

하체

탄력 있게 달라붙은 애플힙
다리 옆으로 들었다 뒤로 차기

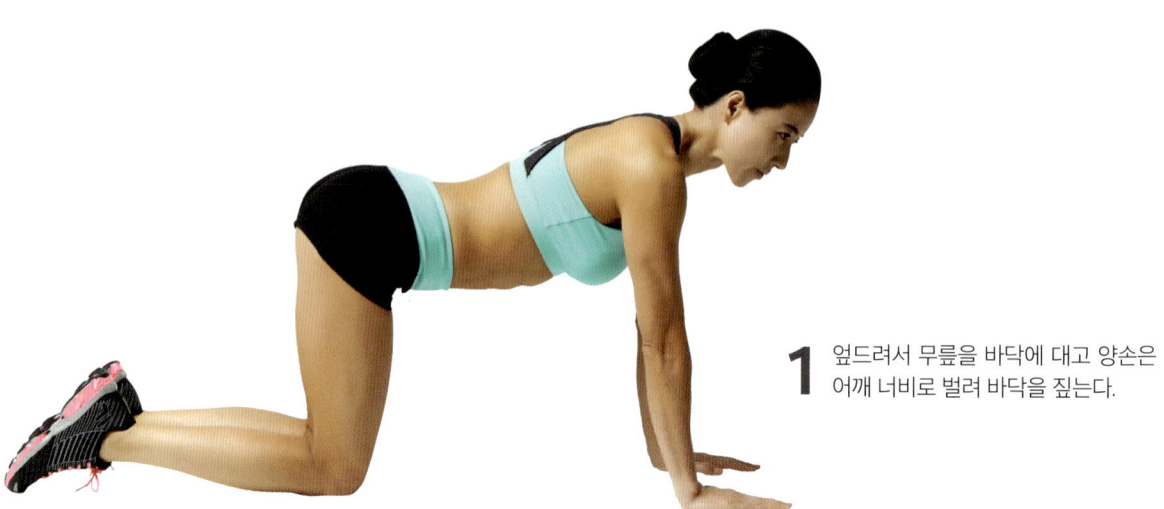

1 엎드려서 무릎을 바닥에 대고 양손은
어깨 너비로 벌려 바닥을 짚는다.

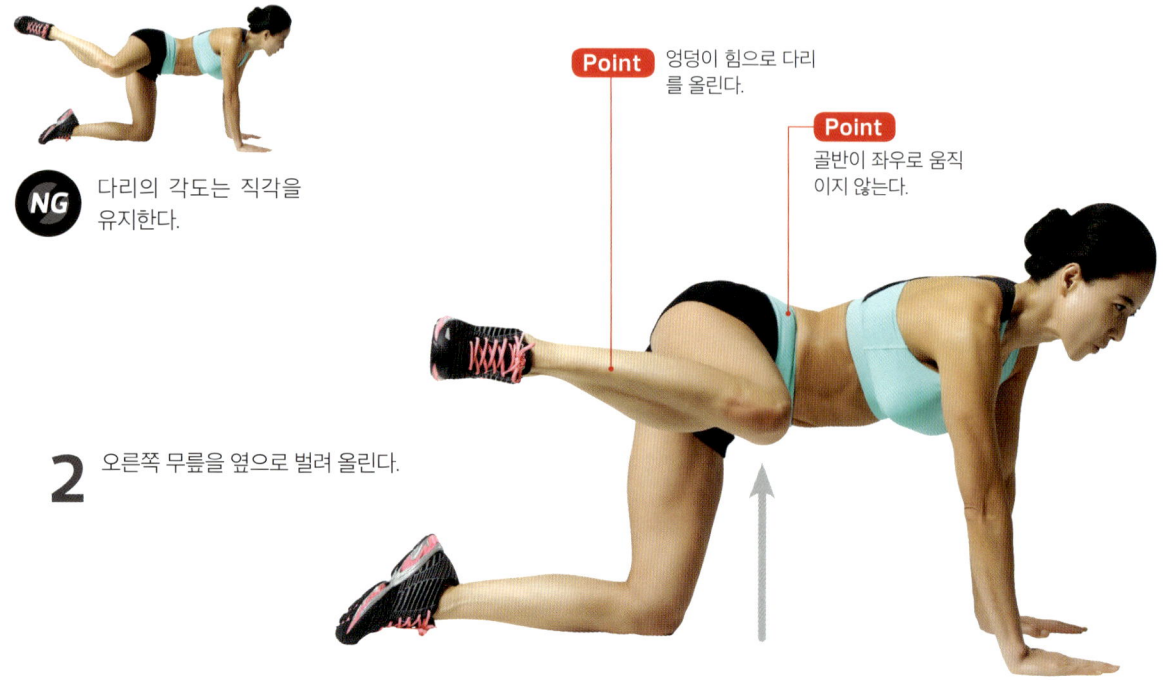

NG 다리의 각도는 직각을
유지한다.

Point 엉덩이 힘으로 다리
를 올린다.

Point 골반이 좌우로 움직
이지 않는다.

2 오른쪽 무릎을 옆으로 벌려 올린다.

좌우 각각
10회

엉덩이 옆부분과 윗부분에 볼륨감을 주는 동작으로 힙업 효과를 얻을 수 있다. 엉덩이와 허벅지가 연결되는 부위를 강하게 자극 하기 때문에 엉덩이 전체의 볼륨감도 키울 수 있다.

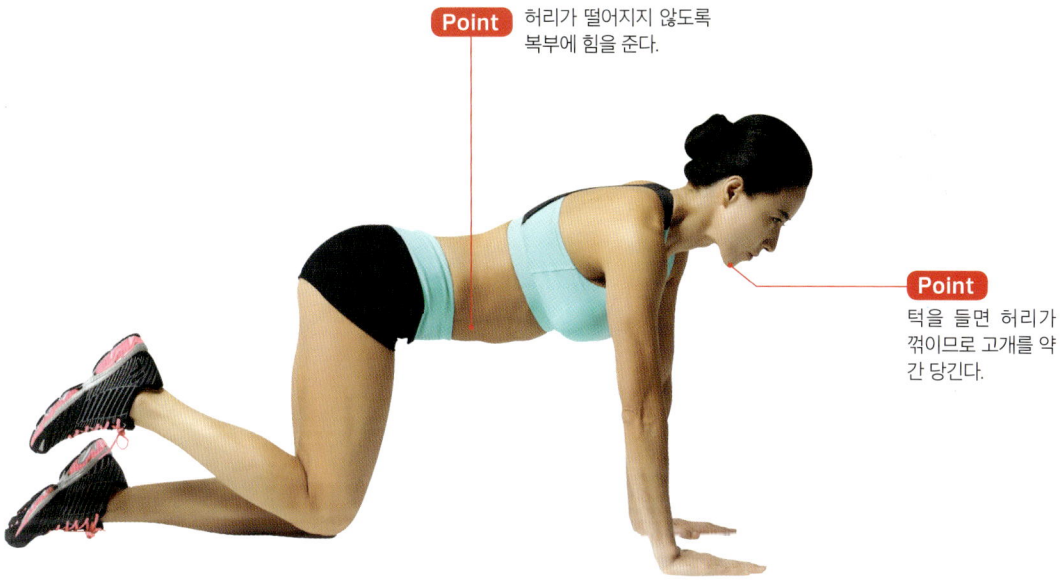

Point 허리가 떨어지지 않도록 복부에 힘을 준다.

Point 턱을 들면 허리가 꺾이므로 고개를 약 간 당긴다.

3 다리를 내려 1번 시작 자세로 돌아온 다. 무릎이 바닥에 닿기 직전에 다시 다리를 뒤쪽으로 차올린다.

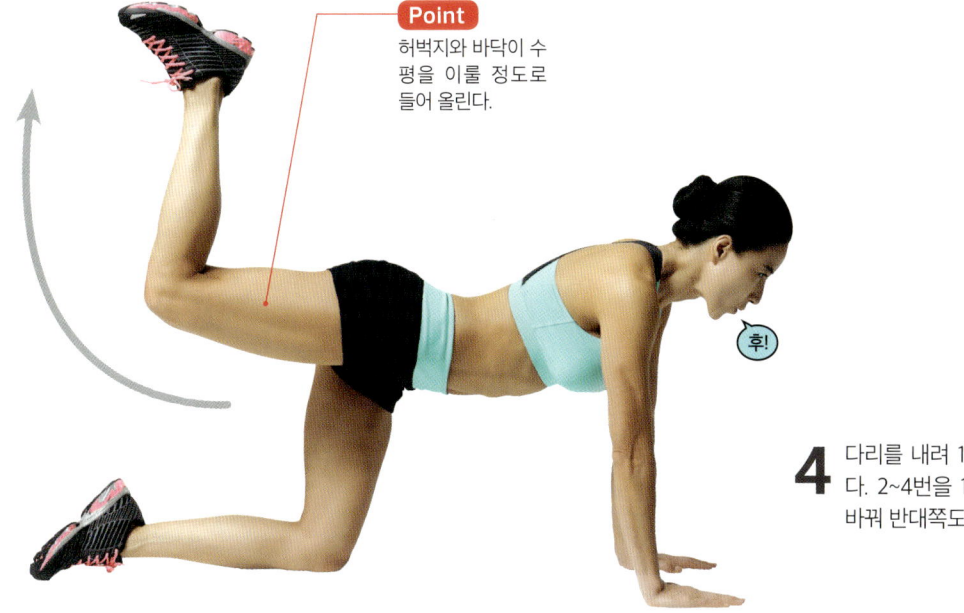

Point 허벅지와 바닥이 수 평을 이룰 정도로 들어 올린다.

후!

4 다리를 내려 1번 시작 자세로 돌아온 다. 2~4번을 10회 반복한 후 다리를 바꿔 반대쪽도 실시한다.

189

하체

탄력 있게 달라붙은 애플힙

상체 앞으로 90도 구부렸다 펴기

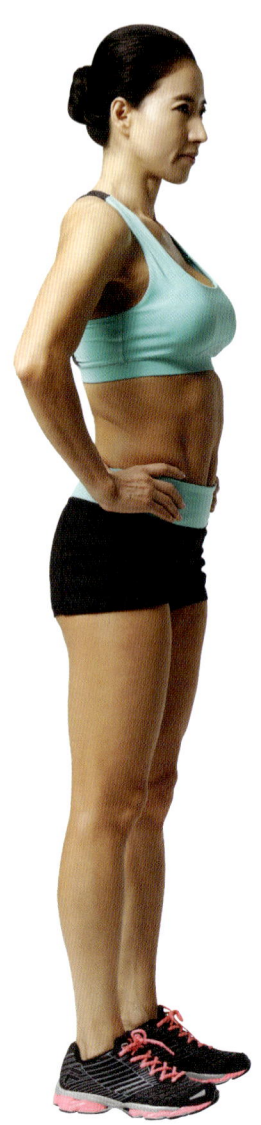

Point
꼬리뼈를 천장에서 잡아당긴다는 느낌으로 위로 올린다.

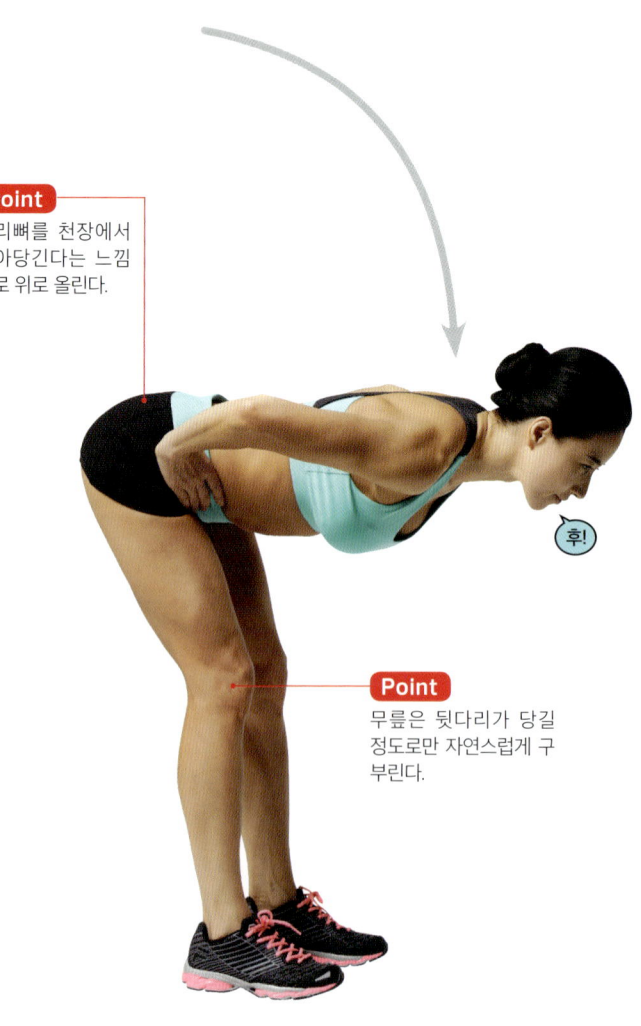

Point
무릎은 뒷다리가 당길 정도로만 자연스럽게 구부린다.

1 양손은 허리에 두고 바르게 선다.

2 엉덩이를 뒤로 빼면서 상체가 바닥과 평행이 될 때까지 앞으로 숙인다.

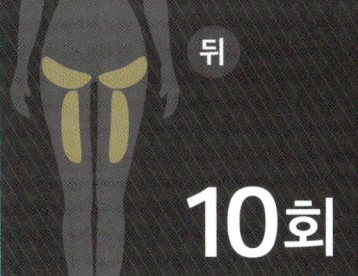

운동 효과 엉덩이가 전체적으로 힙업되는 효과를 얻을 수 있으며, 엉덩이와 허벅지의 경계를 뚜렷하게 만들어준다.

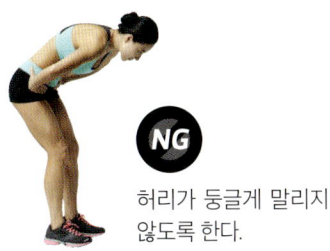

NG

허리가 둥글게 말리지 않도록 한다.

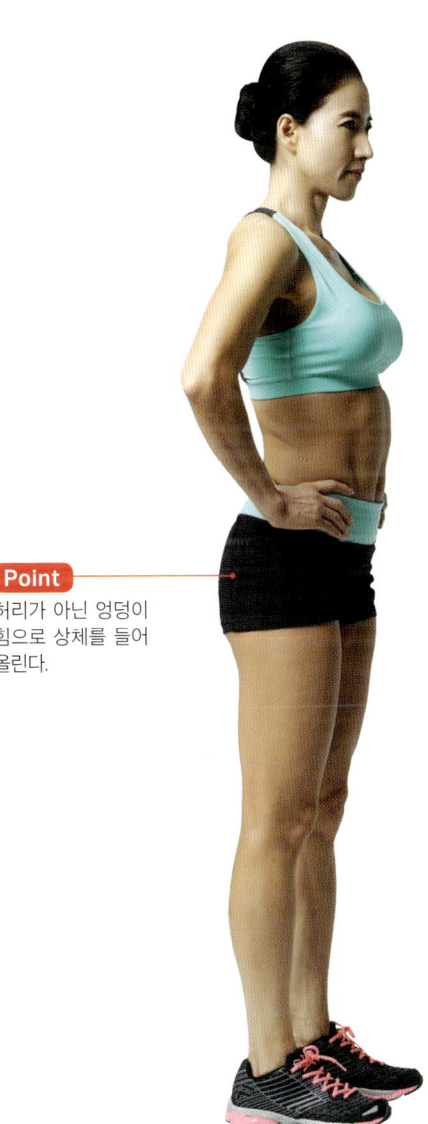

Point

허리가 아닌 엉덩이 힘으로 상체를 들어 올린다.

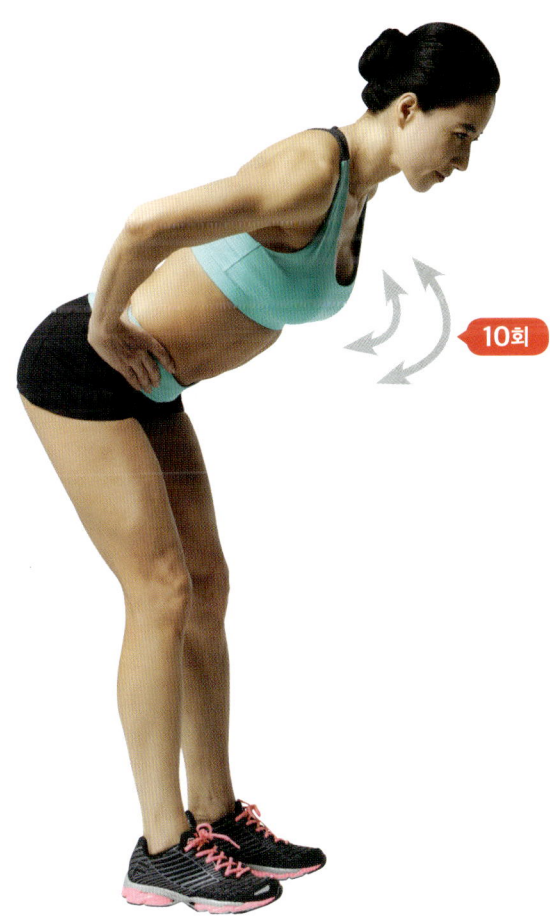

10회

3 천천히 상체를 들어 올려 1번 시작 자세로 돌아온다. 2~3번을 반복한다.

4 마지막 10회 차에는 상체를 45도 숙인 상태에서 허리를 가볍게 구부렸다 펴면서 바운스를 10회 준다. 바운스를 주면서 엉덩이와 다리 뒷면을 충분히 스트레칭한다.

191

하체

탄탄한 안쪽 허벅지
한 다리씩 구부렸다 펴기

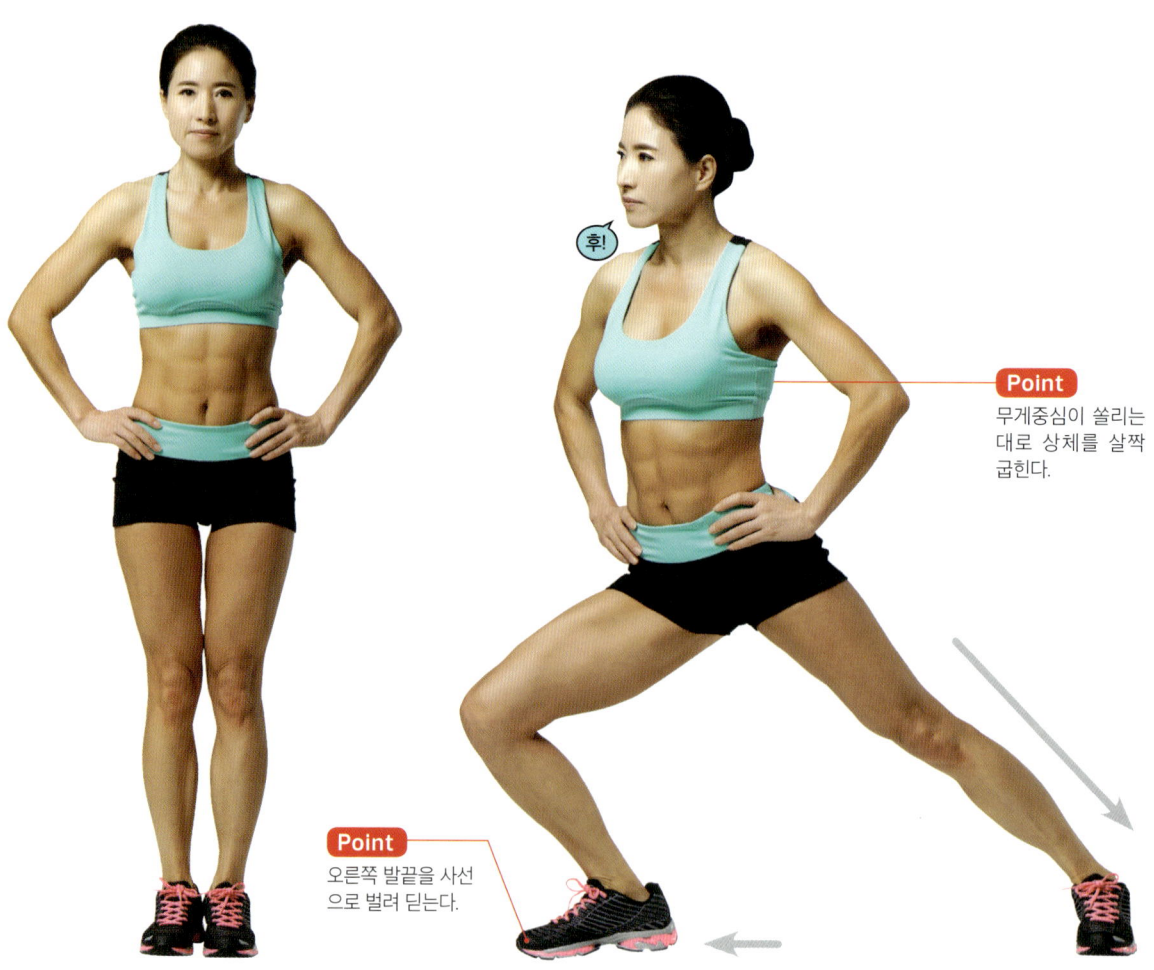

후!

Point
무게중심이 쏠리는 대로 상체를 살짝 굽힌다.

Point
오른쪽 발끝을 사선으로 벌려 딛는다.

1 다리를 모으고 서서 손을 허리에 둔다.

2 오른발을 옆으로 한 발 크게 디디면서 그대로 오른쪽 무릎을 구부린다. 동시에 왼쪽 다리는 쭉 뻗으면서 무게중심을 오른쪽으로 이동시킨다.

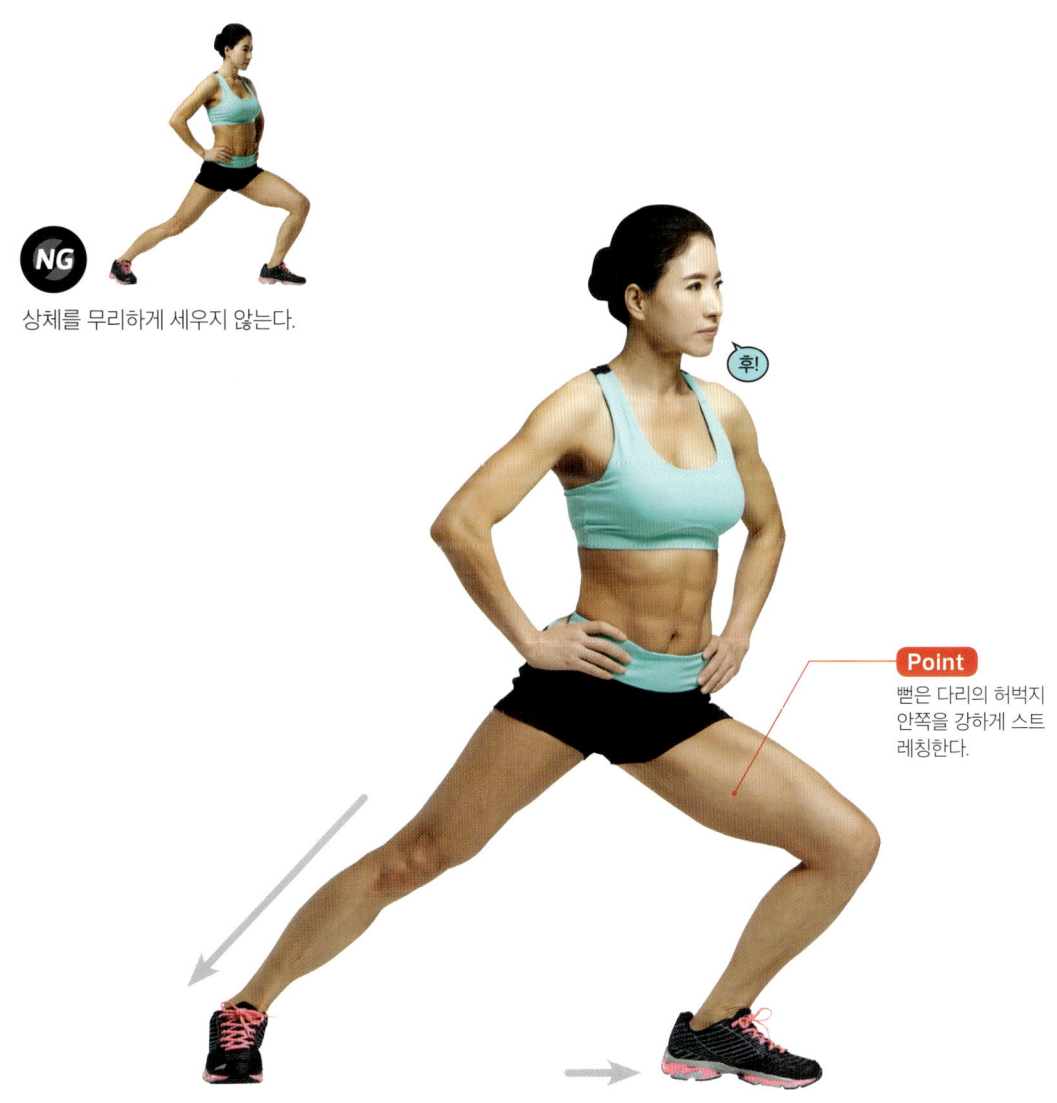

NG 상체를 무리하게 세우지 않는다.

후!

Point
뻗은 다리의 허벅지 안쪽을 강하게 스트레칭한다.

3 오른발을 제자리에 두면서 1번 시작 자세로 돌아온다. 반대쪽 다리도 같은 방법으로 실시한다. 1~3번을 반복한다.

하체

탄탄한 안쪽 허벅지

다리 넓게 벌리고 앉았다 일어나기

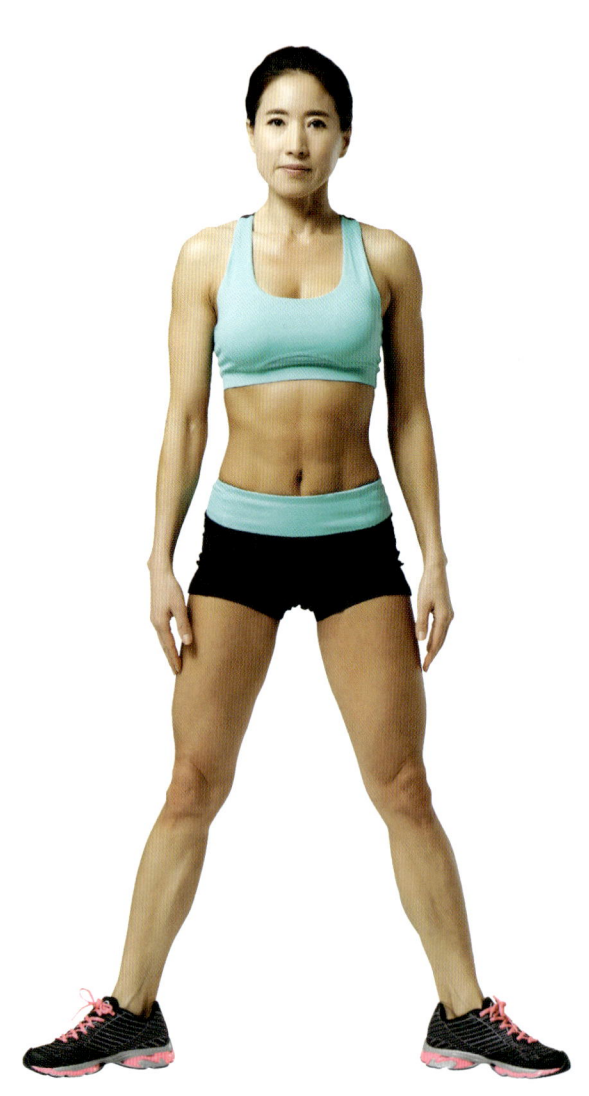

1 다리를 어깨 너비보다 넓게 벌리고 발끝이 바깥을 향하
도록 선다. 팔은 몸통 옆에 자연스럽게 내려놓는다.

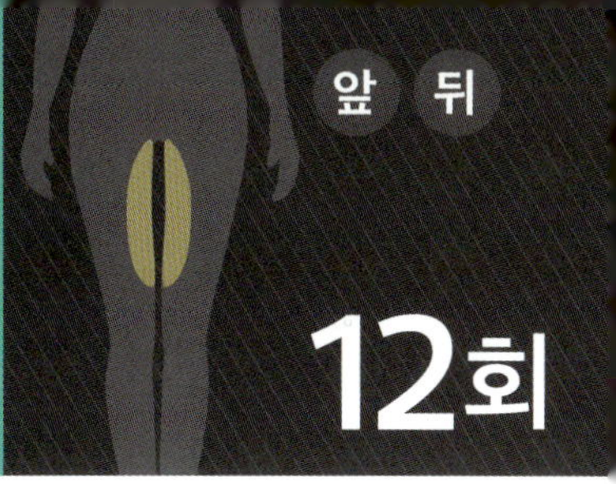

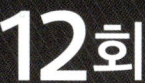

운동 효과 다리를 넓게 벌리고 앉았다 일어나는 동작은 허벅지와 엉덩이에 자극이 많이 간다. 반복하면 허벅지 안쪽 근육이 탄탄해진다.

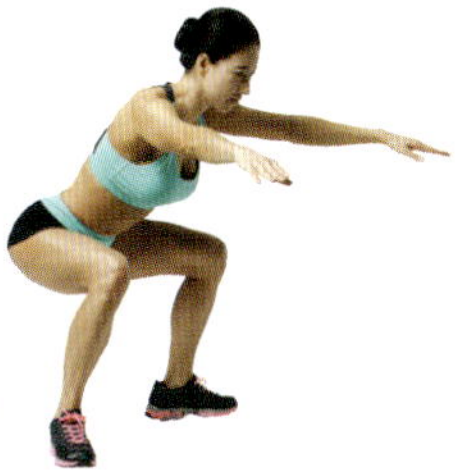

NG

상체가 앞으로 쏠리지 않는다.

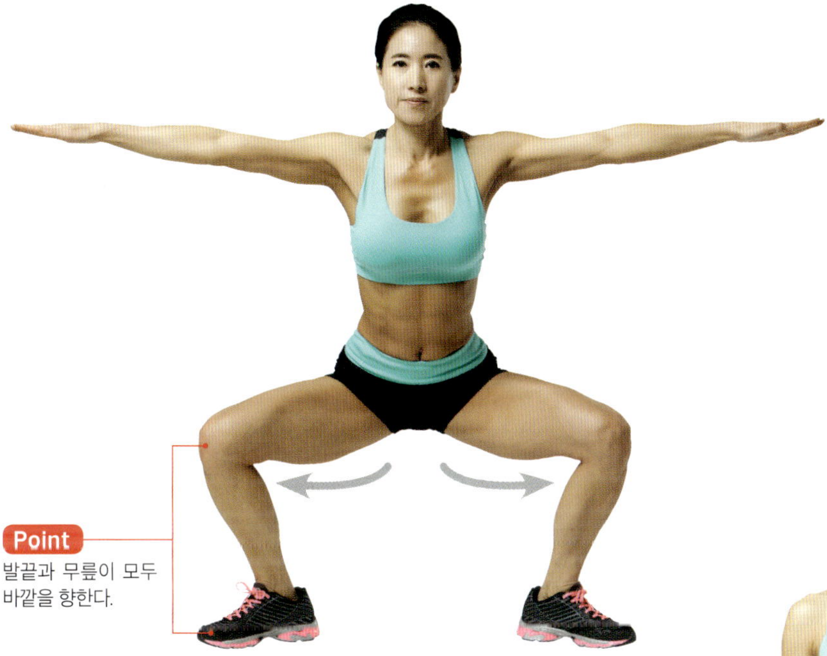

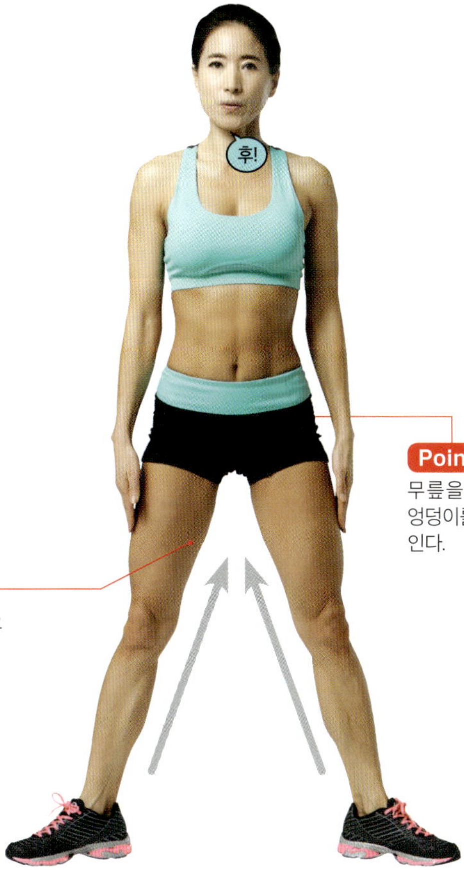

Point
발끝과 무릎이 모두 바깥을 향한다.

2 무릎이 직각이 될 때까지 굽히고 앉으면서 팔을 옆으로 들어 올린다.

후!

Point
무릎을 쭉 펴면서 엉덩이를 강하게 조인다.

Point
허벅지 안쪽을 모으는 힘으로 일어선다.

3 무릎을 펴고 천천히 일어서면서 팔을 내려 1번 시작 자세로 돌아온다. 2~3번을 반복한다.

하체

쫀쫀한 꿀벅지
한 발 크게 앞으로 왔다 갔다 하기

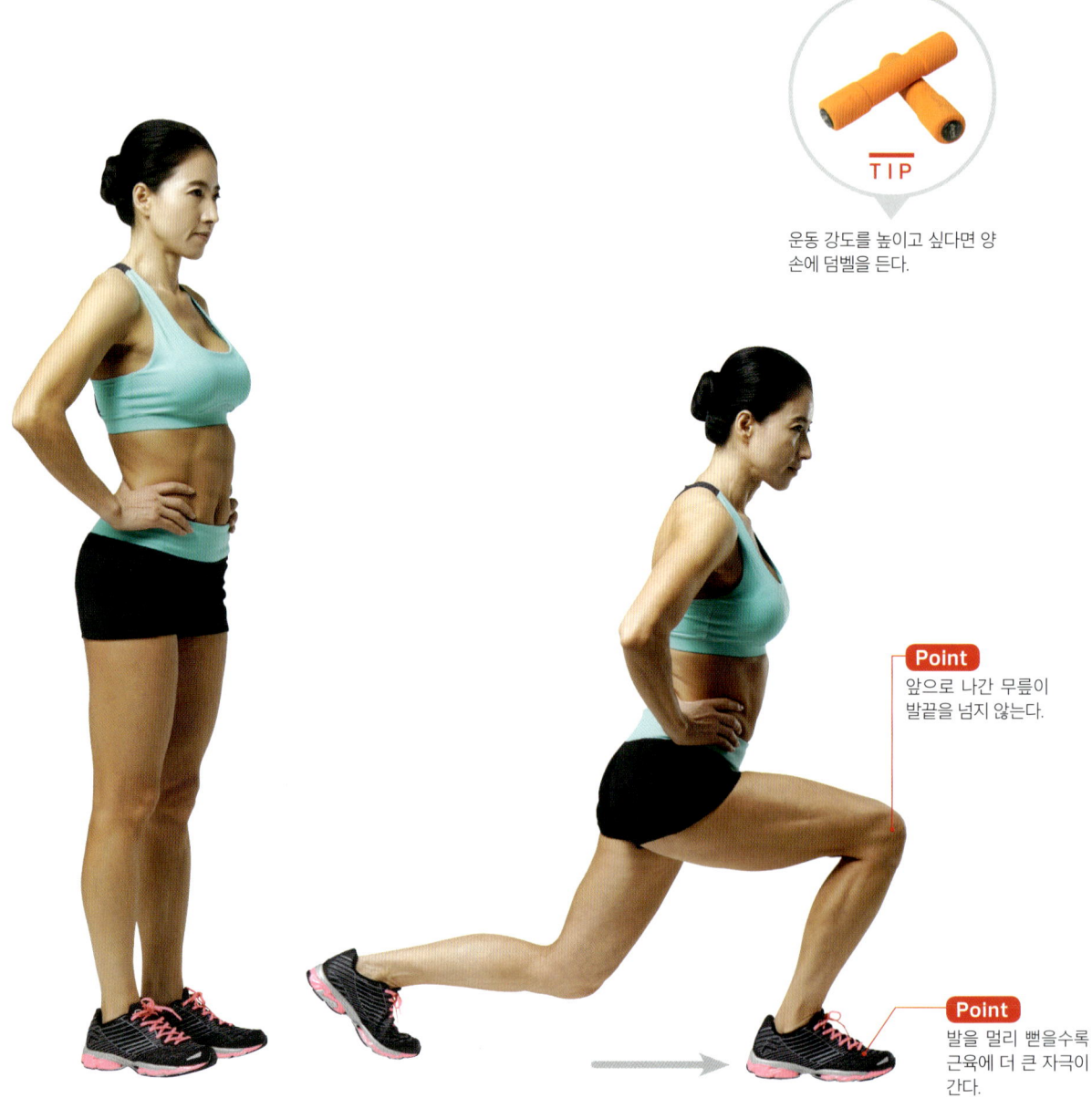

TIP

운동 강도를 높이고 싶다면 양 손에 덤벨을 든다.

Point
앞으로 나간 무릎이 발끝을 넘지 않는다.

Point
발을 멀리 뻗을수록 근육에 더 큰 자극이 간다.

1 다리를 어깨 너비로 벌리고 서서 양손을 허리에 둔다.

2 오른발을 크게 앞으로 내디딘 후, 양 무릎이 직각이 되도록 앉는다.

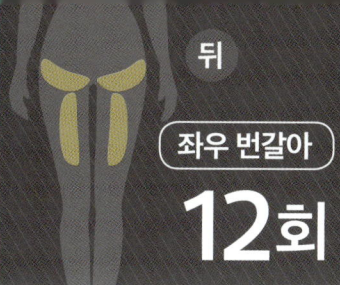

운동 효과 : 하체 단련에 좋은 운동으로 엉덩이에서 허벅지로 이어지는 뒤태라인을 아름답게 하는 대표적인 동작이다.

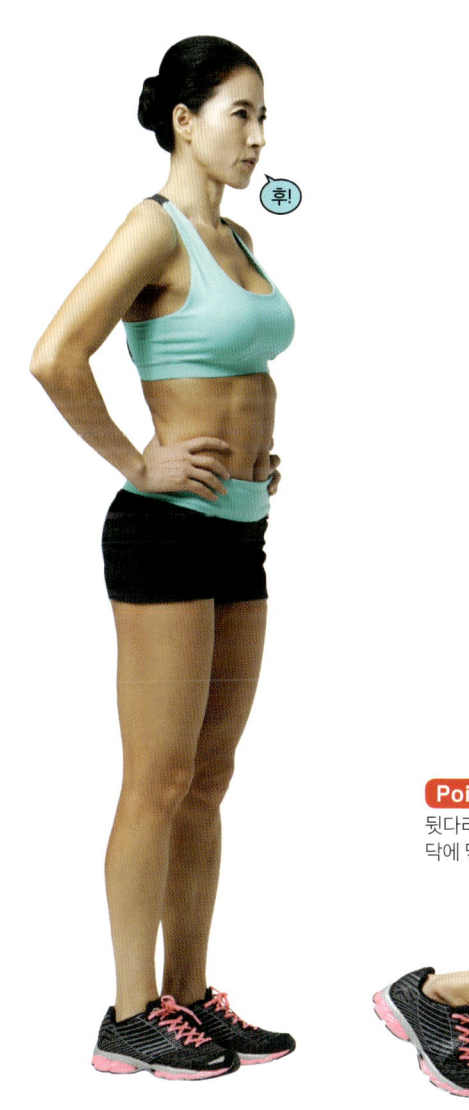

후!

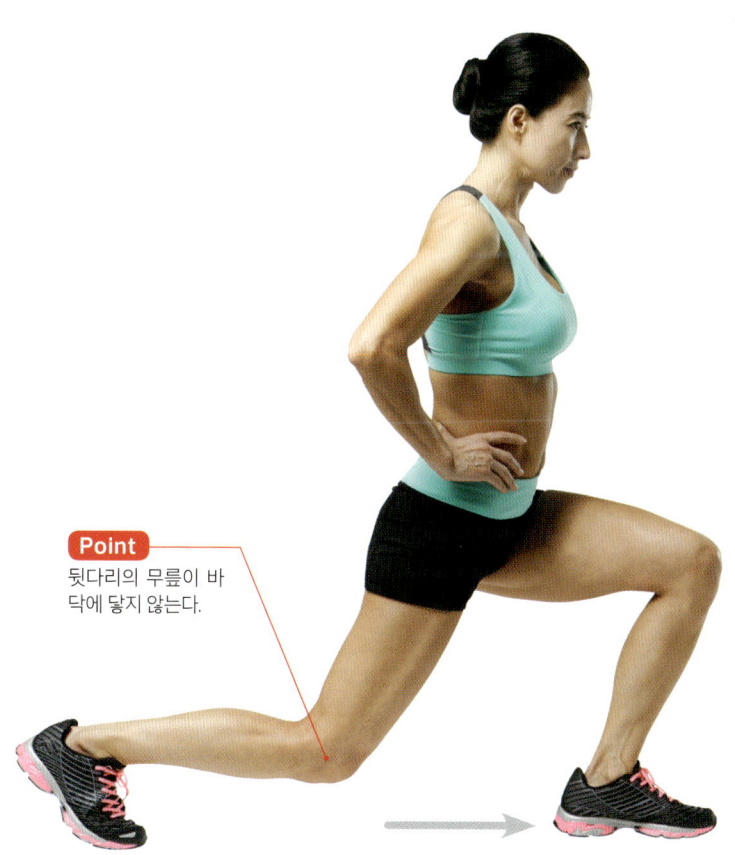

Point
뒷다리의 무릎이 바닥에 닿지 않는다.

3 오른쪽 발바닥으로 바닥을 밀면서 1번 시작 자세로 돌아온다.

4 이번에는 왼발을 크게 앞으로 내디딘 후, 양 무릎이 직각이 되도록 앉는다. 2~4번을 반복한다.

197

쫀쫀한 꿀벅지

하체 앉았다 일어나면서 다리 들어 올리기

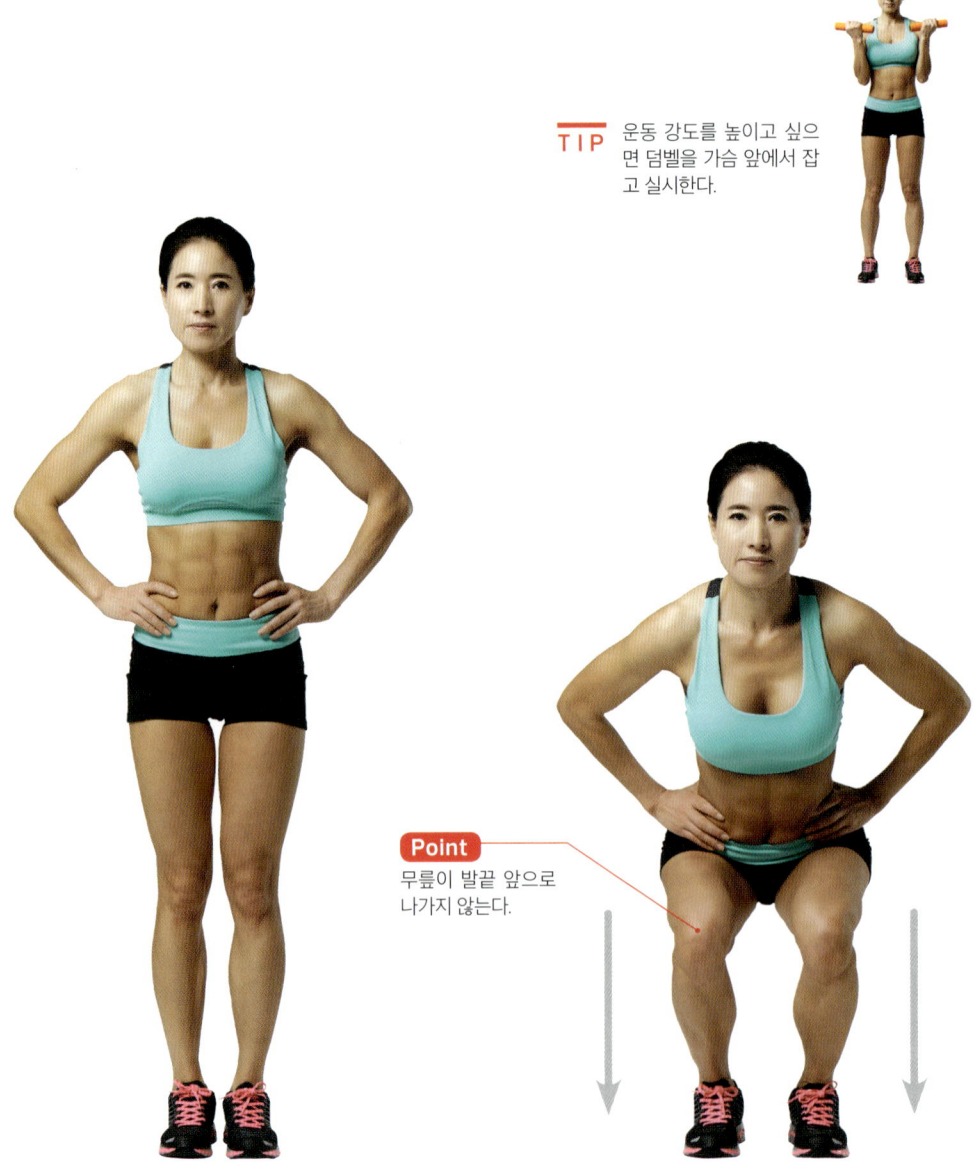

TIP 운동 강도를 높이고 싶으면 덤벨을 가슴 앞에서 잡고 실시한다.

Point
무릎이 발끝 앞으로
나가지 않는다.

1 다리를 살짝 벌리고 서서 양손을 허리에 올린다.

2 엉덩이를 뒤로 빼고 의자에 앉듯이 무릎이 직각이 될 때까지 앉는다.

운동 효과 앉았다 일어나는 동작을 통해 허벅지와 엉덩이 근육을 키울 수 있으며, 옆으로 차올리는 동작을 추가해 허벅지 바깥쪽을 탄탄하게 만드는 효과를 더했다.

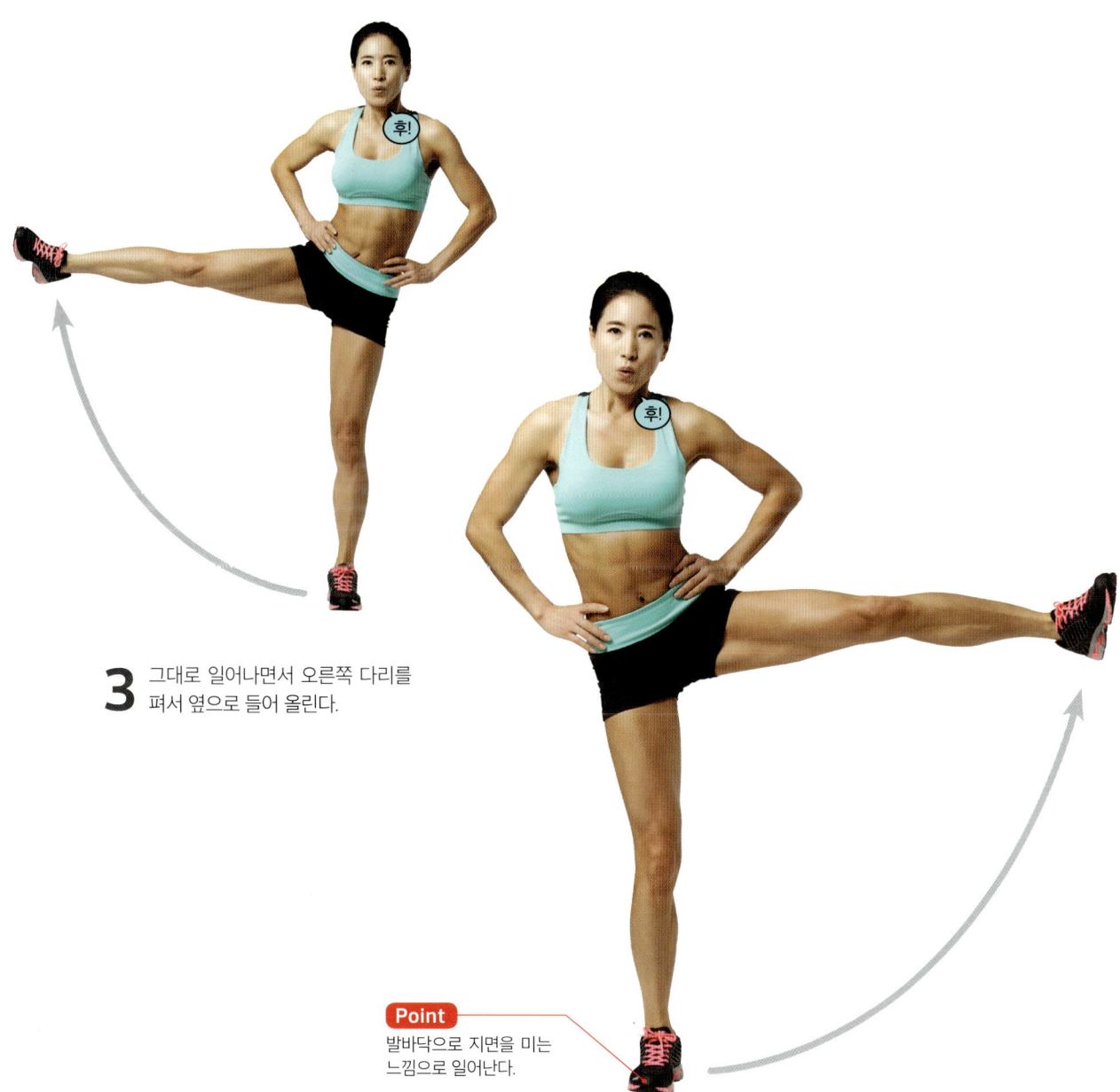

3 그대로 일어나면서 오른쪽 다리를 펴서 옆으로 들어 올린다.

Point
발바닥으로 지면을 미는 느낌으로 일어난다.

4 오른쪽 다리를 내리면서 2번 자세로 돌아온다. 일어나면서 왼쪽 다리도 펴서 옆으로 들어 올린다. 2~4번을 반복한다.

하체

쫀쫀한 꿀벅지
좌우로 한 발씩 뛰기

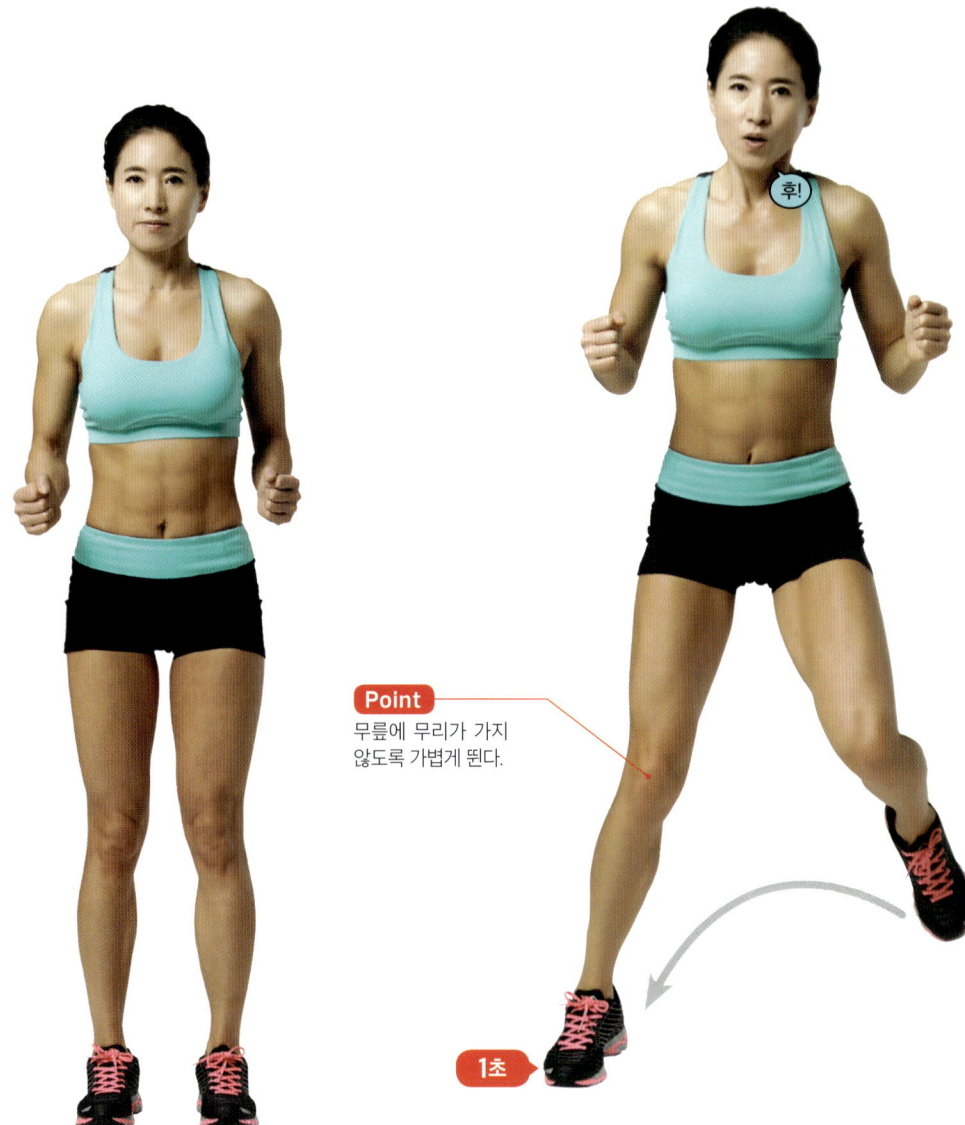

Point
무릎에 무리가 가지
않도록 가볍게 뛴다.

후!

1초

1 양발을 어깨 너비로 벌리고 서서 양
팔을 구부려 옆구리 옆에 놓는다.

2 오른발을 오른쪽으로 크게 한 발 뻗어 디디면서 왼
발을 오른발 옆쪽으로 가져와 든다. 오른발로 서서
1초간 버틴다.

운동 효과 좌우로 뛰면서 허벅지뿐 아니라 하체 전체의 근육을 강화시킬 수 있다. 체지방을 분해시키는 유산소 운동 효과도 있다.

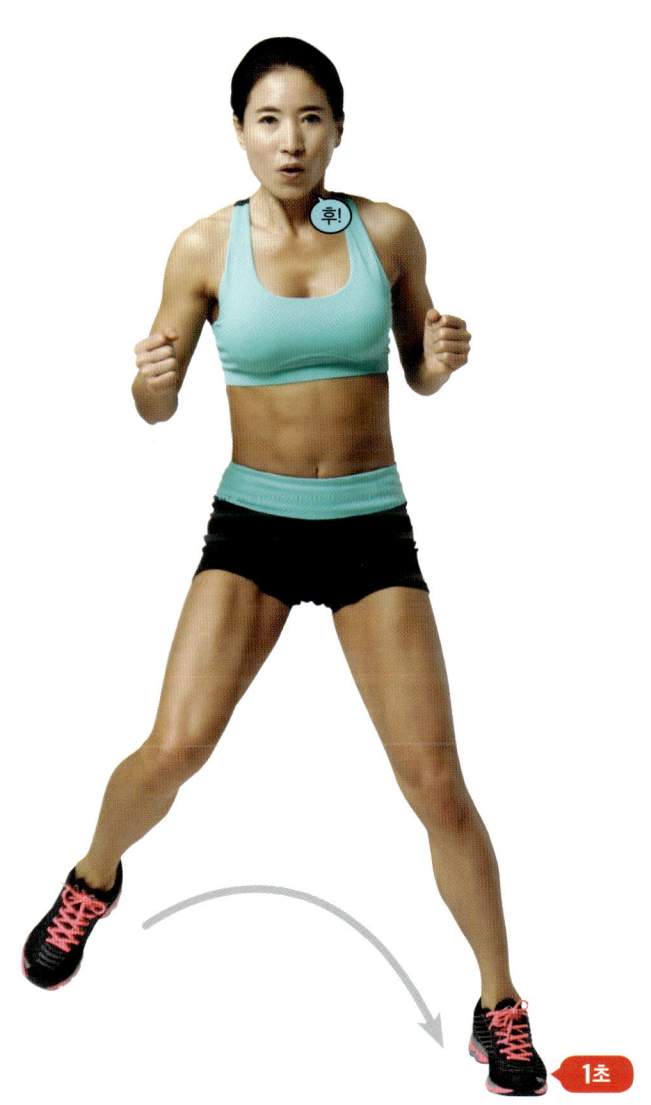

후!

1초

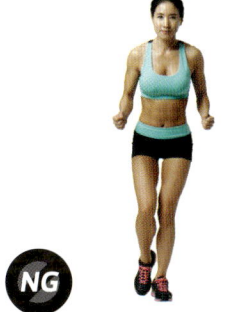

NG

양발을 멀리 뛸수록 허벅지에 더 강한 자극이 간다.

3 바로 이어 왼발을 왼쪽 옆으로 크게 한 발 뛰면서 오른발 을 왼발 옆쪽으로 가져와 든다. 왼발로 서서 1초간 버틴다. 2~3번을 연속해 반복하며 좌우로 뛴다.

하체

매끈하게 쭉 빠진 종아리
상체 숙여 종아리 늘리기

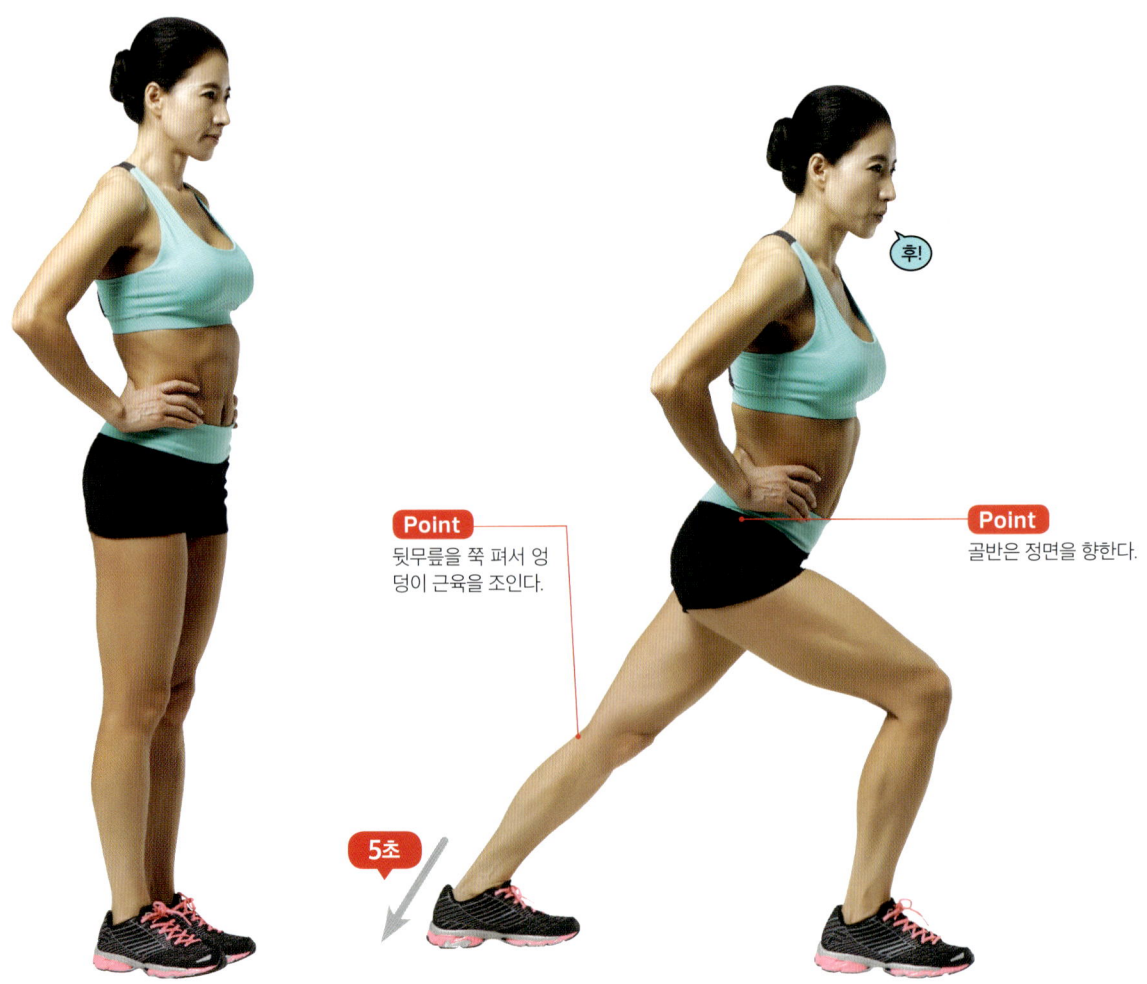

Point
뒷무릎을 쭉 펴서 엉덩이 근육을 조인다.

Point
골반은 정면을 향한다.

후!

5초

1 양손을 허리에 올리고 바르게 선다.

2 오른발을 크게 앞으로 내디디며 무릎을 굽힌다. 왼쪽 발뒤꿈치에 힘을 주어 천천히 바닥 쪽으로 민다. 5초 이상 자세를 유지하며 왼쪽 다리 뒷면을 충분히 스트레칭한다.

운동 효과 종아리를 매끈하게 만들기 위해서는 종아리 근육을 길게 늘려주는 스트레칭 동작을 실시하는 것이 가장 효과적이다.

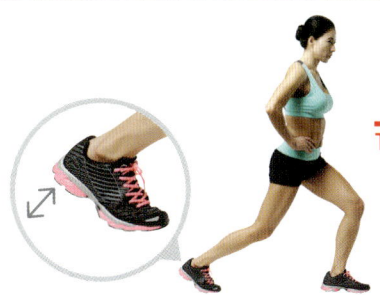

TIP 강도를 높이고 싶다면 발뒤꿈치를 바닥에서 떼었다 붙이면서 강하게 스트레칭한다.

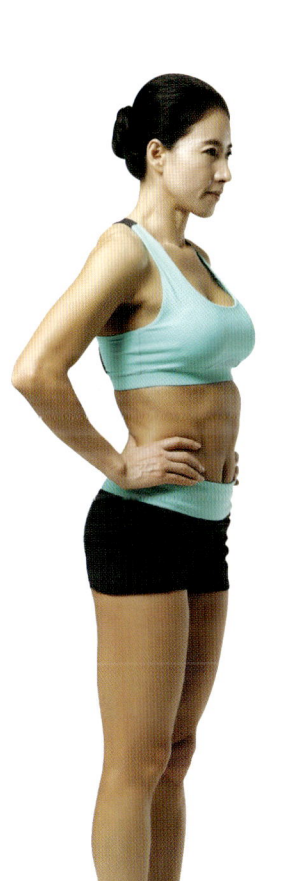

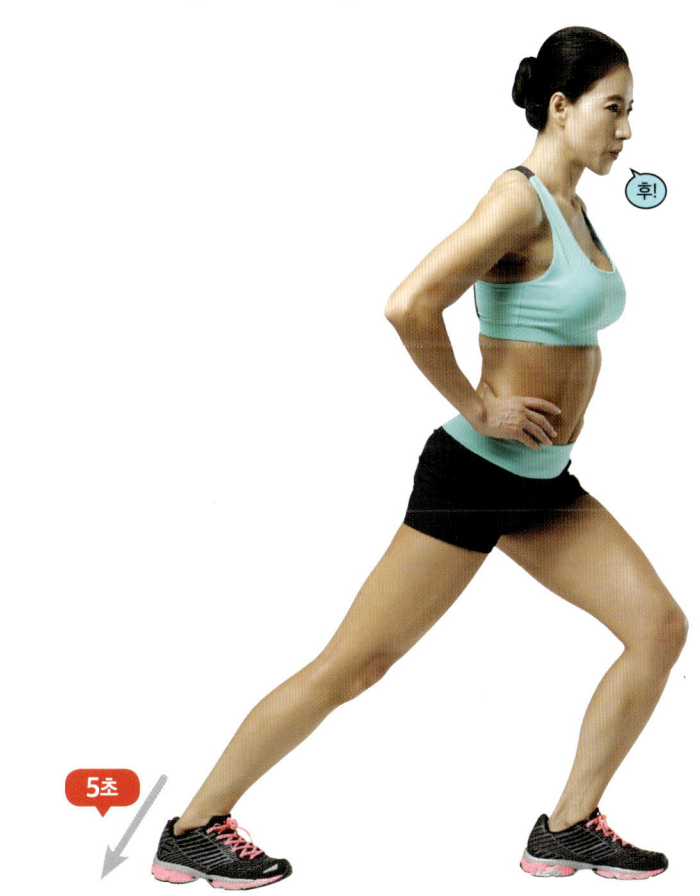

후!

5초

3 1~2번을 5회 반복한 후 1번 시작 자세로 돌아온다.

4 이번에는 왼발을 크게 내딛어 오른쪽 발뒤꿈치를 천천히 바닥 쪽으로 민다. 5초 이상 자세를 유지하며 오른쪽 다리 뒷면을 충분히 스트레칭한다.

알밴 종아리

하체

매끈하게 쭉 빠진 종아리

누워서 다리 뻗어 내리기

1 등을 대고 누워 팔과 다리를 쭉 뻗는다.

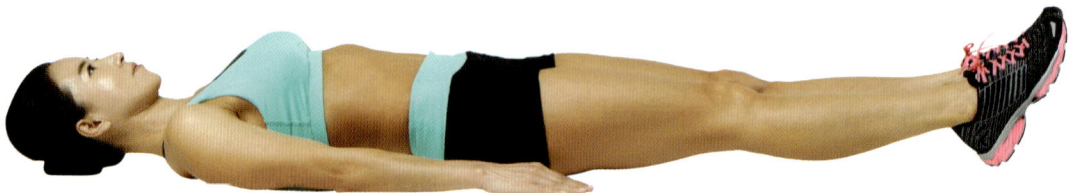

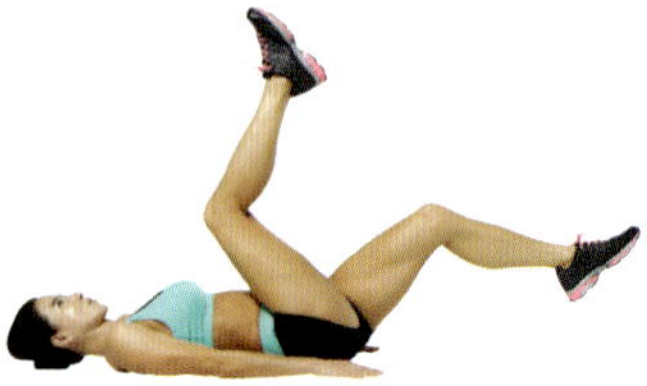

NG 다리가 구부러지거나 가슴 쪽으로 떨어지지 않는다.

Point 발끝을 몸통 쪽으로 최대한 당긴다.

Point 무릎이 굽혀지지 않을 정도로만 다리를 들어 올린다.

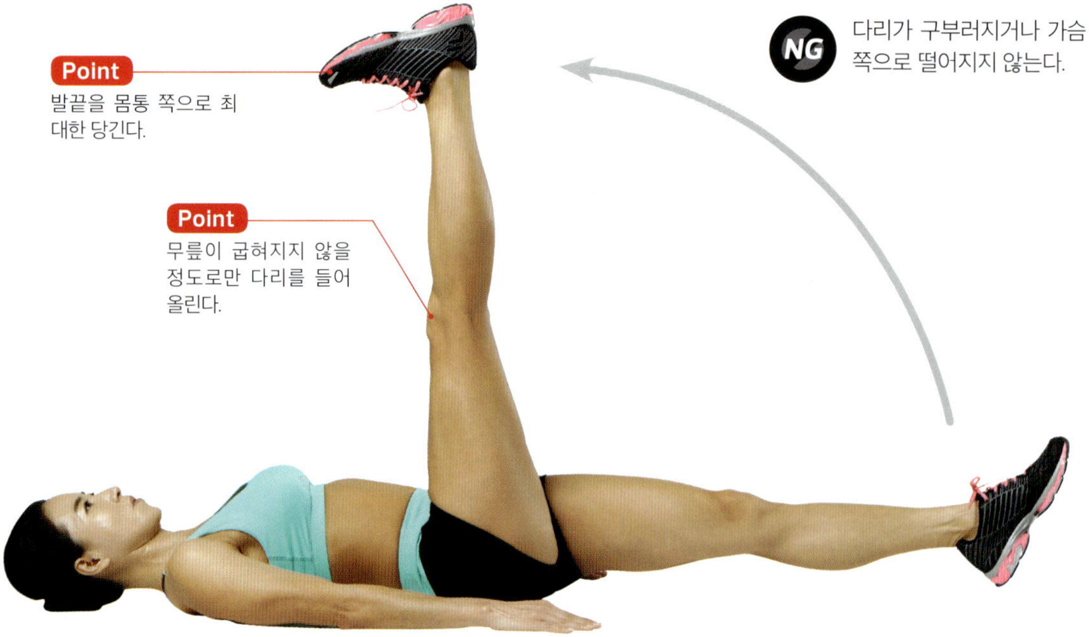

2 오른쪽 다리를 쭉 펴서 바닥과 수직으로 뻗어 올린다.

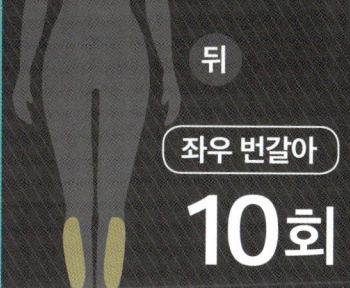

뒤

좌우 번갈아
10회

운동 효과 다리 근육을 길게 늘려주기 때문에 쭉 뻗은 각선미를 얻을 수 있다. 더불어 복부 운동의 효과도 함께 얻을 수 있다.

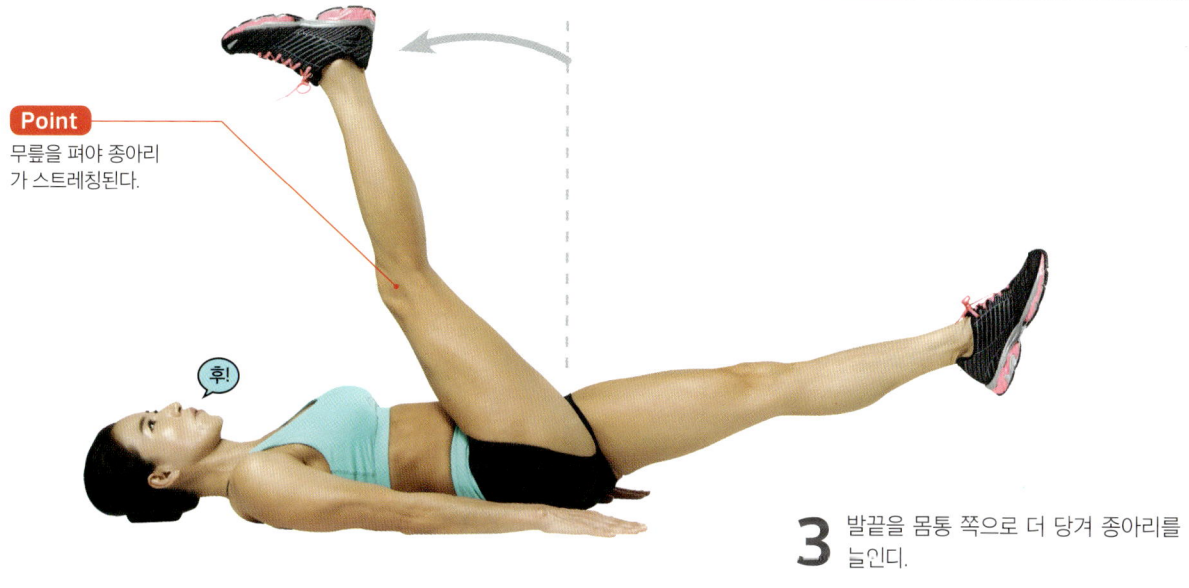

Point
무릎을 펴야 종아리가 스트레칭된다.

후!

3 발끝을 몸통 쪽으로 더 당겨 종아리를 늘인다.

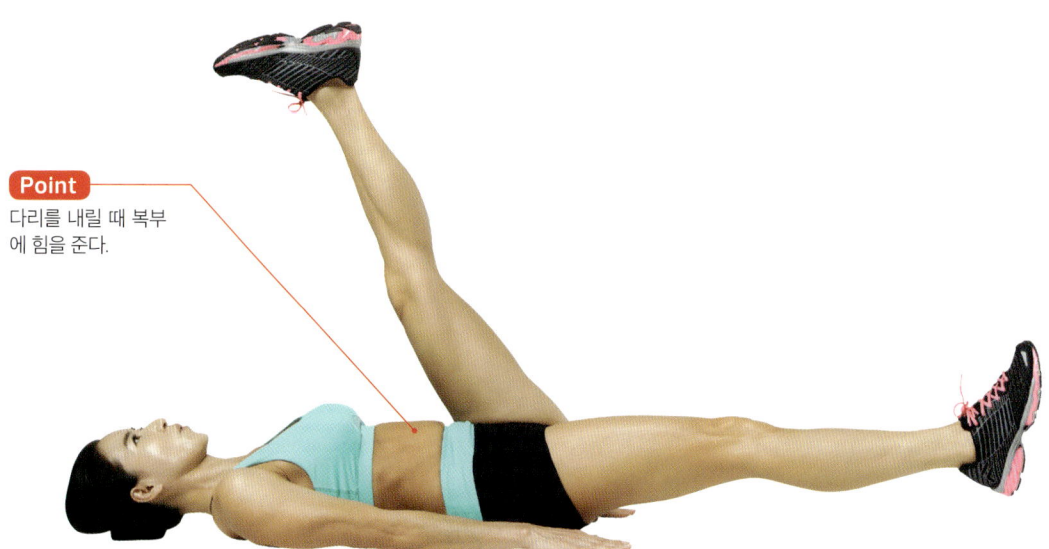

Point
다리를 내릴 때 복부에 힘을 준다.

4 들어 올린 다리를 천천히 내리고 발뒤꿈치가 바닥에 닿기 직전에 반대쪽 다리를 뻗어 올린다. 2~4번을 반복한다.

실패 없는 다이어트를 위해
꼭 알아야 할
Q&A

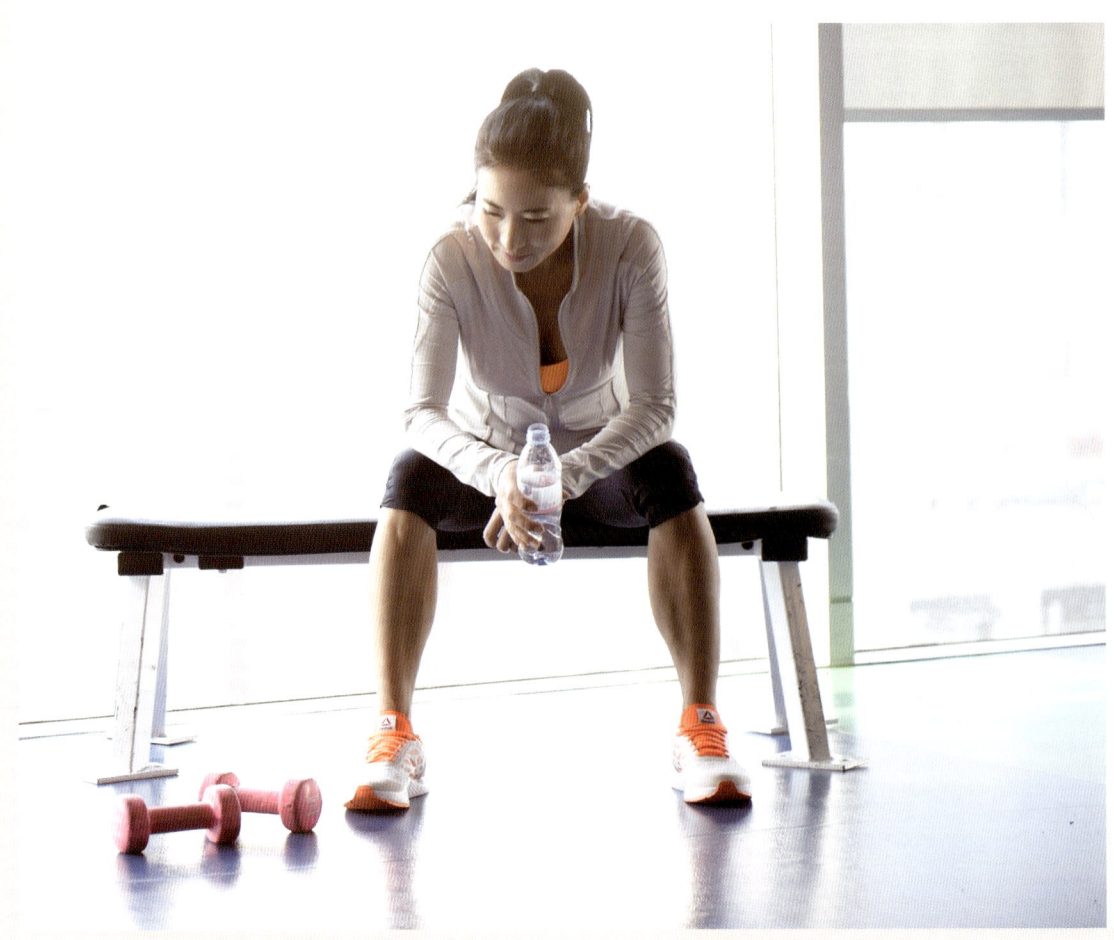

Q '다이어트제로 콜라' 같은 다이어트용 식품은 먹어도 괜찮지 않나요?

일단 '다이어트', '저칼로리', '무지방', 이런 수식어가 붙은 가공식품은 먹지 말아야 한다. 왜 그런 제품이 개발되었을까? 먹으면 살이 찌는 음식이라서 특별히 칼로리를 낮춘 것이다. 그런데 사실 살이 찌는 것은 단순히 칼로리 때문만이 아니다. 칼로리가 없다는 다이어트제로 콜라를 먹는다고 살이 찌지 않을까? 그렇지 않다. 칼로리는 없지만 단맛은 존재한다. 그리고 이 단맛은 일단 우리 몸에 들어오면 점점 더 단맛을 찾게 만들기 때문에 '칼로리가 없는 단맛'일지라도 다이어트에 적합하지 않다. 단, 대표적인 단백질 식품인 유제품은 먹는 것을 권하며, 가급적 저지방이나 무지방 제품을 선택한다.

Q 과일은 마음대로 먹어도 되나요?

과일은 비타민이 풍부하니까 무조건 다이어트에도 좋을 것이라고 생각한다. 완벽한 오해다. 비타민이 풍부한 것은 사실이지만 비타민만큼 당분도 풍부하다. 그래서 생각보다 칼로리가 높다. 다이어트를 할 때 먹어도 되는 과일은 당분 함량이 낮은 토마토나 자몽 정도다. 요즘 변비에 좋다고 알려진 푸룬주스(말린 자두주스)를 많이 먹는데, 이것은 1컵에 477kcal다. 즉, 라면 1개와 칼로리가 동일하다. 말린 과일은 수분이 없어 칼로리가 더 높으므로 특히 주의해야 한다.

Q 밥은 조금 먹고 반찬을 많이 먹으면요?

밥은 조금 먹고 반찬을 많이 먹는 습관은 좋은 습관이다. 문제는 그 반찬이 무엇이냐에 달려있다. 밥은 탄수화물이니까 살이 찐다고 1/3공기만 먹고 반찬으로 잡채, 전, 찌개, 제육볶음 등을 배부르게 먹었다고 치자. 살이 안 찔까? '밥을 조금 먹고 반찬을 많이 먹는 습관'에 나오는 반찬은 채소와 단백질이다. 물론 최소한의 소금이나 설탕, 기름으로 조리를 한 경우라는 단서가 붙는다. 나물비빔밥도 어떻게 조리를 했느냐에 따라 칼로리가 높을 수 있다. 나물마다 참기름, 들기름을 잔뜩 넣어 무치고 여기에 고추장까지 넣고 비비면서 기름을 또 한 숟가락 넣는다면 채식 식단이라고는 해도 삼겹살 못지않은 칼로리의 음식이 될 수 있다.

Q 귀가 시간이 늦어 저녁을 일찍 먹을 수 없다면요?

최소한 잠자리에 들기 4시간 전에는 저녁 식사를 마쳐야 체지방으로 축적될 확률을 줄일 수 있다. 하지만 살다 보면 귀가가 늦어져 저녁 식사를 8~9시에 할 수도 있다. 이렇게 허기가 진 상태에서 먹으면 과식을 피할 수 없다. 따라서 이런 경우에는 저녁 식사를 2번에 나눠서 한다. 일단 6시쯤 간단하게 저녁을 먹는다. 식사라기보다는 뱃속을 채운다는 느낌으로 삶은 달걀 2개와 우유를 마시거나 닭가슴살 샌드위치를 먹으면서 빵은 반만 먹는다. 그리고 집에 와서 간단한 채소나 수프, 두부를 조금 먹는다. 오믈렛을 해 먹어도 좋다. 단, 두 번째 식사는 시간이 늦어질수록 양을 줄여야 한다.

Q 보쌈이나 수육은 기름기가 빠져서 괜찮지 않나요?

역시 사람들이 많이 하는 착각 중 하나다. 보쌈이나 수육을 보면 지방이 그대로 달려있다. 물론 구워 먹는 것보다는 지방이 더 빠지긴 하지만 물에 끓였다고 지방이 다 빠져나간 것은 아니다. 약간의 수용성 지방이 빠져나간 것뿐이다. 육류에 있는 지방을 빼내는 방법은 칼로 도려내는 것뿐이다.

Q 매운 음식을 먹으면 살이 빠지지 않나요?

고추에 들어있는 캡사이신 성분은 체지방 분해 효과가 있다고 알려져 있다. 캡사이신만 먹는다면 그런 효과를 얻을 수도 있을 것이다. 하지만 캡사이신이 풍부하게 들어간 음식의 정체를 늘여다보라. 맵기만 한가? 짜기노 하고 달기도 하다. 매운 음식이라는 것은 곧 달고 짠 음식이라는 뜻이다. 먹다 보면 밥 1공기로 끝나지 않는다. 매운 음식은 식욕을 촉진해서 식사량을 늘리기 때문에 캡사이신의 체지방 분해 효과보다 몇 배 큰 체지방 축적 효과를 불러올 수 있다.

Q 식물성 기름은 건강에 좋지 않나요?

사람들이 흔히 착각하는 것 중 하나가 몸에 좋은 음식은 다이어트에도 좋을 것이라는 생각이다. 참기름, 들기름은 분명 몸에 좋은 불포화지방산이 풍부한 식물성 지방이다. 하지만 몸에 좋다고 해서 칼로리까지 낮은 것은 아니다. 돼지기름이나 쇠기름처럼 1g당 9kcal의 열량을 내는 것은 마찬가지다.

현미밥에 각종 영양소가 풍부하다고 해서 끼니마다 한 그릇씩 고봉으로 먹으면 어떻게 될까? 생각해보면 간단한 문제다.

Q 뷔페에 가면 어떤 순서로 먹는 게 좋을까요?

일단 샐러드 코너로 가서 접시에 생채소를 가득 담는다. 드레싱에 버무려진 샐러드는 조금만 담고 생채소를 더 많이 담아 섞어 먹는다. 그 다음은 고기나 생선이다. 중식 코너에 있는 튀긴 고기나 생선 요리가 아니라 스테이크나 회, 간단한 양념으로 조리된 담백한 요리여야 한다. 껍질이 붙어있는 새우나 게는 먹는 데 품이 많이 들기 때문에 천천히 먹을 수 있는 꽤 좋은 메뉴다. 다이어트에 가장 중요한 채소와 단백질을 충분히 섭취했으니 그 다음에는 밥이나 면 요리를 반 공기만 먹는다. 물론 디저트는 생략!

Q 1일 1식은 어떤가요?

한때 1일 1식이 선풍적인 인기를 끌었다. 언뜻 생각하면 하루에 한 끼만 먹으면 섭취 칼로리가 적어지니까 살이 빠질 것 같다. 그러나 식사 때가 되었는데 음식이 위 속으로 들어오지 않으면 우리 몸은 이것을 비상사태로 받아들인다. 그래서 다음 번 식사 때 필요 이상의 영양분을 흡수해 지방으로 저축한다. 식사를 거르면 에너지 부족 상태가 자주 발생하기 때문에 지방 비축 시스템이 가동하는 것이다. 한 끼만 먹는다고 해서 섭취 칼로리가 줄지도 않는다. 고칼로리 음식을 폭식하게 될 가능성이 높기 때문이다. 1일 1식은 우리 몸의 지방 축적 시스템을 가동시킨다는 사실을 기억해야 한다.

Q 참지 못하고 과식을 했을 때는 어떻게 해야 하나요?

나도 저녁 식사 모임이 있으면 과식을 할 때가 종종 있다. 물론 내 기준에서
과식이지 남들이 보면 보통 정도의 식사량이다. 과식을 하거나 칼로리가 높
은 음식을 먹은 날에는 난 무조건 걷는다. 그리고 그 다음날 2배로 운동하고
식사량을 절반으로 줄인다. 과식한 다음날까지 전날 먹은 칼로리를 모두 소
비하면 지방으로 붙지 않는다. 남는 에너지는 일단 간과 근육에 저장되고 그
래도 사용되지 않으면 지방으로 축적되는데, 그 간격이 약 18시간이다. 이
말은 과식을 한 후, 18시간 전에 다 소비하면 괜찮다는 뜻이다. 이것은 가끔
한 번씩 쓰는 극약 처방이다. 매일 이렇게 하면 1일 1식과 다를 바 없다.

Q 원푸드 다이어트로 체중 감량을 한 후 근육 운동을 하면 어떨까요?

빨리 체중부터 빼고 싶은 마음은 이해한다. 하지만 누누이 이야기했듯 중요
한 것은 체중이 아니라 '사이즈'다. 원푸드로 체중 감량에 성공한다 해도 빠
져나간 것은 체지방이 아니라 근육이다. 굳이 근육을 다 빼놓고 그 다음에
다시 운동을 해서 근육을 키우겠다는 뜻인가? 그리고 원푸드 다이어트를 하
게 되면 영양의 불균형으로 피부 탄력도 떨어지고 뼈에서 칼슘이 빠져 골다
공증이 빨리 올 수도 있다. 체중을 줄이고 싶다면 근육 운동을 하면서 유산
소 운동을 병행하면 된다.

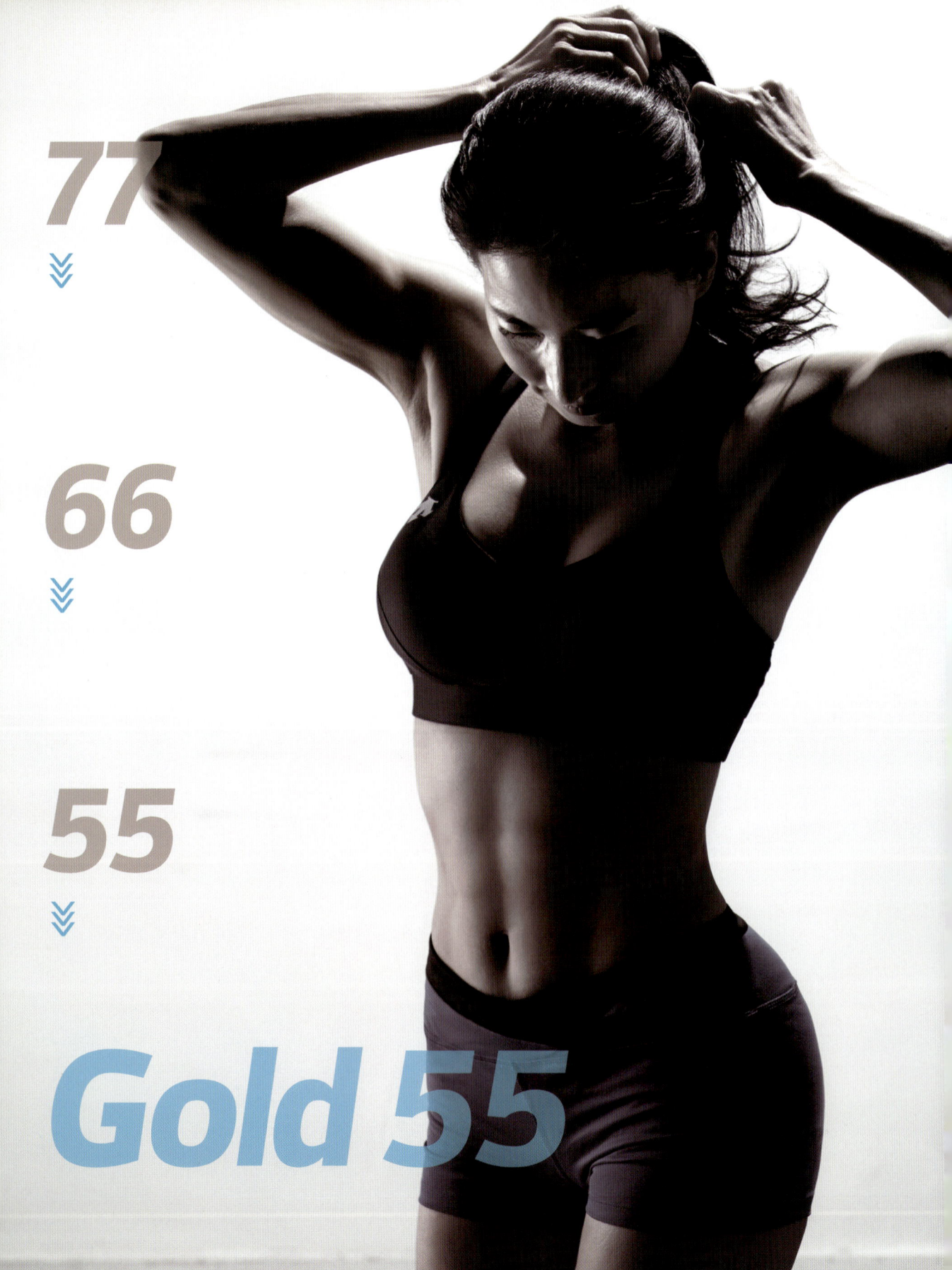

77

66

55

Gold 55

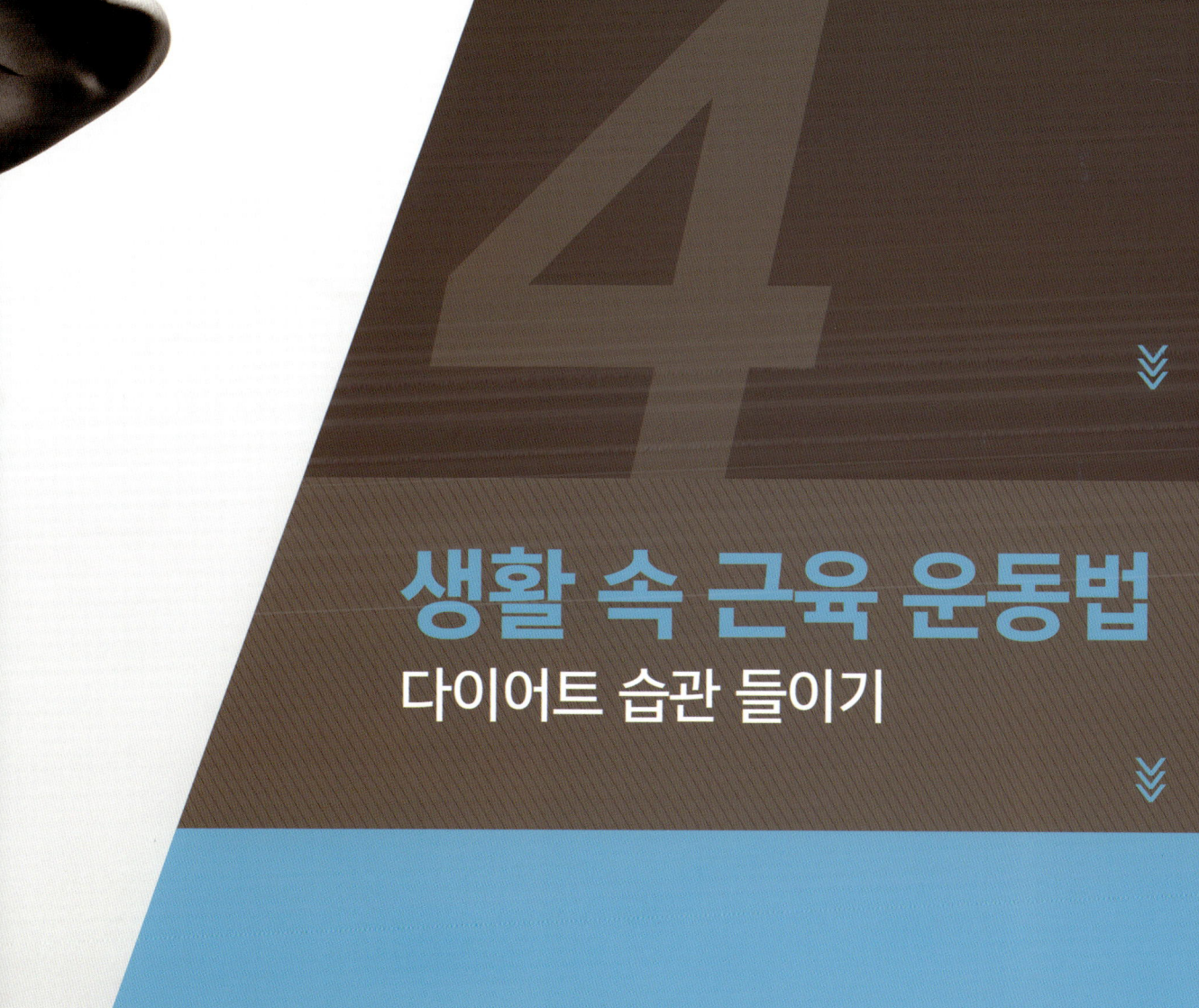

4

생활 속 근육 운동법
다이어트 습관 들이기

작은 노력이
엄청난 결과를 불러온다

부지런한 사람만이 예뻐진다

피트니스센터에서 1주일에 3번 운동만 한다고 내 몸매가 저절로 유지되는 것은 아니다. 나는 평소 자가용 대신 대중교통을 이용해 되도록 많이 걷는다. 지하철 역사에서도 급할 때만 에스컬레이터를 타고 그렇지 않으면 대부분 계단을 이용한다. 계단을 올라갈 때도 뒤꿈치를 들고 발끝으로만 걷고, 지하철을 기다릴 때도 남들 모르게 한쪽 다리를 든 채 흔들며 하체 운동을 한다(이 동작은 이제부터 소개할 것이니까 걱정 안 해도 된다). 물론 빈자리가 나도 앉지 않는다. 허리를 세우고 아랫배에 힘을 '빡' 주고 서서 두 다리로 버틴다.

집이라고 해서 다르지 않다. 아무것도 하고 있지 않으면 왠지 불안하다. 어떤 사람들은 이런 나를 운동 중독이라고 하는데, 그렇다고 센터에서 밤낮 없이 운동만 하는 것은 아니니까 중독은 아니다. 그저 남들보다 조금 더 부지런히 관리를 하는 쪽이랄까. 소파에 편히 누워 TV를 보는 시간도 거의 없다. 원래 한시도 가만히 있지를 못하는 성격이라 항상 집안일을 만들어 부지런히 팔다리를 움직인다. 정히 할 일이 없으면 앉았다 일어났다 하고, 누워서 다리라도 들었다 내렸다 한다.

집에서 하루 30분 근육 운동을 했다고, 혹은 밖에서 1시간 걷고 들어왔다고 해서 나머지 시간을 하루 종일 누워 지내도 되다는 뜻은 아니다. 근육량이 많아지면 활동할 때 더 많은 에너지를 소모할 수 있다. 힘들게 근육량을 늘렸으니 그 효과를 실컷 누려야 하지 않겠는가.

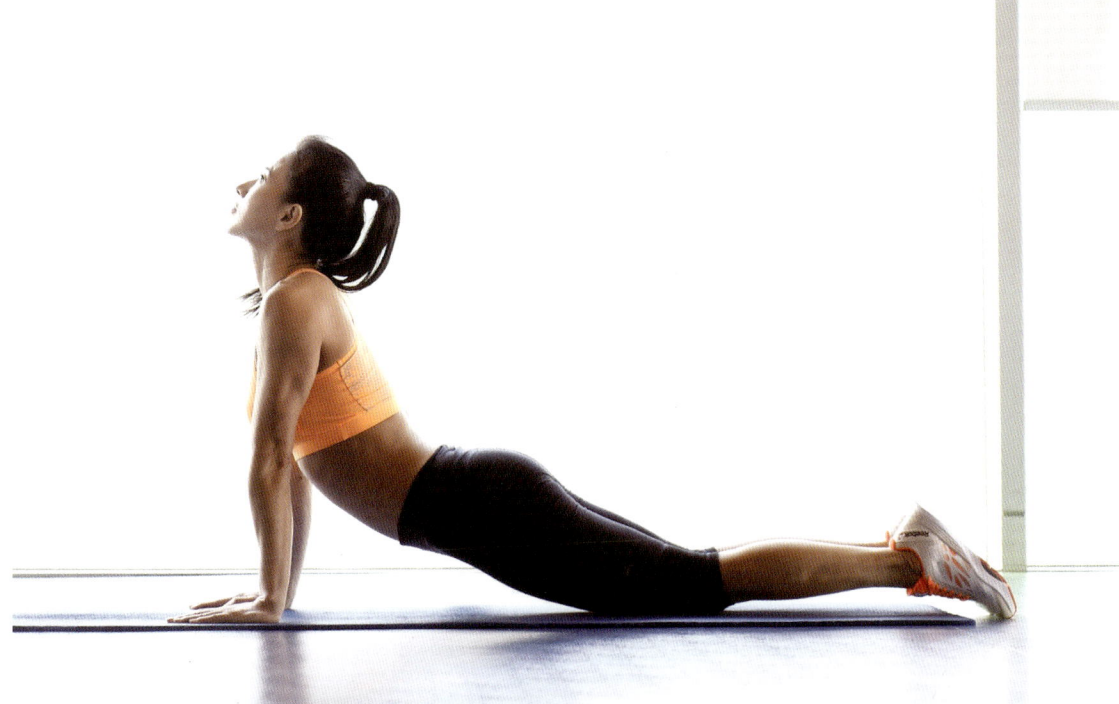

운동은 마음먹은 시간, 정해진 장소에서만 할 수 있는 게 아니다. 장을 보러 갈 때, 버스나 지하철을 이용할 때, 주차장에 차를 세울 때도 최대한 먼 곳에 세우면서 수시로 움직일 기회를 만들 수 있다. 게으른 사람은 절대 예뻐질 수 없다! 아름다운 몸매를 오래 유지하고 싶다면 부지런히 움직여라!

근육은 쓰지 않으면 금방 줄어든다

2주 동안 근육 운동을 하면 전신의 근육량이 늘어난다. 기초대사량도 올라가고 체력도 좋아지기 때문에 운동 강도를 높이면 근육 생성이 더 잘 이루어진다.

하지만 원하는 목표에 도달했다고 여기서 운동을 그만둔다면 그동안 힘들게 만들었던 근육이 사라져 체지방 가득했던 예전의 몸으로 돌아가게 된다. 안타깝게도 근육은 며칠만 사용하지 않으면 눈에 띄게 줄어든다. 팔이나 다리에 깁스를 1~2주만 했다가 풀어도 다른 쪽보다 한결 가늘어지지 않던가! 근육을 사용하지 않았기 때문이다.

근육은 아무리 잡으려고 애를 써도 움직이지 않으면 사라지고, 체지방은 아무리 빼내려고 해도 움직이지 않으면 없앨 수가 없다. 참 야속하다.

거꾸로 생각해보자. 근육은 단련하면 할수록 점점 더 강해지고 튼튼해진다. 나를 보라. 44세에 근육 운동을 처음 시작했는데 그때와 비교하면 53세인 지금이 훨씬 더 건강하고 근육량도 많다.

근육 운동은 언제 어디서나 가능하다. 시간이 없어서 운동을 할 수 없다는 것은 비겁한 변명이다. 53세인 나도 틈만 나면 근육 운동을 하는데, 나보다 젊은 여러분이 못할 이유가 무엇인가. 부지런히 하다 보면 어느 순간 TV를 보며 다리를 들었다 올리는 자신을 발견하게 될 것이다. 특별히 운동을 해야겠다고 의식을 한 것도 아닌데 팔다리가 습관처럼 움직인다. 내가 그렇다.

하루 세끼 밥을 먹듯 근육 운동을 해야 한다. 근육을 더 크게 만들 생각이 없더라도 이 정도의 운동은 필요하다. 그래야 만들어놓은 근육이 이느 징도 유시뇐다. 나이가 들면 노화의 과정으로 근육량이 저절로 줄어든다. 이 정도라도 해야 감소 속도를 최대한 늦출 수 있다. 그리고 아마 해보면 알 것이다. 별로 힘들지도 않다.

평생 가져가야 하는
예쁜 몸매 습관

1 규칙적으로 운동한다.

근육 운동 외에 평소 관심 있던 운동의 동호회에 가입해보는 것도 좋은 방법이다. 자전거 동호회나 산악회, 혹은 동네 문화센터에도 각종 운동 프로그램이 즐비하니 좋아하는 종목을 선택해 즐겁게 해보자.

2 하루 7~8시간 숙면을 취한다.

숙면은 건강을 유지하는 데 빼놓을 수 없는 요소다. 수면이 부족하면 신진대사도 느려지고 스트레스 호르몬이 분비되어 단 음식을 찾게 되거나 폭식으로 이어질 수 있다.

3 절주와 금연을 생활화한다.

금주와 금연은 다이어트 후 관리뿐만 아니라 건강을 위해서도 필요하다. 특히 술은 저녁에 많이 마시기 때문에 요요 현상을 일으키는 주범이 된다. 다이어트 후 건강한 생활을 계속 유지하기 위해서는 절주와 금연이 필수다.

4 자기만의 스트레스 해소 방법을 찾는다.

스트레스 호르몬은 식욕을 자극한다. 따라서 스트레스를 피하는 것이 불가능하다면 스트레스를 해소할 수 있는 자신만의 방법을 꼭 찾도록 한다.

5 규칙적인 생활을 한다.

늦게 자면 야식을 먹을 확률이 높아지고 아침 식사를 거르기 쉽다. 아침 식사를 거르면 점심때 폭식을 하기 쉽고 점심때 폭식을 하면 저녁 식사가 늦어져 잠자기 4시간 전에 식사를 마치기 어렵다. 자는 시간과 먹는 시간만 규칙적이어도 식욕을 좀 더 쉽게 조절할 수 있다.

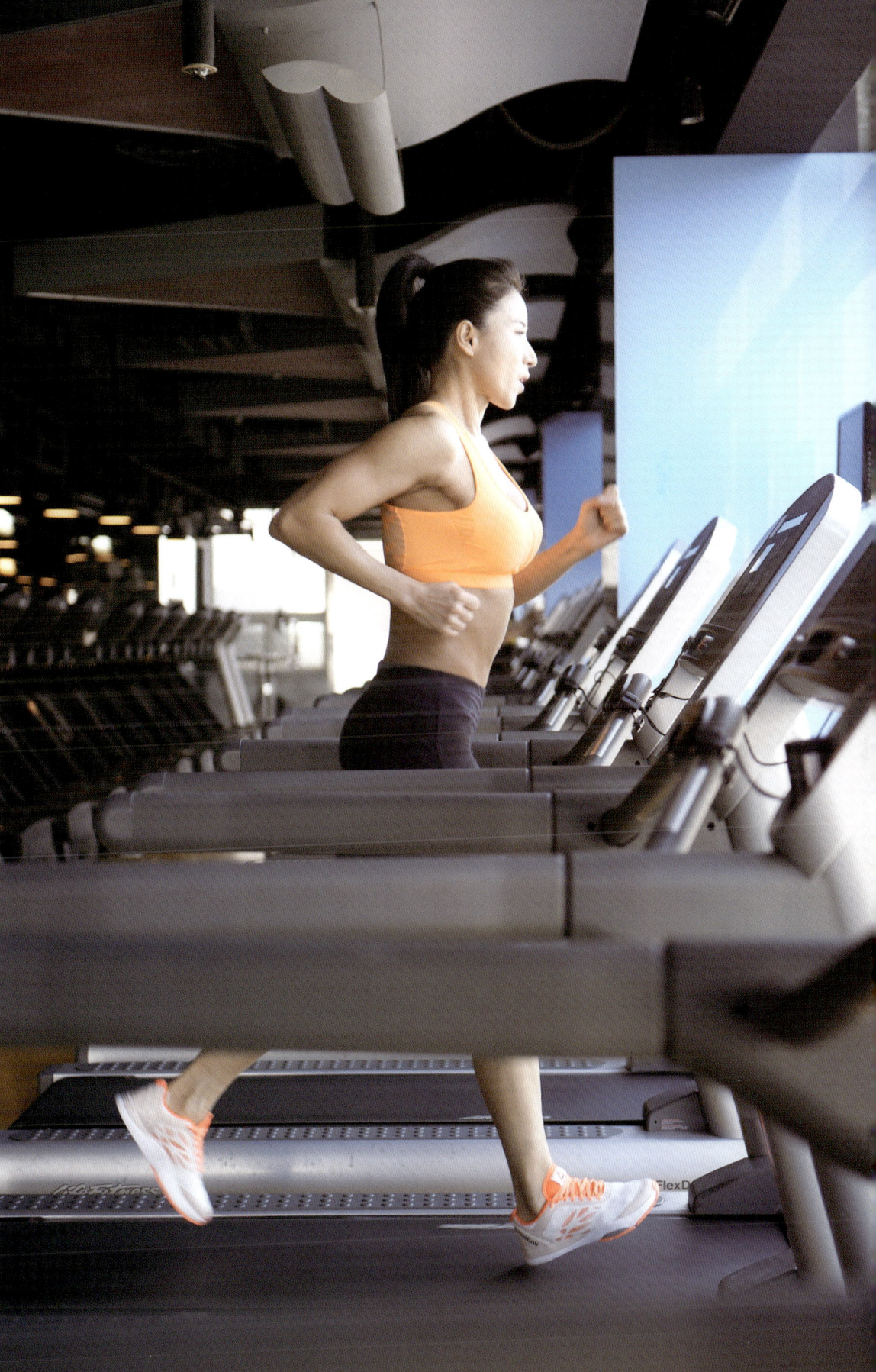

다리 접어 당기기

방법

1 가벼운 마음으로 즐겁게 실시한다.
2 제안한 횟수가 쉬워지면 스스로 강도를 더 높여간다.

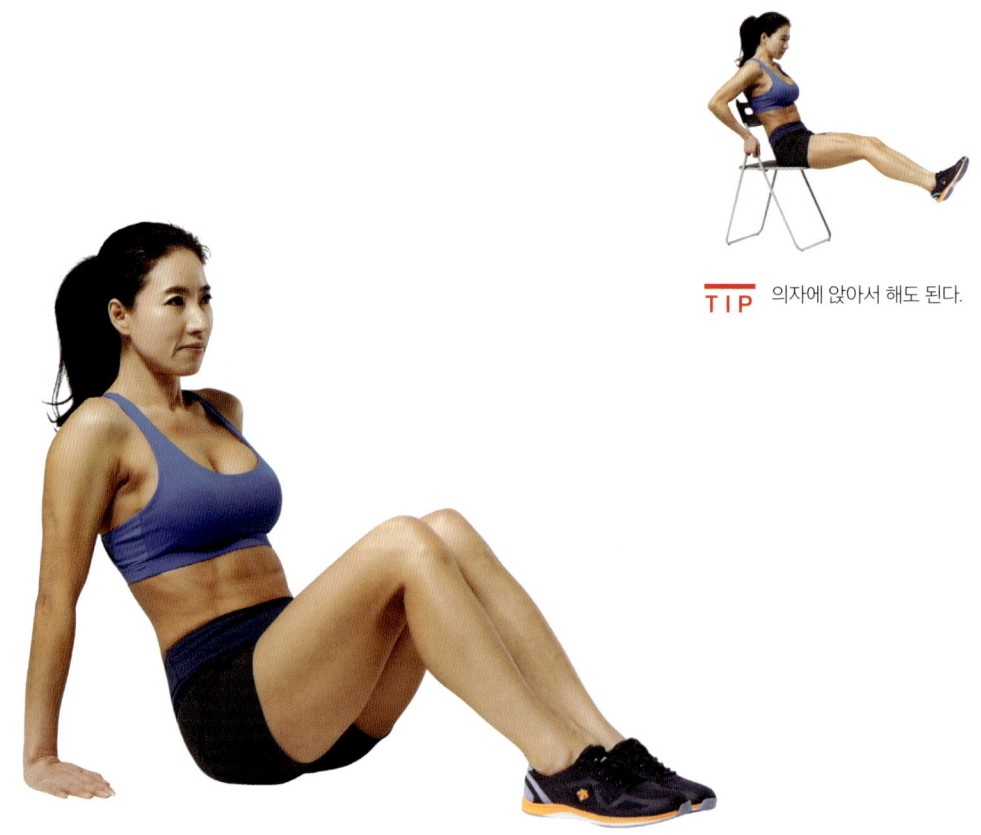

TIP 의자에 앉아서 해도 된다.

1 무릎을 세우고 앉아 양손으로 엉덩이 뒤쪽
바닥을 짚는다.

운동 효과 바닥에 앉았을 때 어디서나 쉽게 실시할 수 있는 복부 운동으로 하복부에 많은 자극을 줄 수 있다.

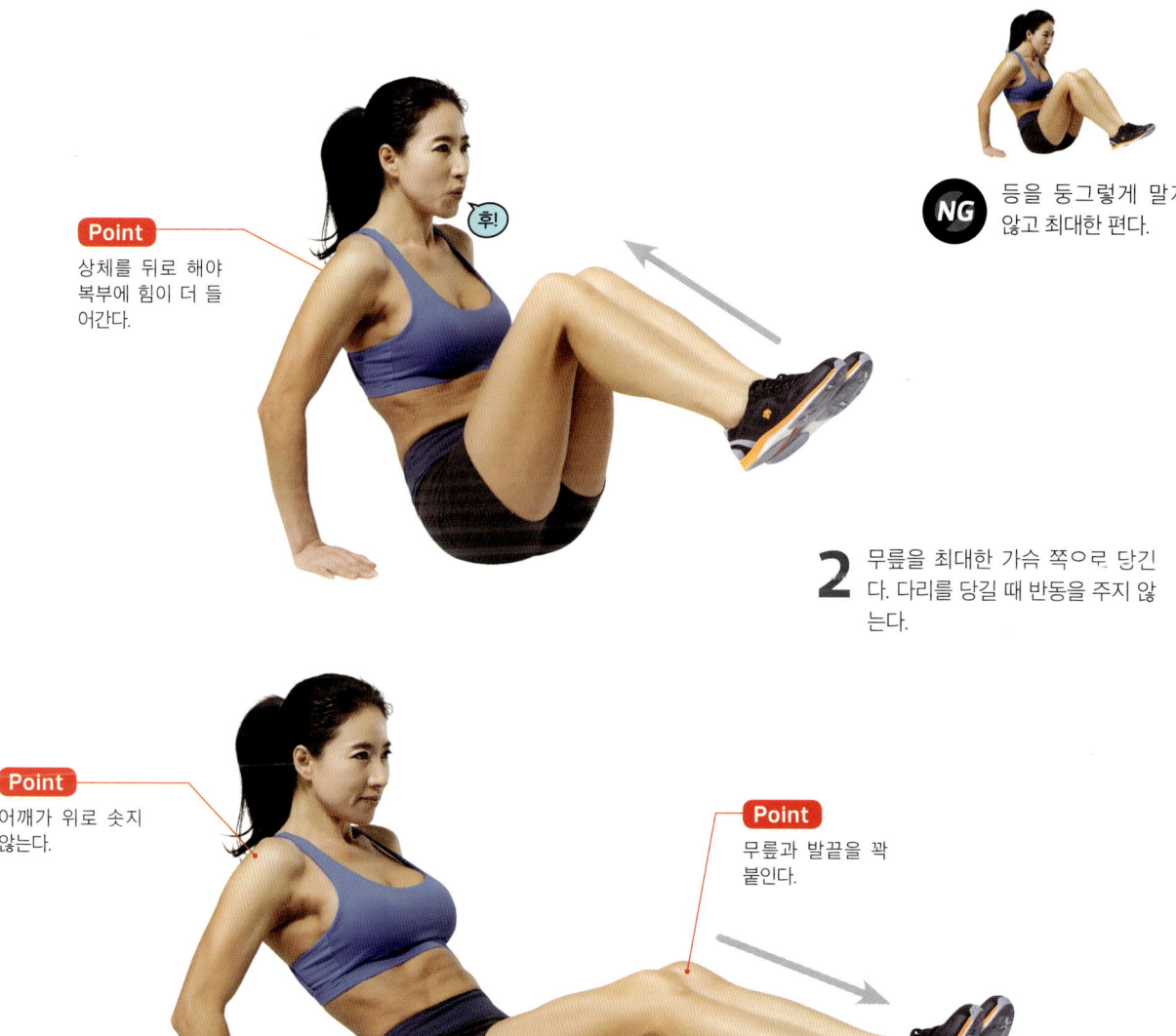

NG 등을 둥그렇게 말지 않고 최대한 편다.

Point
상체를 뒤로 해야 복부에 힘이 더 들어간다.

후!

2 무릎을 최대한 가슴 쪽으로 당긴다. 다리를 당길 때 반동을 주지 않는다.

Point
어깨가 위로 솟지 않는다.

Point
무릎과 발끝을 꽉 붙인다.

3 다리를 펴면서 1번 시작 자세로 돌아간다. 이때 상체를 약간 뒤로 기울이면 균형을 잡기 쉽다. 2~3번을 반복한다.

221

옆으로 누워 다리 들기

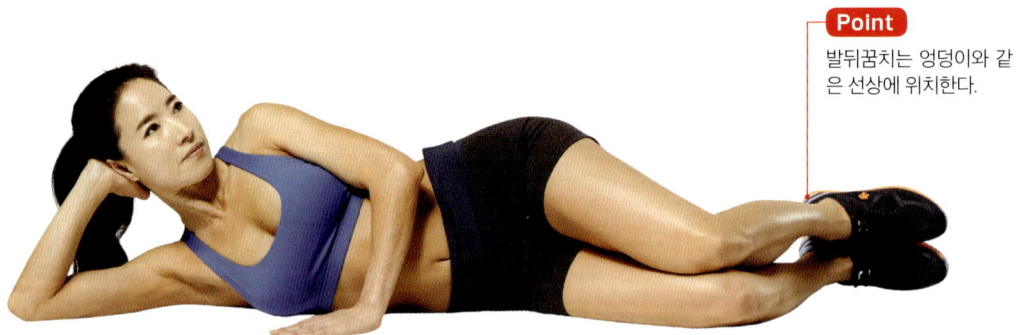

1 옆으로 누워 오른손은 머리를 받치고 왼손은 바닥을
짚는다. 두 다리는 무릎을 살짝 구부려 모은다.

222

운동 효과 애플힙을 만들기 위해서는 엉덩이 위쪽 볼륨감이 중요한데, 이 동작은 엉덩이 위쪽에 위치한 중둔근을 자극해 동그란 엉덩이로 만들어준다.

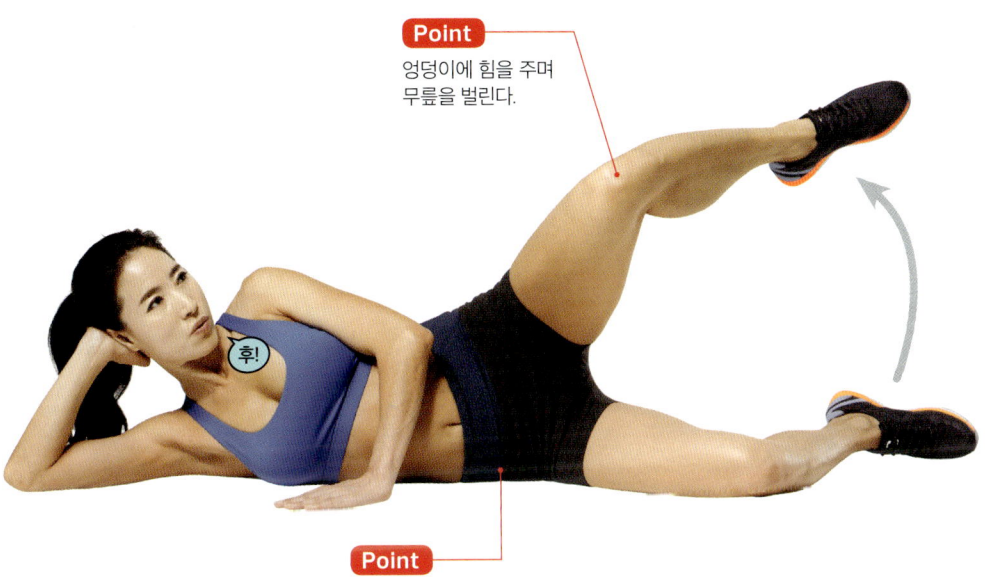

Point
엉덩이에 힘을 주며 무릎을 벌린다.

후!

Point
골반은 정면을 향한다.

2 그 상태에서 왼쪽 다리를 들어 올린다. 엉덩이가 뒤로 빠지지 않을 정도로만 올린다.

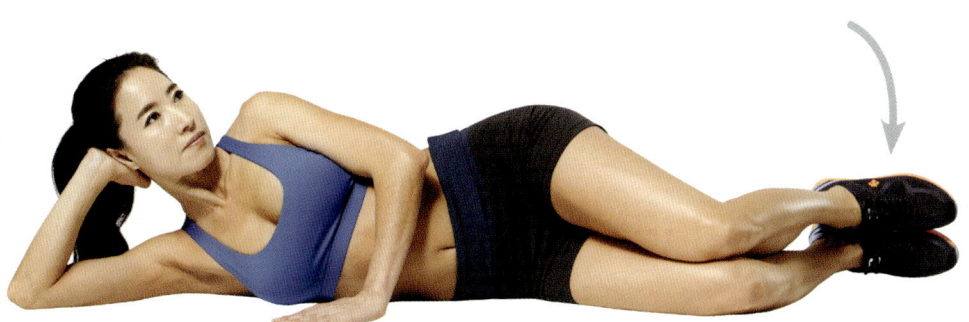

3 들어 올린 다리를 내리며 1번 시작 자세로 돌아온다. 2~3번을 15회 반복한 후, 반대쪽으로 누워 15회 실시한다.

223

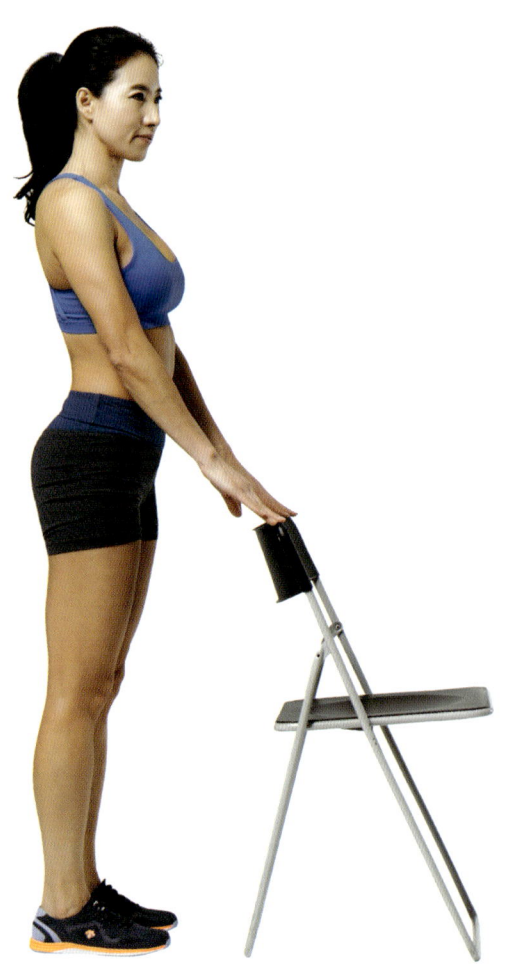

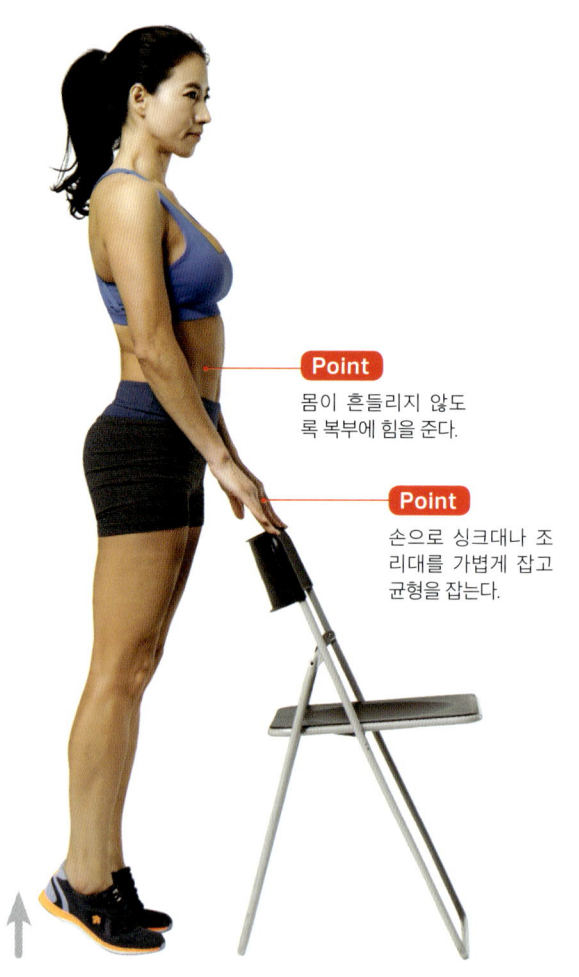

Point
몸이 흔들리지 않도
록 복부에 힘을 준다.

Point
손으로 싱크대나 조
리대를 가볍게 잡고
균형을 잡는다.

1 다리를 약간 좁게 벌리고 선다.

2 하이힐을 신은 것처럼 발꿈치를 최대한
높이 들어 올린다.

운동 효과 종아리와 발목을 강하게 스트레칭해주는 동작으로 다리 근육을 가늘게 하므로 매끈한 각선미를 만드는 데 도움이 된다. 발목의 붓기 제거 효과도 탁월하다.

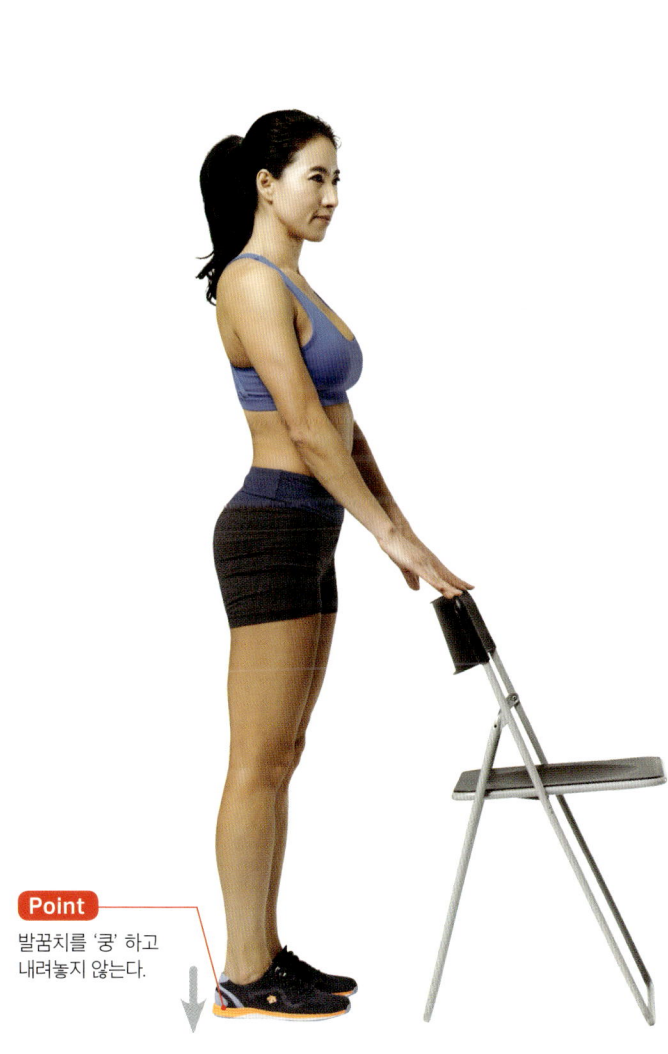

TIP **응용 동작**
운동 강도를 높이고 싶으면 한 발로 실시한다. 체중이 한쪽 다리에만 실리기 때문에 운동 강도가 높아진다

Point
발꿈치를 '쿵' 하고 내려놓지 않는다.

3 발꿈치를 천천히 내려놓는다. 2~3번을 반복한다.

식탁 붙잡고 다리 뒤로 차올리기

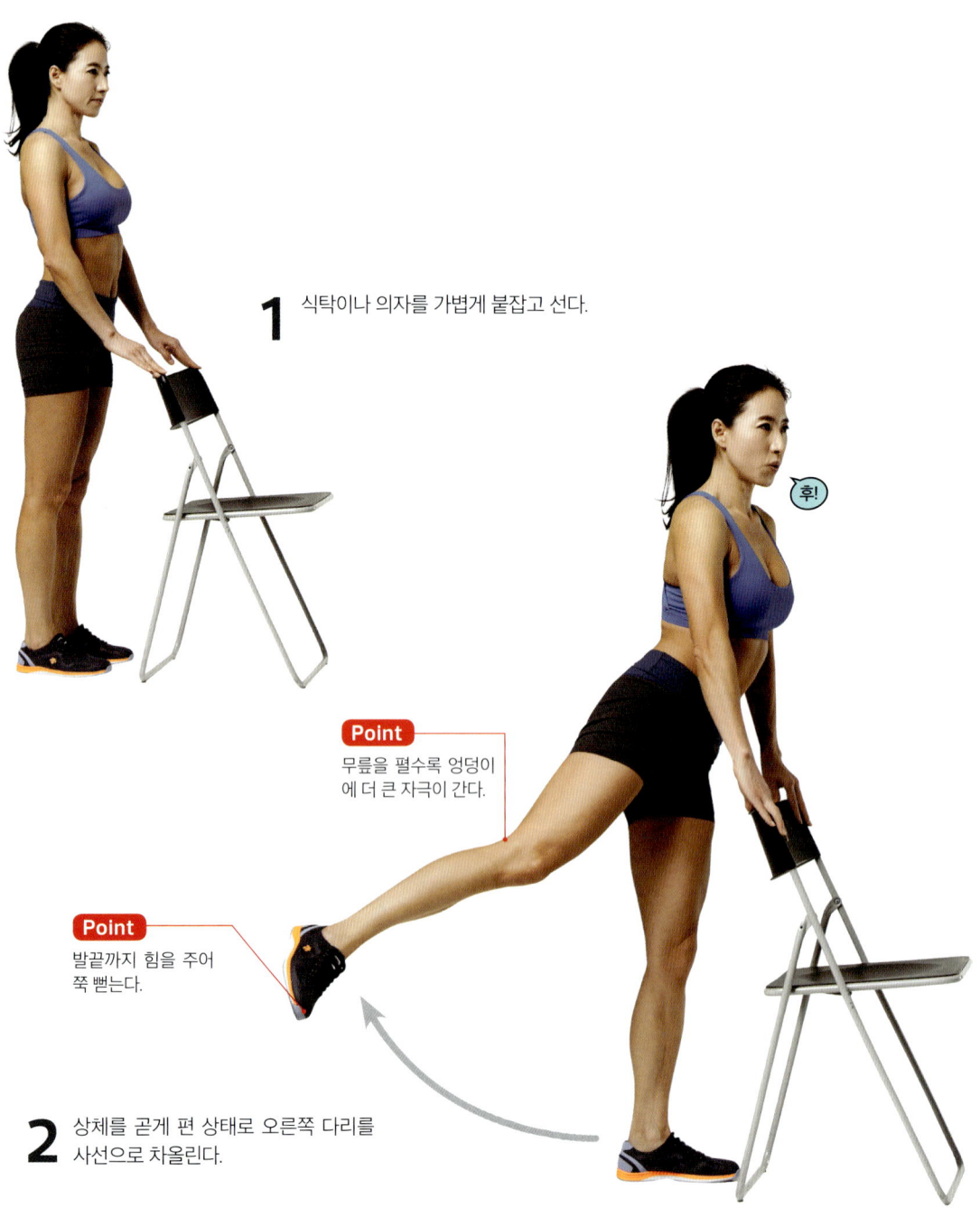

1 식탁이나 의자를 가볍게 붙잡고 선다.

후!

Point
무릎을 펼수록 엉덩이
에 더 큰 자극이 간다.

Point
발끝까지 힘을 주어
쭉 뻗는다.

2 상체를 곧게 편 상태로 오른쪽 다리를
사선으로 차올린다.

운동 효과 다리를 뒤로 차올리면 엉덩이 전체에 자극이 가지만 사선으로 차올리면 엉덩이 옆쪽에 더 큰 자극이 가기 때문에 동그란 애플힙을 만들 수 있다.

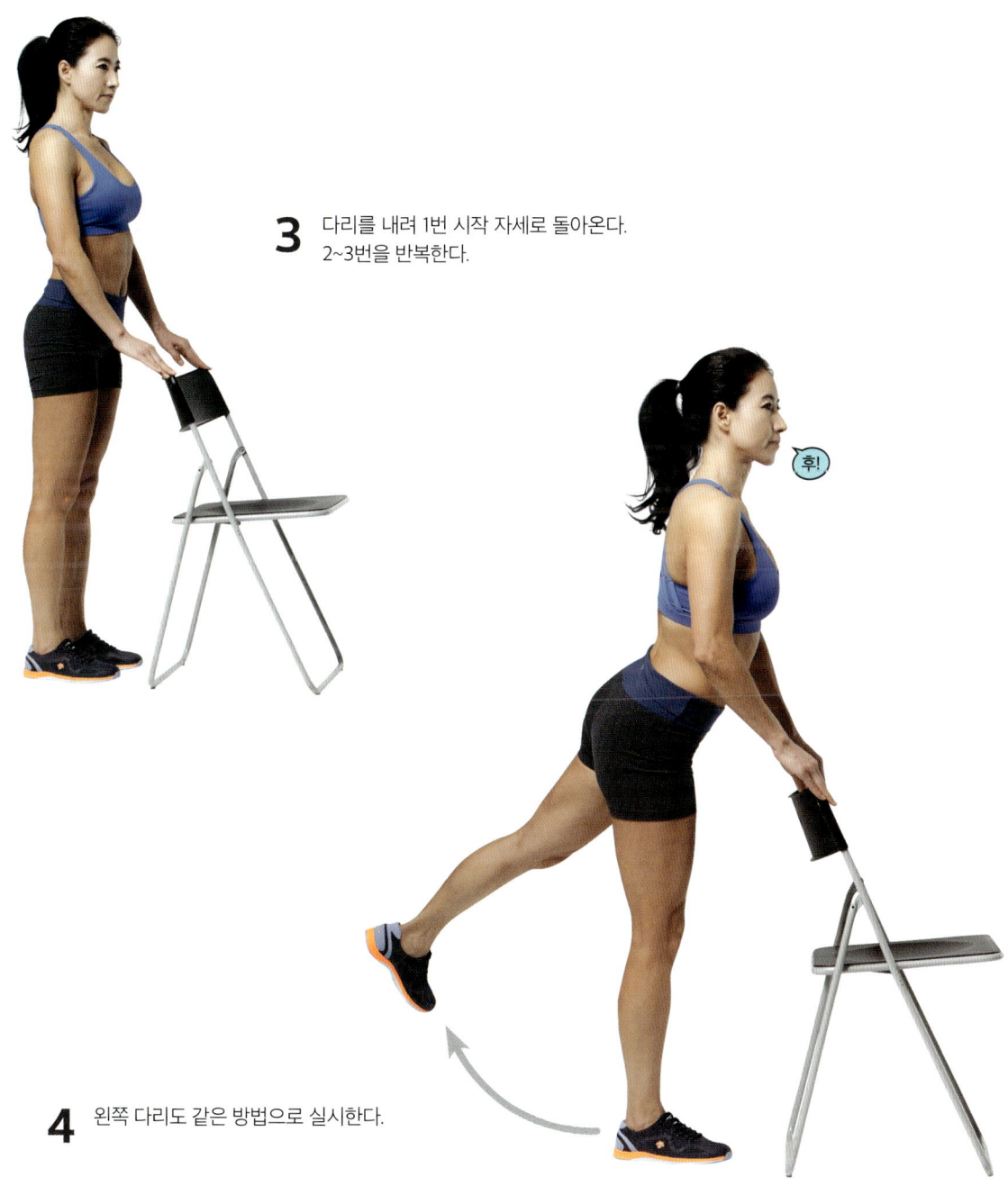

3 다리를 내려 1번 시작 자세로 돌아온다.
2~3번을 반복한다.

후!

4 왼쪽 다리도 같은 방법으로 실시한다.

227

양치하면서 앉았다 일어나기

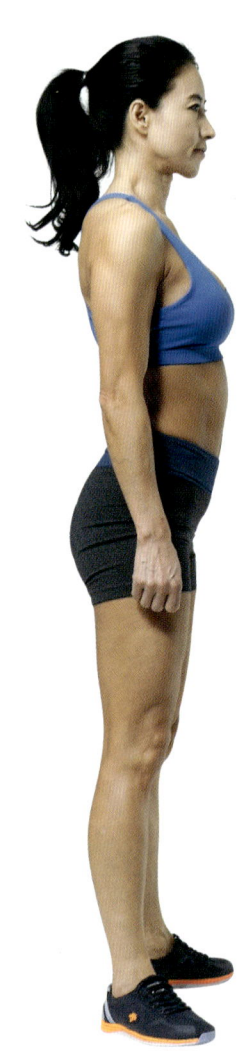

1 세면대 앞에서 발끝이 바깥을 향하도록 선다.

매일 아침저녁 3분씩 양치질할 때 실시하면 허벅지 안쪽과 엉덩이를 탄탄하게 만들 수 있다. 3분 이상 동작을 반복해야 하므로 너무 낮게 앉지 않는다. 앉았다 일어나기가 힘들면 앉은 자세에서 버티면서 양치한다.

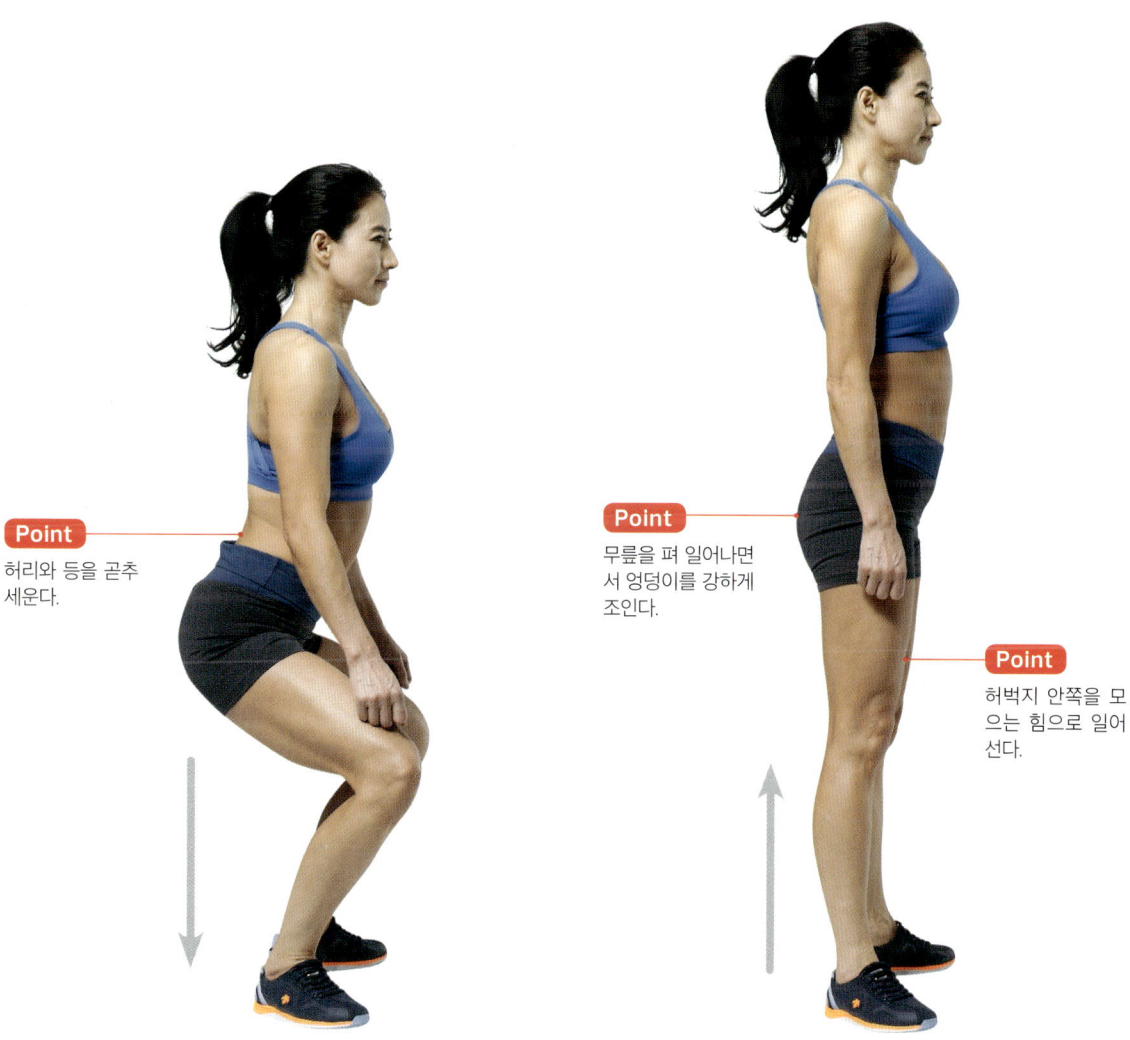

Point

허리와 등을 곧추
세운다.

Point

무릎을 펴 일어나면
서 엉덩이를 강하게
조인다.

Point

허벅지 안쪽을 모
으는 힘으로 일어
선다.

2 그대로 천천히 무릎을 굽혀 앉는다.

3 무릎을 펴면서 1번 시작 자세로 돌아온다.
2~3번을 양치질하는 동안 반복한다.

세수하면서 엉덩이 뒤로 빼기

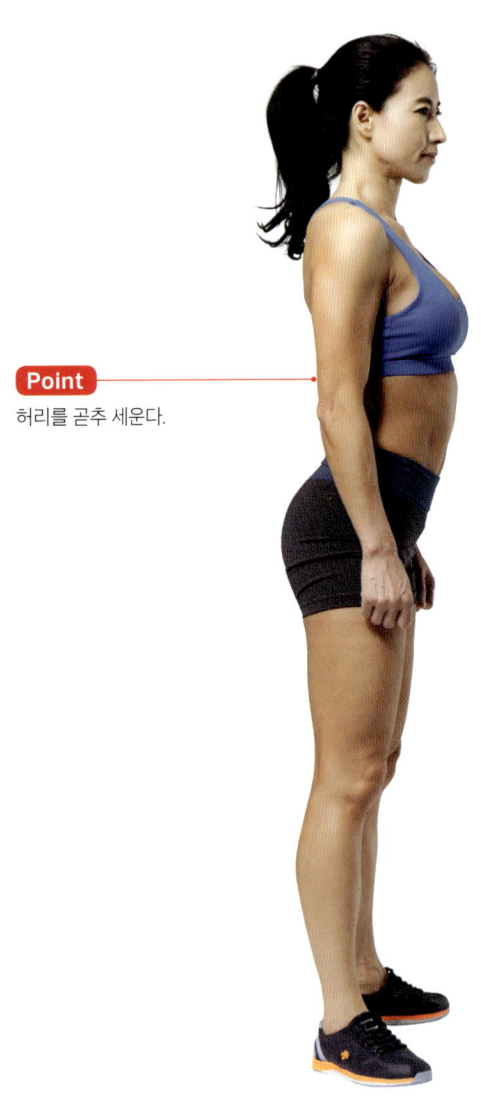

Point

허리를 곧추 세운다.

1 세면대 앞에서 다리를 어깨 너비로 벌리고 선다.

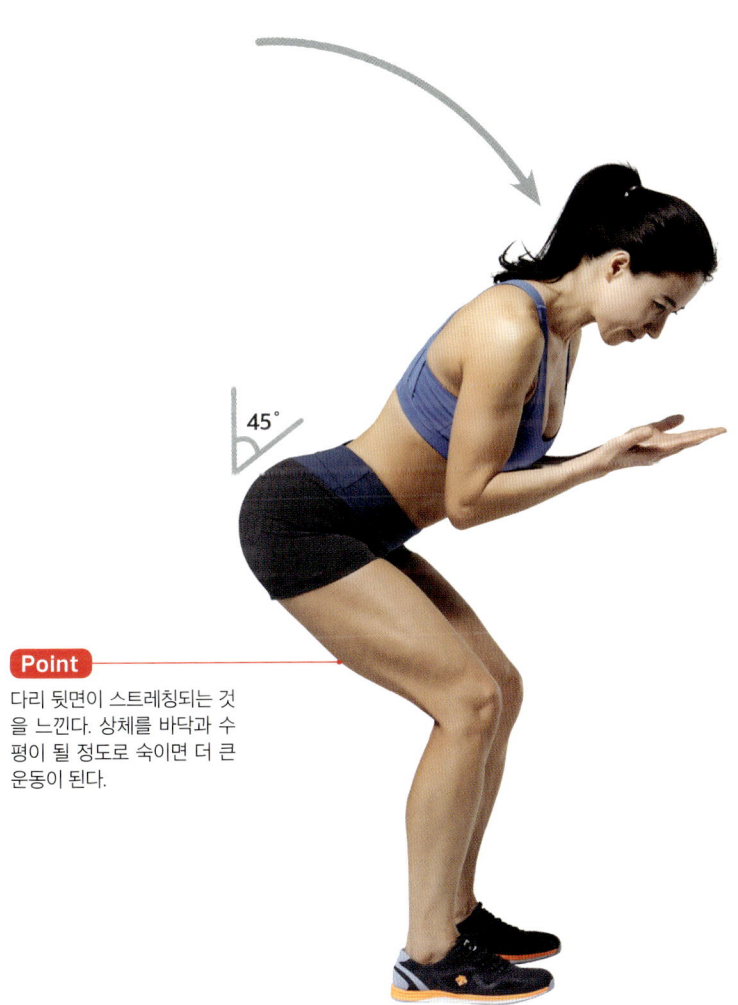

45°

Point

다리 뒷면이 스트레칭되는 것을 느낀다. 상체를 바닥과 수평이 될 정도로 숙이면 더 큰 운동이 된다.

2 엉덩이를 뒤로 빼면서 무릎을 약간 굽히고 상체를 45도 정도 숙인다. 세수하는 동안 자세를 유지한다.

변기에서 엉덩이 들고 버티기

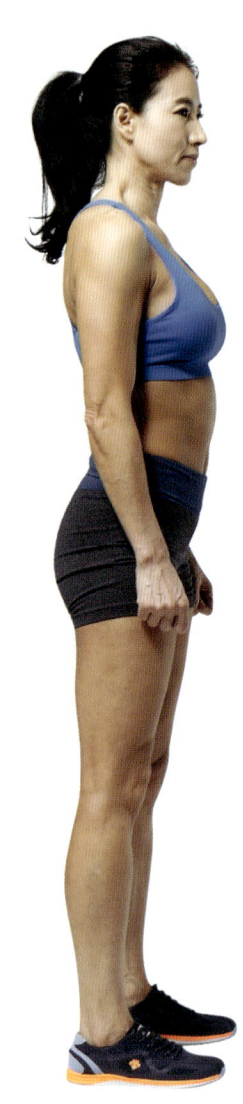

TIP 무릎 사이에 쿠션을 넣고
실시하면 더욱 좋다.

1 양변기 앞에 다리를 자연스럽게 벌리고 선다.

복부, 허벅지, 엉덩이 등 몸통과 하체 근육 전체를 강화시킬 수 있는 동작으로, 따로 시간을 내지 않고 화장실에 갈 때만 해도 좋은 효과를 얻을 수 있다.

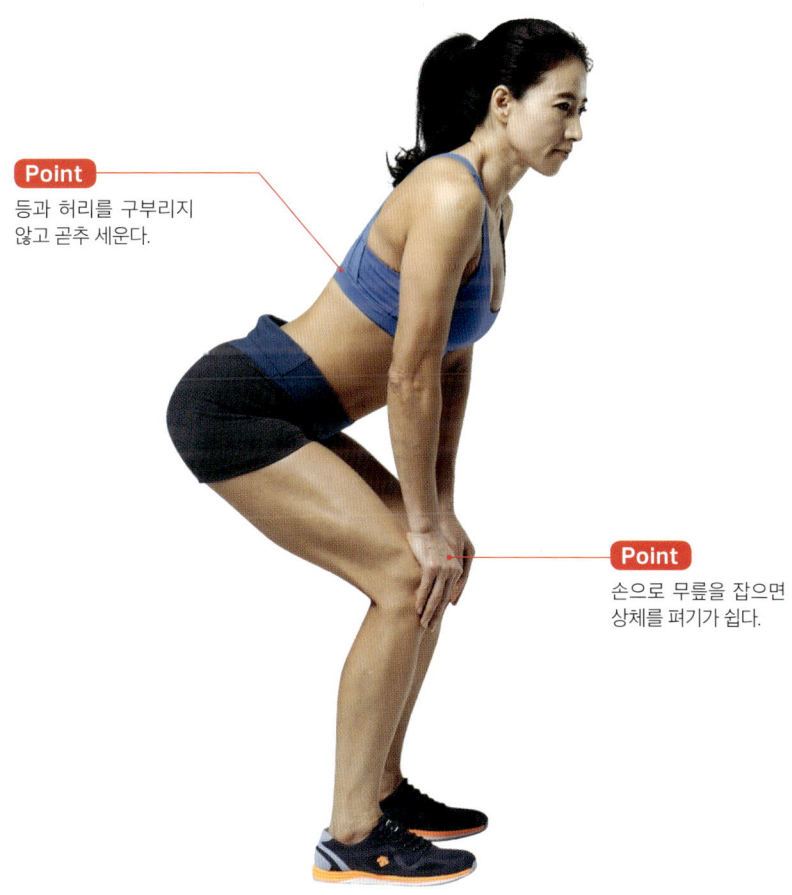

Point
등과 허리를 구부리지
않고 곧추 세운다.

Point
손으로 무릎을 잡으면
상체를 펴기가 쉽다.

2 양변기 위에 앉지 말고 엉덩이를 살짝 든다. 볼일을
보는 동안 자세를 유지한다.

무릎 세워 좌우로 넘기기

TIP 무릎 사이에 쿠션을 넣고
실시하면 더욱 좋다.

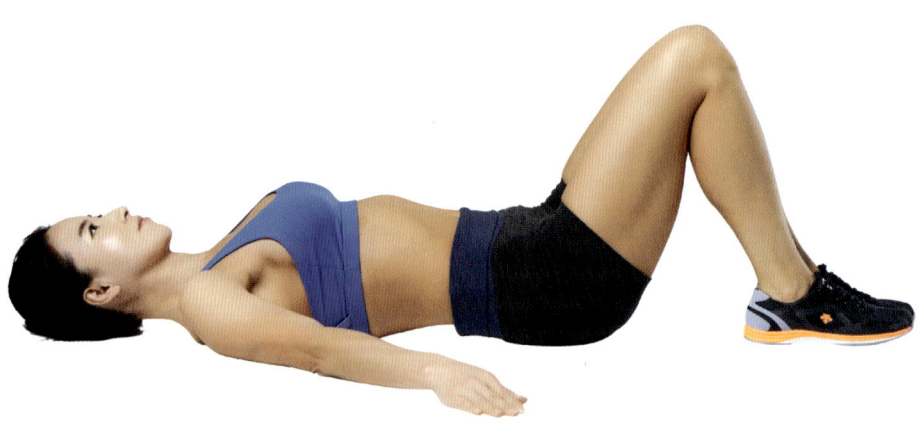

1 등을 대고 누운 상태에서 양팔은 자연스럽게 내
리고 두 다리는 무릎을 세워 모은다.

운동 효과 　허리 스트레칭에 효과적인 동작으로 요통 완화와 예방에 도움이 되며, 등과 어깨 근육도 풀어줄 수 있다.

Point
허리를 충분히 늘려준다.

후!

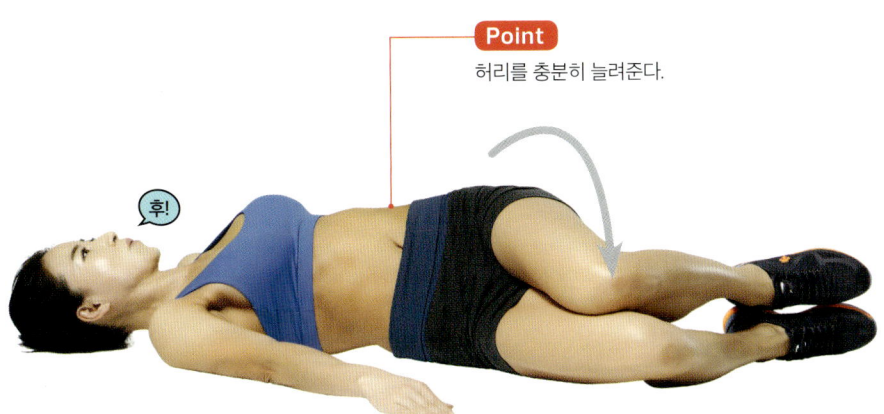

2 무릎을 오른쪽으로 넘기며 몸통을 비튼다. 고개는 반대쪽으로 돌린다.

Point
허리를 충분히 늘려준다.

후!

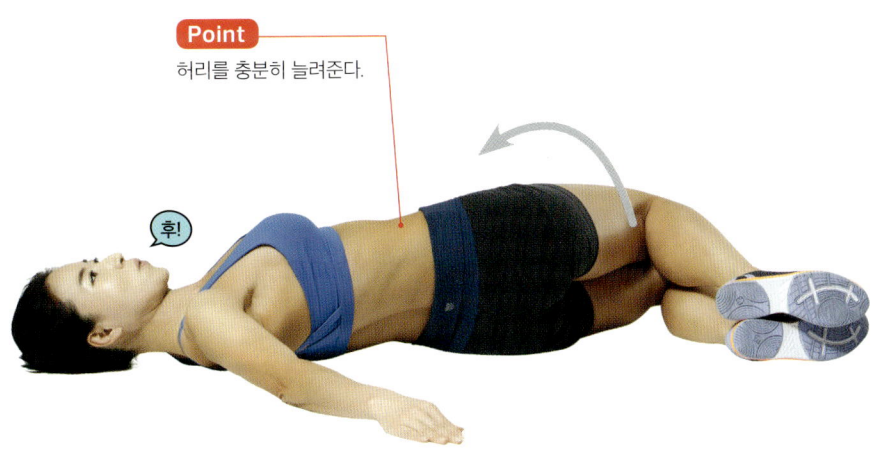

3 천천히 1번 시작 자세로 돌아와서 이번에는 반대쪽으로 무릎을 넘기며 몸통을 비튼다. 고개는 오른쪽으로 돌린다.

다리 뻗고 앉아서 상체 숙이기

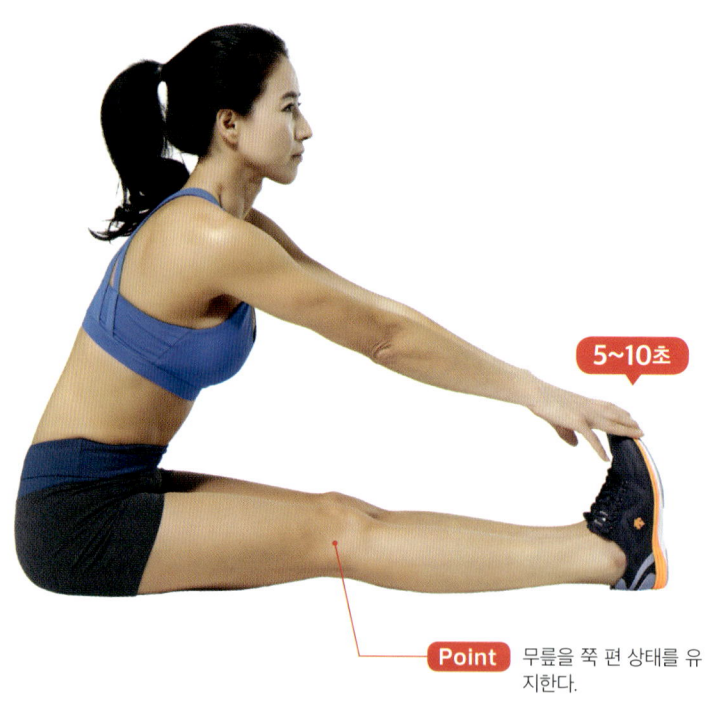

5~10초

Point 무릎을 쭉 편 상태를 유지한다.

1 앉아서 두 다리를 앞으로 뻗는다. 상체를 숙여 양손으로 발끝을 잡는다. 5~10초간 편안하게 호흡하며 자세를 유지한다.

운동 효과 몸 후면을 전체적으로 스트레칭하는 동작으로 어깨와 흉추, 요추, 엉덩이, 다리 뒷면까지 시원하게 풀어준다.

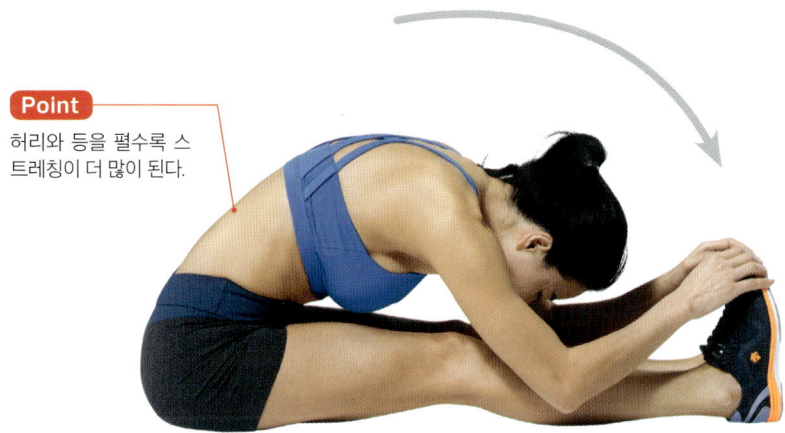

Point
허리와 등을 펼수록 스트레칭이 더 많이 된다.

2 복부를 허벅지에 붙인다는 느낌으로 상체를 그대로 숙인다.

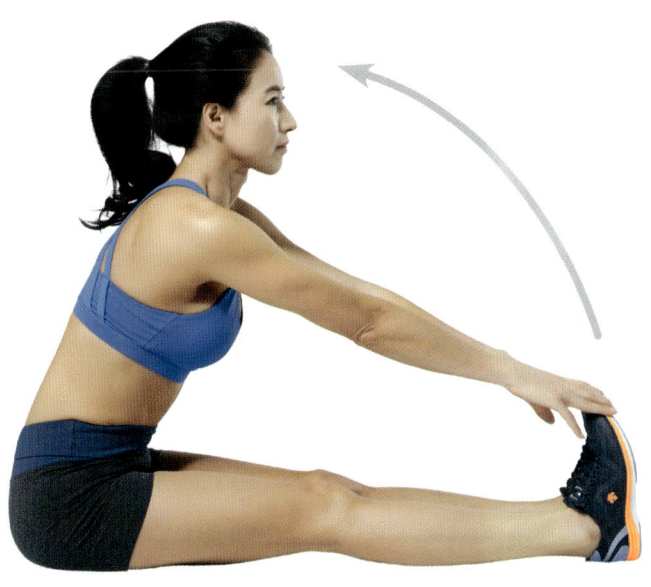

3 천천히 상체를 세워 1번 시작 자세로 돌아간다. 2~3번을 반복한다.

237

누워서 발끝 치기

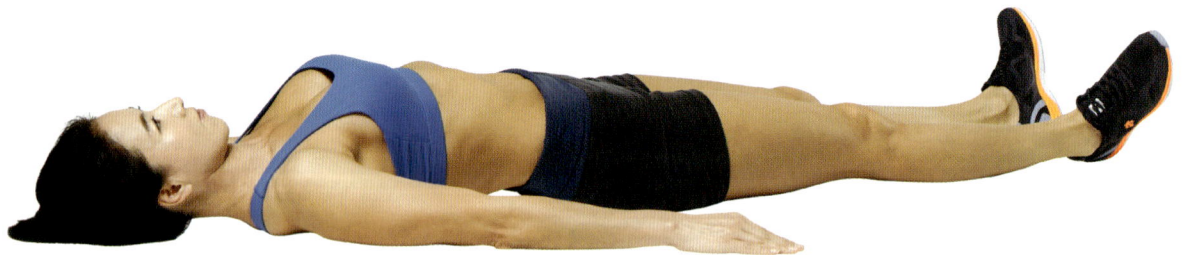

1 등을 대고 누워 편안하게 두 다리를 쭉 뻗는다.

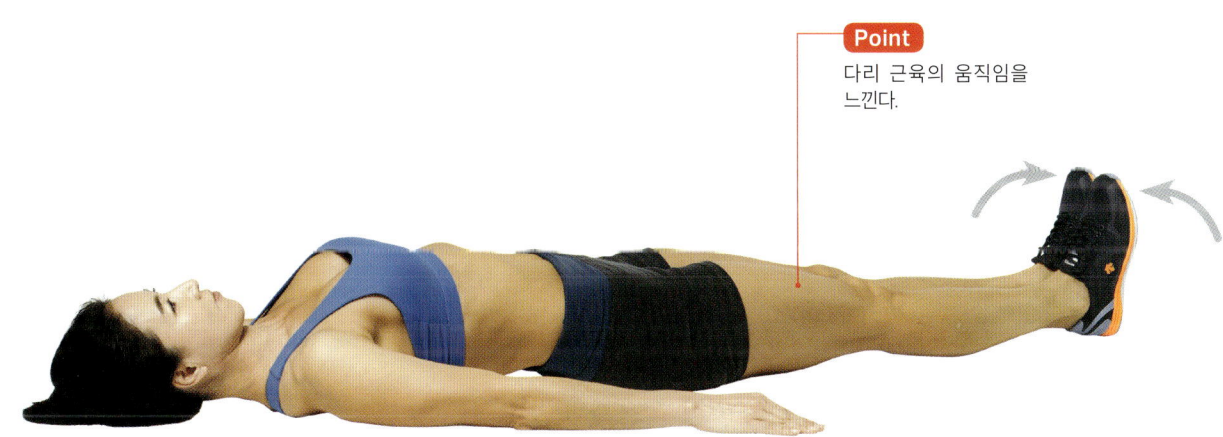

운동 효과 발끝의 혈액순환을 돕는 동작으로 평소 손발이 차가운 사람들에게 효과적이다. 특히 잠자기 전에 실시하면 잠이 오기 쉬운 상태로 만들어준다.

Point
다리 근육의 움직임을 느낀다.

2 발꿈치는 고정한 상태에서 엄지발가락을 안으로 모으며 발끝을 서로 부딪친다. 2~3번을 빠르게 반복한다.

거리를 걸을 때

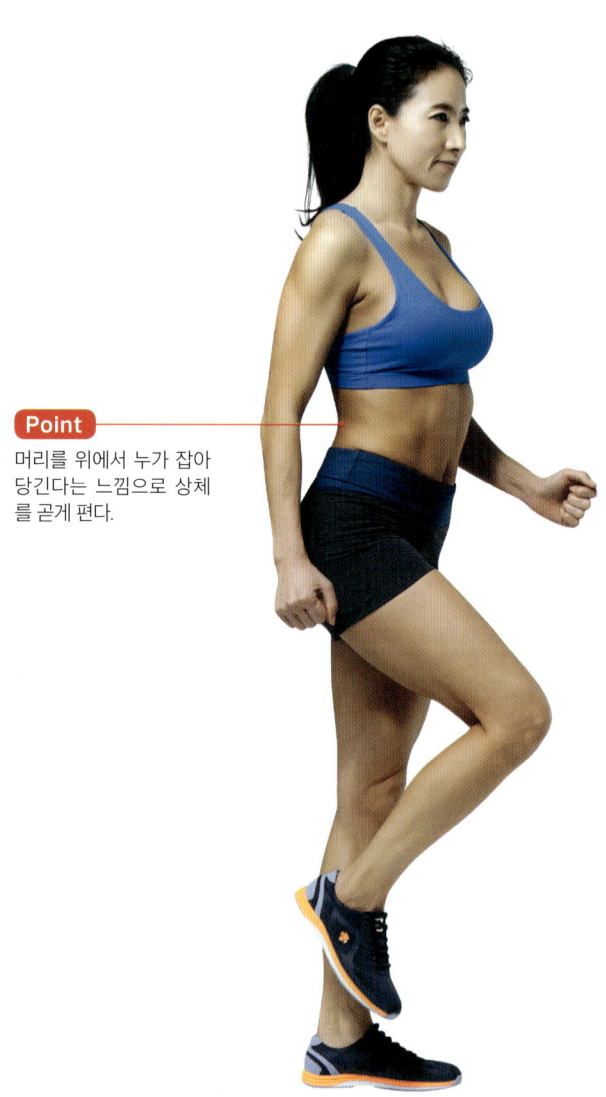

Point
머리를 위에서 누가 잡아
당긴다는 느낌으로 상체
를 곧게 편다.

1 걸을 때는 가슴을 펴고 아랫배에 힘을 준다. 엉
덩이에 힘을 주어 조인다.

바르게 잘 걷기만 해도 아름다운 몸매를 만드는 데 큰 도움이 된다. 복부와 엉덩이에 힘을 주고 오금을 쭉 펴며 걸으면 칼로리 소비가 높아지고 근육도 발달된다.

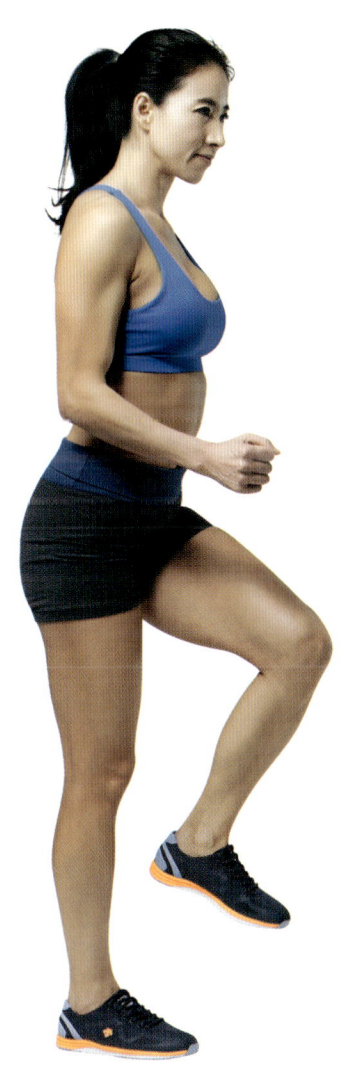

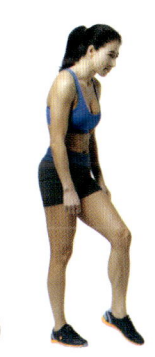

NG

새우등걸음 고개를 앞으로 빼고 걸으면 등 근육과 엉덩이 근육이 약해져 구부정한 체형이 된다.

팔자걸음 팔자걸음은 허벅지 근육의 불균형을 불러 골반 뒤틀림과 휜 다리의 원인이 될 수 있다.

신발 끌기 신발을 끌면서 걸으면 걷는 자세에 변화가 생겨 휜다리가 되거나 골반의 균형이 무너져 체형이 삐뚤어지게 된다.

2 11자 걸음으로 걷는다. 1자 워킹은 보기에는 예쁘지만 골반이 뒤틀릴 수 있다.

계단을 오를 때

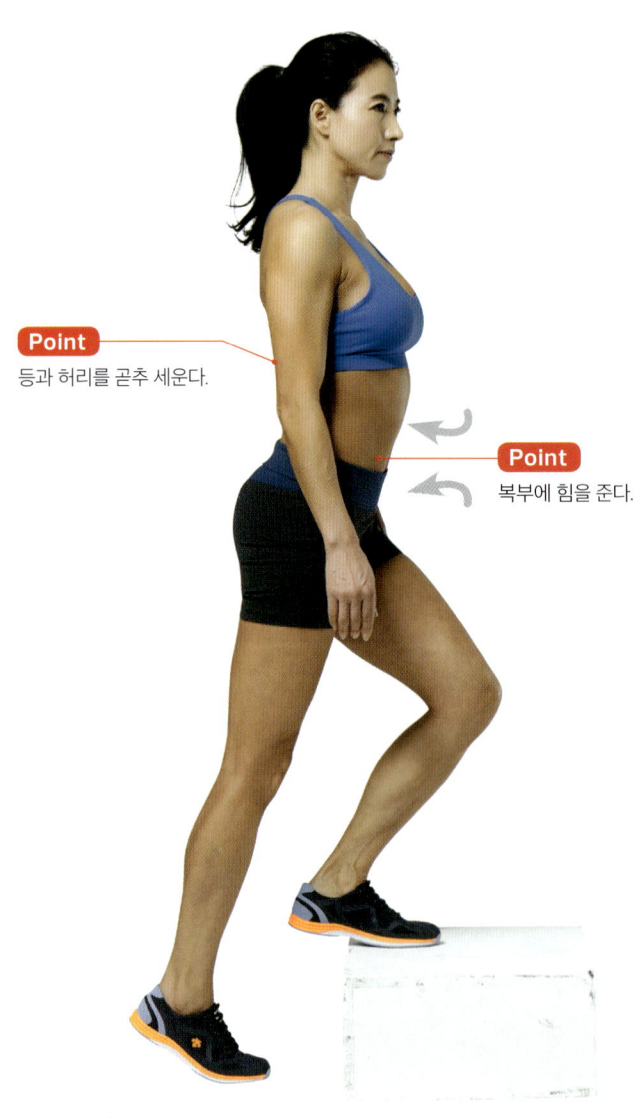

Point
등과 허리를 곧추 세운다.

Point
복부에 힘을 준다.

1 발바닥 전체가 아니라 발꿈치를 들고 발끝으로
만 계단을 걸어 올라간다.

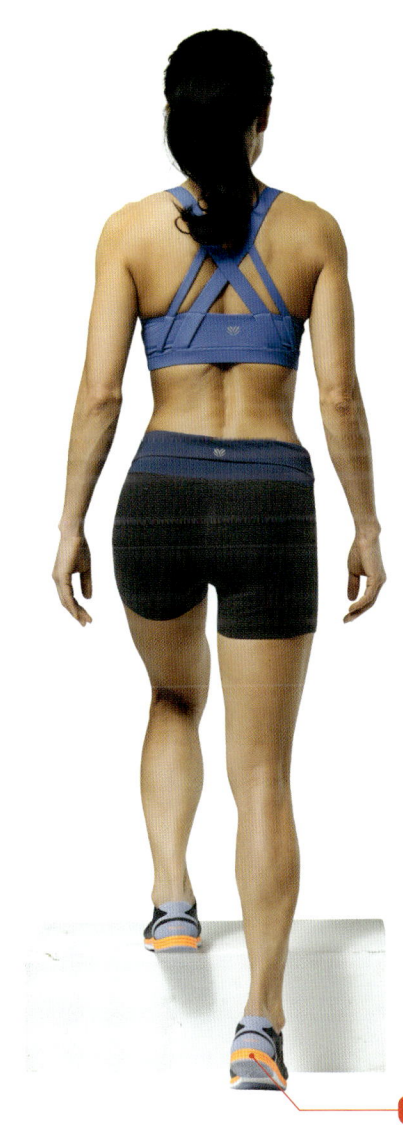

Point

발뒤꿈치를 살짝 든다.

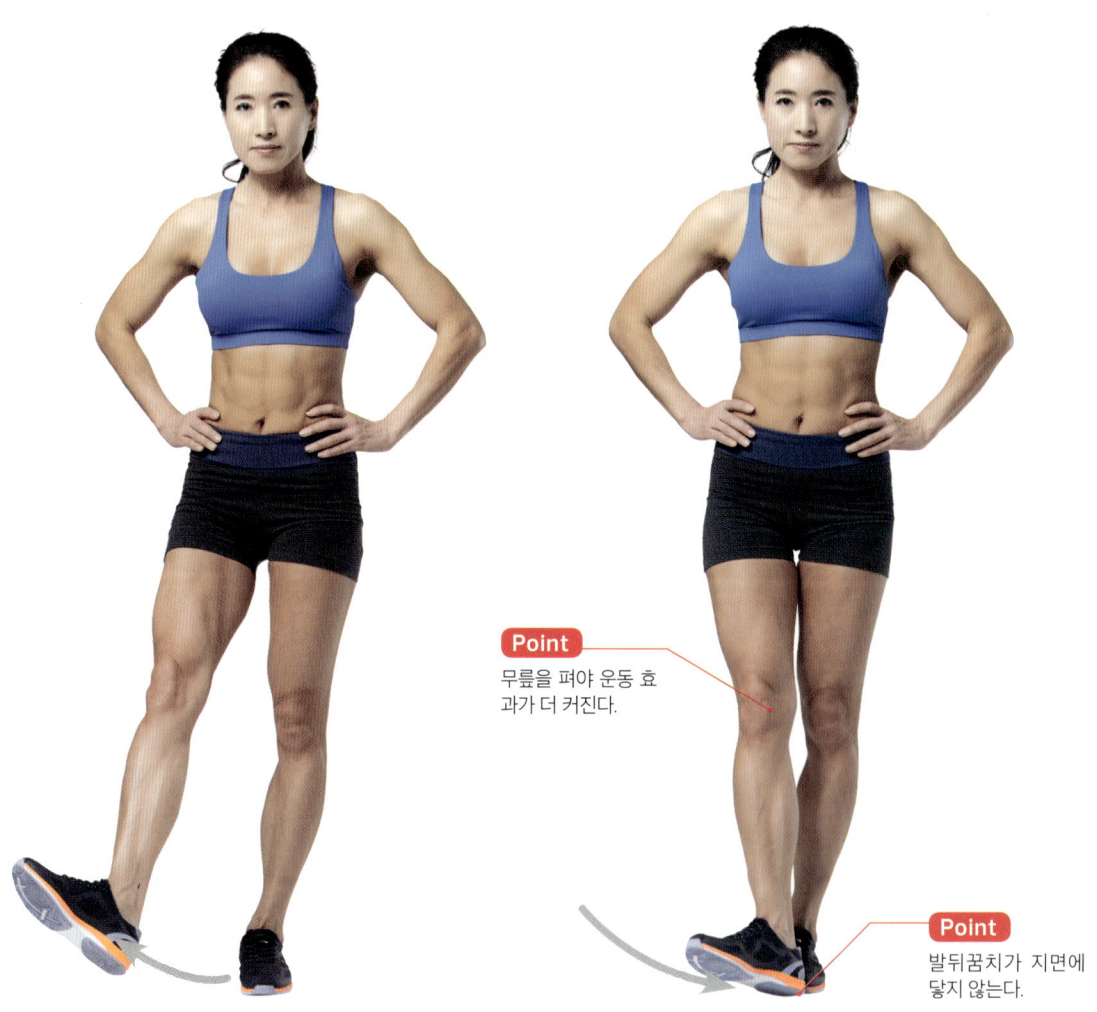

Point
무릎을 펴야 운동 효과가 더 커진다.

Point
발뒤꿈치가 지면에 닿지 않는다.

1 오른발을 왼발 앞에 사선으로 놓는다.

2 발을 지면에서 띄우고 발끝을 몸통 쪽으로 당긴다. 다시 1번 시작 자세로 돌아가 반복한다.

운동 효과 다리를 쭉 뻗어 앞뒤로 왔다 갔다 하면 엉덩이, 허벅지, 종아리까지 전체적인 하체 라인이 예뻐진다. 특히 엉덩이 옆쪽 볼륨을 만들 수 있어 동그란 애플힙 만들기에 효과적인 동작이다.

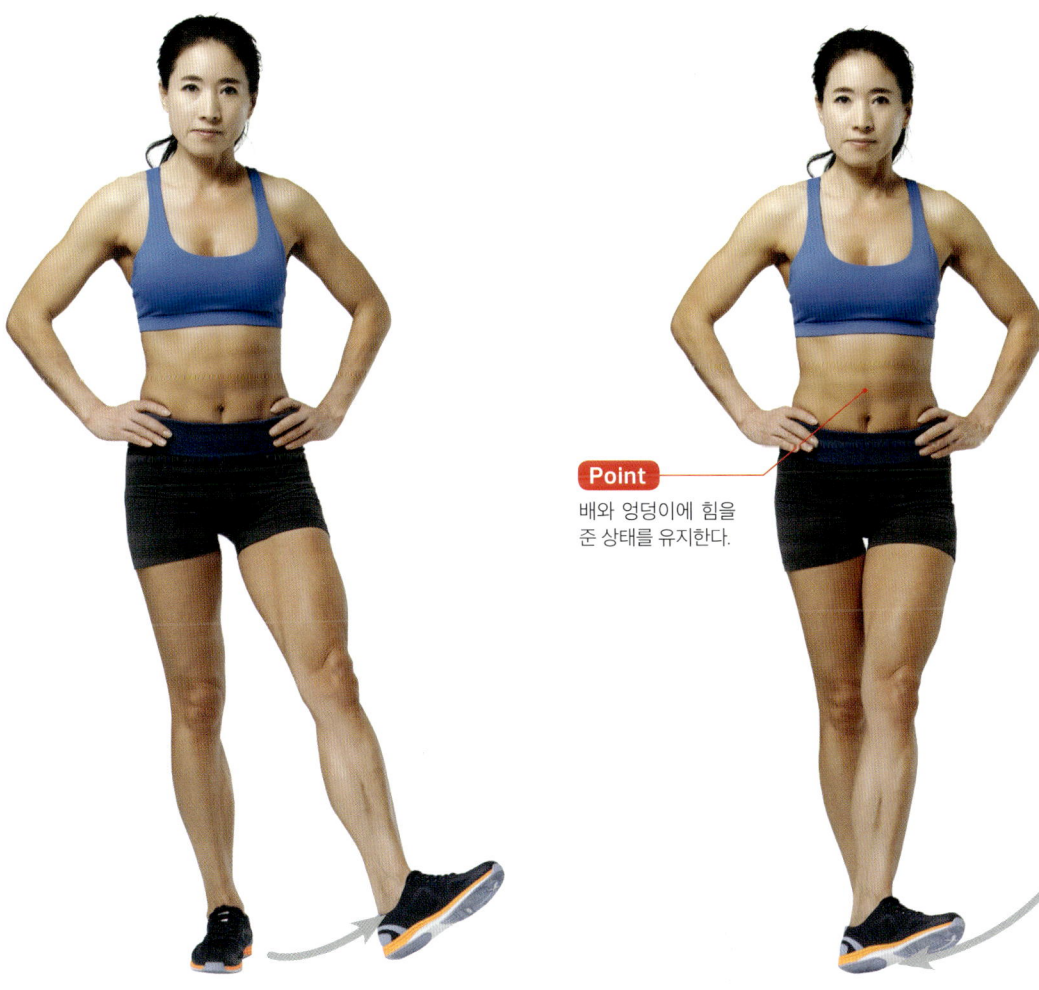

Point
배와 엉덩이에 힘을 준 상태를 유지한다.

3 왼발을 오른발 앞에 사선으로 놓는다.

4 발을 지면에서 띄우고 발끝을 몸통 쪽으로 당긴다. 다시 3번 시작 자세로 돌아가 반복한다.

에필로그

다이어트는
평생 생활습관이다

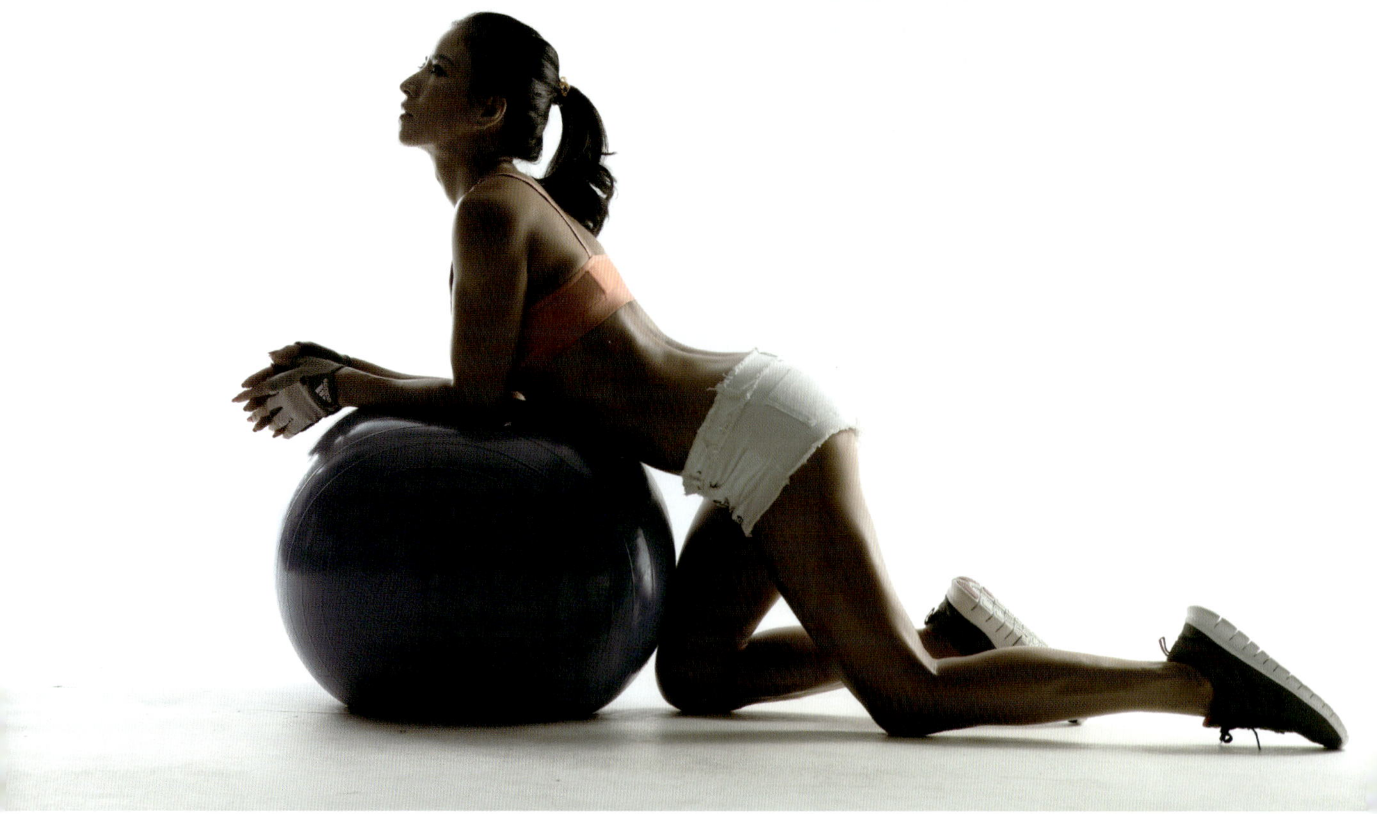

여러분에게도 가장 아름다운 한때가 있었을 것이다. 혹은 더 나이가 들기 전에 그 아름다운 한때에 도달하고 싶을 것이다. 단언컨대, 노력만 하면 누구나 한 번은 생애 가장 아름다운 몸 상태에 도달할 수 있다.

그리고 그것만큼 중요한 것이 그 상태를 '유지'하는 것이다. 내가 첫 번째 대회 때 본 식스팩에 만족하고 '나도 예전에는 그랬어'라며 과거 회상형 인생을 살았다면, 지금의 이현아는 식스팩과 함께 사라졌을 것이다.

나에게 다이어트는 평생 생활습관이다. 70세가 되어서도 지금처럼 근육운동을 하고 건강한 음식을 먹으려 노력할 것이다. 물론 지금도 늘 사이즈가 늘어나지 않도록 노력하고 있다. 다이어트는 특별한 게 아니라 생활 그 자체여야 한다. 니는 지금도 배가 부르기 전에 숟가락을 내려놓고, 배가 조금이라도 덜 나와 보이게 아랫배에 힘을 주고 산다. 아마도 잠을 잘 때만이 내가 유일하게 배에서 힘을 빼는 시긴일 것이다.

나라고 타고나면서부터 이런 몸매를 가졌을까? 타고났다고 별다른 노력 없이 지금 이 나이까지 이 몸매를 유지할 수 있었을까? '원래부터'란 것은 없다. 나 역시 남들보다 몇 배 더 노력했기 때문이다.

"나는 다른 즐거움을 포기한 채 평생 그렇게 살고 싶진 않아요."

이렇게 말하고 싶은지 모르겠다. 그런데 난 이런 내 생활이 괴롭지 않다. 절대로! 오히려 즐겁다. 밤에 잠자리에 들고 아침에 일어나는 게 괴롭지 않듯, 습관이 되면 모든 게 자연스러워진다.

다이어트는 체중을 얼마나 감량했느냐가 중요한 게 아니다. 얼마나 잘못된 습관을 끊고, 건강한 습관을 들였느냐가 중요하다. 살이 찌지 않는 것은 생활습관이다. 건강한 음식으로 소식하고, 근육 운동을 하고, 충분히 푹 자는 것…. 이게 진짜 다이어트다.

의상 협찬
휠라 www.fila.co.kr
리복 www.reebok.co.kr
데상트 www.descente.co.kr

신체 나이 20대, 50대 몸짱
이현아의 핫 바디 프로젝트

2_{주에}
한 사이즈
줄이기

펴낸날 초판 1쇄 2015년 3월 30일 | 초판 3쇄 2015년 4월 30일

지은이 이현아

펴낸이 임호준
이사 홍헌표
편집장 김소중
책임 편집 장재순 | **편집 3팀** 윤혜민 김유경
디자인 왕윤경 김효숙 | **마케팅** 강진수 권소회 임한호
경영지원 나은혜 박석호 | **e-비즈** 표형원 이용직 김준홍 고연정 최서경

사진 김범경
인쇄 (주)웰컴피앤피

펴낸곳 비타북스 | **발행처** (주)헬스조선 | **출판등록** 제2-4324호 2006년 1월 12일
주소 서울특별시 중구 세종대로 21길 30 | **전화** (02) 724-7683 | **팩스** (02) 722-9339
홈페이지 www.vita-books.co.kr | **블로그** blog.naver.com/vita_books | **페이스북** www.facebook.com/vitabooks

ISBN 979-11-85020-75-4 13510

• 이 도서의 국립중앙도서관 출판예정도서목록(CIP)은 서지정보유통지원시스템 홈페이지(http://seoji.nl.go.kr)와
  국가자료공동목록시스템(http://www.nl.go.kr/kolisnet)에서 이용하실 수 있습니다. (CIP제어번호 : CIP2015008642)

• 비타북스는 독자 여러분의 책에 대한 아이디어와 원고 투고를 기다리고 있습니다.
  책 출간을 원하시는 분은 이메일 vbook@chosun.com으로 간단한 개요와 취지, 연락처 등을 보내주세요.

비타북스는 건강한 몸과 아름다운 삶을 생각하는 (주)헬스조선의 출판 브랜드입니다.

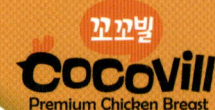

소중한 우리몸에
프리미엄을
선물하자!

찍어봐~
특별패키지로 바로간 닭

WWW.COCOVILL.COM
1644-8308